Tiergestützte Interventionen

Tiergestützte Interventionen

Theres Germann-Tillmann, Lily Merklin, Andrea Stamm Näf

Theres Germann-Tillmann
Lily Merklin
Andrea Stamm Näf

Tiergestützte Interventionen

Praxisbuch zur Förderung von Interaktionen zwischen Mensch und Tier

2., überarbeitete und ergänzte Auflage

unter Mitarbeit von

Claudia S. Leeger-Aschmann
Judith Bigler
Sylvia Frey
Christine Künzli
Caroline Lengweiler
Claudia Mertens
Andreas Meyer-Heim
Frank Nestmann
Bernadette Roos Steiger
Andreas Rüttimann
Berit Saupe
Claudia Schröter
Petra Sommer
René Treier
Sandra Wesenberg

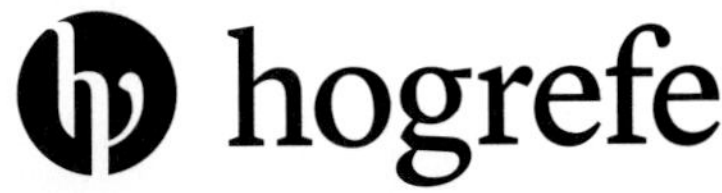

Theres Germann-Tillmann (Fachfrau Tiergestützte Therapie/Pädagogik, Beratung und Ausbildung, dipl. Schulleiterin, dipl. Berufsschullehrerin, dipl. Pflegefachfrau)
E-Mail: edorea@bluewin.ch
www.dargebotenepfote.ch

Lily Merklin (Psychologin und Reitpädagogin)
E-Mail: lilymerklin@gmx.net

Andrea Stamm Näf (Dipl. Pflegefachfrau, dipl. Gerontologin, MAS Palliative Care)
E-Mail: a.stamm@gmx.ch

Bibliografische Information der Deutschen Nationalbibliothek
Die Deutsche Nationalbibliothek verzeichnet diese Publikation in der Deutschen Nationalbibliografie; detaillierte bibliografische Daten sind im Internet über http://www.dnb.de abrufbar.

Anregungen und Zuschriften bitte an:
Hogrefe AG
Lektorat Pflege
z.Hd.: Jürgen Georg
Länggass-Strasse 76
3012 Bern
Schweiz
Tel. +41 31 300 45 00
verlag@hogrefe.ch
www.hogrefe.ch

Lektorat: Jürgen Georg, Nicole Hässlich, Loriana Zeltner
Herstellung: Daniel Berger
Umschlagabbildung: © sanjagrujic, iStockphoto
Umschlaggestaltung: Claude Borer, Riehen
Fotos (Innenteil): Claudia S. Leeger-Aschmann, Judith Bigler, Alice Forberg, Stefan Hiermaier, Jens Kramer, Lily Merklin, Claudia Mertens, Ursula Schneider, Petra Sommer, René Treier
Satz: punktgenau GmbH, Bühl
Druck und buchbinderische Verarbeitung: Finidr s. r. o., Český Těšín
Printed in Czech Republic

2., überarbeitete und ergänzte Auflage 2019

(E-Book-ISBN_PDF 978-3-456-95822-4)
ISBN 978-3-456-85822-7
http://doi.org/10.1024/85822-000

Inhaltsverzeichnis

Widmung

Allen Tieren, die uns helfen, die Menschen besser zu verstehen, und allen Menschen, die uns helfen, die Tiere besser zu verstehen

Danksagung

> Nicht die Glücklichen sind dankbar.
> Es sind die Dankbaren, die glücklich sind.
> *Francis Bacon*

Es ist uns ein Anliegen, bewusst zu danken, denn wir sind glücklich, dass wir dieses Buch (mit-)schreiben und (mit-)gestalten durften.

Wir danken

- Herrn Professor Ewald Isenbügel und Herrn Professor Erhard Olbrich für ihre spontane Bereitschaft, ein Geleitwort zu verfassen.
- Regula Thönen für die vielen Impulse und wohlwollenden Worte, Ideen und Gedanken.
- Erika Merklin für das Korrekturlesen und ihre Anregungen.
- Gabriela Fivian, Hundeinstruktorin Certodog, dipl. Tierpsychologin und Tierheilpraktikerin für ihre fachliche Beratung rund um das Thema Hund.
- Allen Gastautoren und Gastautorinnen für die fachlichen und multiprofessionellen, bereichernden Beiträge, die den Schwerpunkt der Interdisziplinarität in der Tiergestützten Therapie verdeutlichen.
- Dem Verlag Hans Huber, dass er uns diese Möglichkeit geboten hat.
- Allen, die wir hier nicht namentlich erwähnen können, die uns jedoch in irgendeiner Art und Weise unterstützt haben.

Persönlicher Dank der Autorinnen

- Andrea und Lily für eure Bereitschaft, euch mit mir zusammen auf das Buchprojekt einzulassen und ein Stück „tierischen" Weg gemeinsam zu gehen.
- Meinem Ehemann Philipp für sein Verständnis, seine digitale Unterstützung und seine Geduld während der Schreibzeit.
- Allen Klienten bzw. Patienten, die mich die Wirkungsweise der Tiergestützten Therapie erfahren lassen, und allen Institutionen und Familien, die die Türe für die Dargebotene Pfote im letzten Jahrzehnt geöffnet und an sie geglaubt haben.
- Allen Studentinnen, die mich als Mentorin für ihre Bachelorarbeit oder Masterthesis angefragt und mir so Einblick in das Feld der Tiergestützten Therapie ermöglicht haben.
- Allen Freunden und Bekannten, die mich als Pionierin akzeptieren und mich ein Stück auf dem Weg zum Ziel begleiten.
- Meinen Bäris: Chara, Amelia, Dorea, Enzia, Filia und Indira für alles was ihr mich gelehrt habt und was ihr mir und anderen Menschen „tierisches" gegeben habt.

Theres Germann-Tillmann

Ich möchte mich als erstes bei Theres bedanken, die spontan „ja" sagte zur Weiterentwicklung meiner Masterthesis über „Tiergestützte Intervention mit Hunden bei demenzerkrankten Menschen". Ich freue mich sehr, dass ich mit ihr eine Person kennenlernen konnte, der Professionalität und Qualität genauso am Herzen liegt wie mir, und dass wir beide der Meinung sind, dass die Tiergestützte Therapie aufgrund ihrer facettenreichen Wirkung ein wichtiger und integraler Bestandteil des Pflegealltags werden kann, aber nur, wenn sowohl die Tiere wie auch ihre Besitzer professionell ausgebildet sind und die Einsätze mit Interventionskonzepten fundiert und reflektiert ausgeführt werden. Mit Lily war dann das Schreibteam komplett, und wir haben uns bestens ergänzt und mit Diskussionen stets weitergebracht. Herzlichen Dank an Euch beide.

Ein großer Dank gebührt meinem Mann, der bei kleinen und großen technischen Problemen immer zur Stelle stand.

Mein ganz besonderer Dank gilt meinen wunderbaren Vierbeinern und Langohren, von denen ich lernen kann, die gegenseitigen Wahrnehmungen zu schärfen und das eigene Selbst zu reflektieren. Mit ihrem selbstlosen, offenherzigen Dasein vermögen sie mich immer wieder zum Lachen bringen und mich aus dem Alltag zu entführen. Dank meiner beiden blinden Hunde Sasha und Lila konnte ich enorm viel über die Kommunikation zwischen Mensch und Tier lernen.

Andrea Stamm Näf

Mein Dank gilt zuallererst allen meinen Lehrern, Schülern, Patienten und Freunden – vierbeinigen wie zweibeinigen, die mich gelehrt haben und immer wieder daran erinnern, genau hinzuschauen und hinzuhören. Danke, dass ihr mich an Eurem Erleben teilhaben lässt! Insbesondere danke ich Bibi Degn für unsere Diskussionen zum Einsatz von Pferden in der Therapie und Pädagogik.

Meinen Eltern, Großeltern und Paten kann ich gar nicht genug dafür danken, dass sie mir vorgelebt haben, wie wichtig ein offenes Herz *und* ein kritischer Verstand sind.

Meinem Schatz danke ich für seine Unterstützung und unendliche Geduld, wenn ich mal wieder am Computer festsaß.

Herrn Pilatus und Frau Sonnenberg, den Alpen, der Sonne, dem Mond, dem Sturm und dem Regen danke ich für wunderbare Wanderungen, morgendliche Laufrunden und dafür, dass sie mich immer wieder daran erinnert, was wirklich zählt.

Theres und Andrea danke ich für das gemeinsame Diskutieren, Schreiben, Verschiedener-Meinung-Sein und Zusammenfinden. Es hat riesigen Spaß gemacht, an unserer Vision zu feilen und mit Euch zusammen zu arbeiten!

Lily Merklin

Geleitwort zur 2. Auflage

Geschichten über berührende Begegnungen von Tieren und Menschen freuen uns auf Youtube, im Email-Eingang und auf WhatsApp fast täglich: Ob ein Delfin ein Baby rettet, der Hund ein Kind mit Trisomie 21 liebevoll umgarnt, eine Katze einem alten Menschen zu Lebensqualität verhilft oder ein Epilepsie-Warnhund alles tut, um seinen kindlichen „Klienten" angesichts eines drohenden Anfalls von der Treppe wegzuholen. Begegnen uns solche Momente im echten Leben, sind auch bei uns Profis Tränen in den Augen und Gänsehaut nicht selten. Ich frage mich mitunter, ob ich Tiere nochmals neu und anders verstehen muss, angesichts unserer begrenzten Möglichkeiten zu beobachten und zu verstehen.

Alle von uns, die im Bereich der Tiergestützten Interventionen tätig sind, kennen diese Augenblicke, in denen man andächtig wird – die Momente in denen „es" wieder einmal passiert ist: tiefgründiges Verstehen, einander Erkennen – anders und besser als Mitmenschen das oft können, so anders, als wir qualifizierte Therapeuten und Pädagogen das vermögen. So erweitern und bereichern die Tiere unsere Arbeit. Sie sind es auch, die uns immer wieder bei der Stange halten, unsere Motivation für die Arbeit mit Menschen nähren und uns immer wieder zum Lachen bringen.

Jedes Tier hat seine Individualität. Wie jede Schneeflocke anders aussieht, ist jedes Tier ein ganz besonderes Einzelwesen mit ganz besonderen Geschenken, Talenten und einer ganz besonderen Inspiration für uns. Wie könnten die Archive der Geschichten und Beobachtungen also nicht reichhaltig und vielschichtig sein? Spontane Hilfsaktionen, langzeitige treue Begleitung durch schwierige Lebensphasen, heilsame Wirkungen – scheinbar bewusst und beabsichtigt – oder einfach nur: Dasein.

Es erstaunt nicht, dass es eine große Zahl von Menschen gibt, die diese Wunder verstehen und aufklären wollen. So ist es keine Überraschung, dass es so viele von uns gibt, die diese Wunder wieder und wieder erleben und für ihre Klienten erfahrbar machen wollen. Weil sie ihre tiefgreifenden Erfahrungen auch anderen zugäglich machen wollen, gibt es so viele Aktive, die ihre Erfahrungen zu einer Methode ausbauen. Die Wissensschätze wachsen – schade, dass Perlen des Wissens manchmal wie in einem undurchdringlichen Glasperlenspiel verloren gehen.

So vielfältig wie die Geschichten zur Tier-Mensch-Beziehung sind, so divers ist das Feld der Wirkweisen, Untersuchungen, Fachbegriffe, Einsatzbereiche und Möglichkeiten für die Einzelnen, sich zu spezialisieren. So reichhaltig unsere Möglichkeiten sind, so notwendig ist qualitätsvolles professionelles Hinterfragen der Rahmenbedingungen der Arbeit. Für uns tiergestützt Arbeitende, die wir die kleinen und großen Wunder erleben dürfen, die Tiere in Menschen bewirken, ist das Tierwohl und die Tierwürde Gegenstand vieler Überlegungen und nächtelanger Dikussionen mit Kollegen. Auch die Autorinnen haben diesem Thema den angemessenen Raum gegeben.

Was ich an dem vorliegenden Buch liebe, ist die im Werbetext angekündigte Mulitprofessionalität. Der gründliche Blick aus den verschiedenen Köpfen auf die Themen und Erklärungsansätze ist anregend und erfrischend. Die sachliche, umfassend recherchierte, unemotionale Betrachtung von Themen (die uns so emotional berühren) war für mich hilfreich, um meinen eigenen Standpunkt zu klären. Dabei bleiben eine Position der Autorinnen und eine kritische Betrachtung zu den Themen nicht aus.

Gerne und immer wieder nehme ich „Tiergestützte Interventionen" zur Hand, um etwas nachzuschlagen. Noch nie habe ich ein Thema vergeblich gesucht oder es als zu wenig umfassend beleuchtet empfunden.

Bibi Degn

Geleitwort

Die Bedeutung von Tieren als Therapiepartner im physischen und psychischen Bereich, vor allem aber der erzieherische Wert in der Kindheit und Jugend ist seit der Antike bekannt und genutzt, beruhte aber lange Zeit auf empirischen Erfahrungen.

Heute hat die Bedeutung von Tieren im Zusammenleben mit Menschen in vielfältiger Weise eine weltweit gesicherte praktische und wissenschaftliche Bestätigung erfahren.

Haustiere spielen für die Erlebniswelt und Sozialisierung bei Kindern eine große Rolle, die tiergestützte Intervention in Prophylaxe, Therapie, Pädagogik, Rehabilitation, Altersbetreuung, Strafvollzug, Führungs- und Kommunikationsschulung gewinnt immer mehr an Bedeutung.

Im vorliegenden Buch beschreibt ein Autorenteam aus Gesundheits- und Sozialwesen in einem multiprofessionellen, interdisziplinären Kontext die Auswirkungen der vielfältigen tiergestützten Interventionsmöglichkeiten. Die Autorinnen und Autoren zeigen auch umfassend die Wirkungsweisen und Gründe der stammesgeschichtlich so alten Beziehungen zwischen Menschen und Tieren als Grundlagen des co-therapeutischen Einsatzes, die in derart umfassender Weise bisher nirgendwo erarbeitet wurden. Dabei werden der Aus- und Weiterbildung der ausführenden Fachpersonen ebenso Rechnung getragen wie den Möglichkeiten, Bedürfnissen, Grenzen und der Vorbereitung der eingesetzten Tiere als Therapiepartner und ihrer Ansprechpartner als Klienten.

Das Buch wird wesentlich dazu beitragen, dass durch den professionellen Einsatz und die wissenschaftliche Untermauerung die tiergestützte Therapie in Zukunft in unserer zivilisationsgeschädigten Welt einen unverzichtbaren Platz haben wird.

Zürich, im Januar 2014 *Prof. Dr. vet. Ewald Isenbügel*

Tiergestützte Interventionen haben in der Praxis des Sozial- und Gesundheitswesens an Aufmerksamkeit und Bedeutung gewonnen. Methoden, die Tiere zur Unterstützung und zum Erreichen von oft erstaunlichen Effekten der sozialpädagogischen, der therapeutischen und der allgemein fördernden Arbeit einzusetzen, sind erarbeitet worden, Erklärungen der hilfreichen Effekte von Tieren sind in Zusammenarbeit von Disziplinen wie der Ethologie, der Neurobiologie, der Psychologie, der Veterinär- und Humanmedizin und nicht zuletzt der Pflegewissenschaften vorgelegt worden. Das Buch der engagierten Autorinnen beschreibt diese Fortschritte umfassend und gut nachvollziehbar. Mehr aber noch: Es regt an, motiviert zu tiergestützter Arbeit in der Pflege, der Physio-, Ergo- und Psychotherapie, in der Pädagogik, der Forensik und der Humanbiologie. Qualifizierte Gastautorinnen und -autoren schreiben über Wirkungen von Tieren in ihren jeweiligen Fachdisziplinen. Empfehlungen für notwendige Weiterbildungen von Fachpersonen werden ebenso gegeben wie für die Vorbereitung, die Ausbildung und die Möglichkeiten Tiergestützter Interventionen, ohne jedoch die Begrenzungen des Einsatzes von Pferden, Hunden, Eseln, Kaninchen, Meerschweinchen und anderen Spezies auszublenden. Die Integration dieser verschiedenartigen Themen gelingt den drei Autorinnen gestützt auf ihr reiches Erfahrungswissen und ihre Kenntnis der Fachliteratur. Hervorgehoben werden muss ihre Arbeit über Qualitätssicherung: Sie beschränkt sich nicht nur auf die Qualifikation von Fachpersonen, sondern bezieht auch die Bedürfnisse der Tiere und nicht zuletzt die Klientinnen und Klienten mit ein. Eine qualitativ gute Arbeit, so das Plädoyer der Autorinnen, soll und wird schließlich zur weiteren Anerkennung und in letzter Konsequenz zu einer Professionalisierung der Tiergestützten Interventionen in Therapie, Pädagogik und sozialer Förderung beitragen.

Haan-Gruiten, im November 2013

Erhard Olbrich, Prof. em. der Psychologie

Vorwort zur 2. Auflage

Schon wenige Jahre nach Erscheinen der ersten Ausgabe trat der Verlag mit der Bitte um Überarbeitung für eine Neuauflage an uns heran. Dass das Buch bei Professionellen wie Laien auf so große Resonanz gestoßen ist und sich als Standardwerk auf dem Markt etablieren konnte – das zeigt doch, dass die Schwerpunkte Professionalität, Interdisziplinarität, Tierschutz/Tierethik und Qualitätsmanagement den Nerv der Zeit getroffen haben.

Diese Schwerpunkte sind auch in der Neuauflage erhalten geblieben. Gleichzeitig war es uns ein Anliegen, aktuelle Strömungen aufzugreifen und die Entwicklungen „im Feld" wiederzugeben. Aus diesem Grund haben insbesondere die Kapitel 11 (Wissenschaft und Tiergestützte Interventionen) und 14 (Tiergestützte Therapie: Gestern – Heute – Morgen) eine gründliche Überarbeitung erfahren. Wir freuen uns, dafür Professor Franz Nestmann und Sandra Wesenberg gewonnen zu haben. Ihnen gebührt an dieser Stelle ein ganz besonders herzlicher Dank!

Vorwort

Die digitale Entwicklung in unserer Gesellschaft schreitet voran. Die Verstädterung fördert die Einsamkeit und Isolation von Menschen und mit ihr die Entfremdung vieler Menschen von der Natur und von Tieren. Parallel dazu steigen die psychischen Krankheiten, der Mensch verliert mehr und mehr den Boden unter den Füßen, sprich die emotionale Entwurzelung nimmt ihren Lauf. Soziale Probleme nehmen zu. Therapeuten kommen mit ihren klassischen, konventionellen Konzepten an Grenzen. Vielleicht erfreut sich Tiergestützte Intervention deshalb immer größerer Beliebtheit. In den letzten fünf Jahren sind viele neue Bücher zum Thema geschrieben worden. Das vorliegende Buch ist das erste, das mit einem Schwerpunkt auf der Situation und den Gegebenheiten in der Schweiz geschrieben wurde, wobei auch Leser aus den Nachbarländern Wissenswertes und Neues im jungen Feld der Tiergestützten Intervention erfahren werden. Wir Autorinnen verkörpern im Ansatz das Gesundheits- und Sozialwesen, also exemplarisch den multiprofessionellen Ansatz und im gemeinsamen Schreiben mit unseren Gastautoren die Interdisziplinarität, der wir unter anderem einen Schwerpunkt im Buch widmen. Die bekannten und wiederkehrenden Themenkreise der auf dem Markt vorhandenen Literatur geben wir gerafft wieder. Auf rührselige Geschichten im Bereich der Tiergestützten Aktivität verzichten wir fast gänzlich. Wir beleuchten neue Dimensionen der Tiergestützten Therapie oder vertiefen, erweitern und ergänzen bekannte Ansätze. Dazu gehören unter anderem: Zusammenarbeit mit Berufsleuten aus verschiedenen Feldern im Gesundheits- und Sozialwesen, Salutogenese, Placeboeffekt, Tierschutz/Tierethik, Qualitätsmanagement, Professionalisierung und Anerkennung, Vergleich zwischen der Tiergestützten Therapie mit Hunden und dem therapeutischen Reiten sowie ein Blick zurück in die Vergangenheit, eine Standortbestimmung von heute und ein Ausblick ins Morgen.

Mit diesem Buch wollen wir einen Beitrag zur Weiterentwicklung der Tiergestützten Therapie mit ihren noch nicht ausgeschöpften Potenzialen leisten. Wir möchten die Berufsangehörigen für ein professionelles Engagement sensibilisieren, da wir überzeugt sind, dass die Tiergestützte Therapie künftig in unserer Gesellschaft einen unverzichtbaren Platz einnehmen wird und, aufgrund der einseitigen technischen Entwicklung, muss.

Zusammengefasst drücken Greiffenhagen und Buck-Werner (2007) die Chance der Tiergestützten Intervention wie folgt aus: Vermehrte Gemeinschaft mit Tieren ist nicht nur therapeutisch „effektiv“, sondern sinnvoll in sich selbst. Unsere schwergeschädigte Zivilisation benötigt Tiere zur Besinnung auf die so wichtigen Gegenkräfte im Sinne einer Kurskorrektur gegen den arroganten Hochmut mit seinen hohen technischen Standards, dem hohen Bruttosozialprodukt, der noch großen sozialen Sicherheit, der Beherrschung der Natur und einer mehr und mehr digitalen Welt. Denn genau diese Überheblichkeit des Menschen gefährdet das, was wir im Griff haben möchten: die natürliche Existenz des Menschen.

1. Einleitung

Tiere sind die besten Freunde.
Sie stellen keine Fragen und kritisieren nicht.
Mark Twain

Die Geschichte der Menschheit ist ohne Tiere kaum vorstellbar. Angefangen von der Bibel, wo die Schlange Eva verführte und so für den Rausschmiss aus dem Paradies sorgte, über den Einsatz von Tieren als Quelle der Nahrung und des Schutzes sowie als Fortbewegungsmittel bis hin zur heutigen Haustierindustrie spielen Tiere im Leben fast jedes Menschen eine Rolle.

Die Beziehung zwischen Mensch und Tier durchlief dabei unterschiedliche Phasen: In der Antike ging man davon aus, dass Tiere genau wie Menschen eine Seele haben. Unter dem Einfluss des Christentums und der Kirche wurde Tieren die Seele aberkannt, der Mensch als alleiniger Besitzer einer Seele angesehen und zum Herrscher über die Natur bestimmt. Dieses Denken wurde entscheidend von den Schriften des Philosophen Descartes geprägt und bestimmt bis heute unsere Beziehung zur Natur und zu den Tieren (vgl. Greiffenhagen und Buck-Werner, 2007).

Seit dem Ende des 19. Jahrhunderts werden jedoch vermehrt Gegenstimmen laut, die die Verantwortung des Menschen gegenüber der Natur betonen, seine Sonderstellung hinterfragen und die Wichtigkeit von Tieren für den Menschen darlegen.

1.1 Tiere zur Erleichterung der Arbeit

Wenn wir das Rad der Zeit 150 Jahre zurückdrehen könnten, wären die Straßen in Europa statt von Autos und Motorrädern von Pferdefuhrwerken und Ochsenkarren bevölkert. Noch bis zur Mitte des 19. Jahrhunderts waren Tiere aus der Landwirtschaft nicht wegzudenken. Und selbst im Zweiten Weltkrieg waren noch mehrere Millionen Pferde im Einsatz. Sie alle haben im Laufe der Industrialisierung in weiten Teilen der Welt ausgedient. Wasserbüffel, die den Ackerboden pflügen, Elefanten, die Baumstämme aus dem Dschungel holen, Yaks, die im Hochgebirge Lasten tragen, Affen, die Kokosnüsse von den Bäumen holen, Kormorane, die den Fischern zur Seite stehen, oder Esel, die in südlichen Ländern schwere Lasten tragen, begegnen uns höchstens im Fernsehen oder in den Ferien. In Mitteleuropa trifft man nur noch wenige Tiere beim Arbeiten an, für die der Mensch noch keinen Ersatz in Form von Maschinen gefunden hat. Allen voran die Hunde, deren Geruchssinn den unseren um ein Vielfaches übertrifft und sie zu wertvollen Helfern bei der Suche nach Vermissten oder zum Aufspüren von Drogen macht. Auch als Wächter und Hütehunde sind sie nach wie vor im Einsatz.

1.2 Tiere als Nahrungsmittellieferanten

Sehr viel verbreiteter ist der Einsatz von Tieren als Nahrungsmittellieferanten. Dass das Fleisch (oder wahlweise die Eier, die Milch und der Käse), das wir auf dem Teller liegen haben, von einem lebenden Tier kommt, machen sich nur wenige Menschen bewusst. Die Psychologin Astrid Kaplan (2006) spricht deshalb auch von der Mensch-Tier-Beziehung als einer irrationalen Angelegenheit.

1.3 Haustiere

Tiere werden in unserer Gesellschaft aus unterschiedlichen Gründen als Haustiere gehalten. Oft liegen die Ursprünge im Dunkeln. Aus welchen Gründen sich zum Beispiel die Vorfahren unserer Hunde und der Mensch zusammengeschlossen haben, wird sich vielleicht nie zweifelsfrei klären lassen (Feddersen-Petersen, 1989). Fest steht, dass beide Seiten von der Beziehung profitierten. Der Mensch bekam Schutz und Hilfe beim Jagen, der Wolf Obhut und Futter. Zugleich war der Wolf beziehungsweise Hund dem Menschen ein Gefährte und Unterhalter, was ebenso ein Grund für die Domestikation gewesen sein könnte. Auf jeden Fall ist heute die Funktion eines Wächters oder Beschützers für viele Hundehalter nicht mehr das entscheidende Kriterium für die Wahl ihres Haustieres.

Zu Katzen hat der Mensch ein sehr viel ambivalenteres Verhältnis. In Ägypten galten sie als heilig, im Mittelalter wurden sie gejagt und auch heute noch gilt der Hund und nicht die Katze als des Menschen bester Freund. Beide haben jedoch eines gemeinsam: Sie haben beim Menschen ein Zuhause gefunden, sind zum Überleben weitgehend auf ihn angewiesen und bleiben freiwillig – so scheint es zumindest – gerne dort, während Nager, Vögel und Reptilien Gefangene in unseren Häusern sind. Ein objektiver Nutzen durch das Tier ist noch schwerer auszumachen als bei Hund und Katze. Sie werden in der Regel rein zum Vergnügen des Menschen gehalten.

Die Trennung zwischen Haus- und Nutztieren, wie wir sie vollziehen, gibt es nicht überall auf der Welt. So ist es bei vielen Nomadenkulturen üblich, einen Teil der Weidetiere nachts mit in die Zelte zu nehmen, denn sie gehören quasi zur Familie (Otterstedt, 2001).

1.4 Tiere als therapeutische Begleiter

Ein im deutschsprachigen Raum immer noch relativ junges Einsatzgebiet für Tiere ist das der Therapie. In den USA, in Australien, Kanada und England sind Tierbesuchsdienste, Tiere als therapeutische/pädagogische Begleiter in der Psycho-, Physio- oder Ergotherapie, in Senioren- und Pflegeheimen, Krankenhäusern, Psychiatrien, Rehakliniken, Kindergärten, Schulen etc. und als Helfer für Behinderte, Blinde, Schwerhörige, Rollstuhlfahrer, Epileptiker u.a. wesentlich weiter verbreitet als in der Schweiz oder in Deutschland.

Was im deutschsprachigen Raum zunehmend an Bekanntheit gewinnt, hat eine lange Geschichte. Schon früh finden sich Zeugnisse der Beziehung zwischen Mensch und Tier. Schamanen aller Kulturen zeichnen sich unter anderem dadurch aus, dass sie sich mit dem Geist beziehungsweise der Seele eines Tieres verbinden und seine Kraft nutzen, um anderen Menschen zu helfen. In einem Zustand der Trance oder Ekstase ist der Schamane nach Eliade (2001) in der Lage, sich von seinem physischen Körper zu trennen und eine Beziehung zu einem Tier aufzubauen, die es ihm ermöglicht, seine Sprache zu verstehen und über seine Fähigkeiten zu verfügen. Das Wort Schamane (shaman) stammt übrigens von den sibirischen Stämmen der Tungusen und bedeutet „wissen".

Auch in Kulturkreisen, die dem unseren vertrauter sind, findet man schon früh Zeugnisse von tierischer Heilkraft, so zum Beispiel bei den Griechen und Römern. Äskulap, Sohn des Sonnengottes Apollon, Gott der Medizin und göttlicher Arzt, hatte ein besonderes Verhältnis zu Hunden und Schlangen. Sein Tempel war zu damaliger Zeit eine Wallfahrtstätte, zu der Kranke mit den unterschiedlichsten Leiden kamen – vergleichbar heute mit Orten wie Lourdes.

Während bei den Kelten Heilige und Heilende fast immer mit Tieren und der Natur in Verbindung gebracht wurden, ist dieser Zusammenhang im Christentum nur noch vereinzelt zu finden. Spätestens während der europäischen Hexenverfolgung im 16. und 17. Jahrhundert wurden jedoch die letzten Reste einer Verbindung von menschlichen und tierischen Heilern zerstört. Der Teufel trat angeblich in Tiergestalt auf, zum Beispiel als Katze oder Rabe, und wurde genauso bekämpft wie alle, die im Rhythmus der Natur lebten und heilten.

1.5 Tiere als Vermittler sozialer Verantwortung

Diese Trennung zwischen Tier und Mensch konnte sich jedoch nie vollständig durchsetzen. Im Zeitalter der Aufklärung veränderte die zunehmende Migration vom Land in die Städte die Einstellung zu Tieren auch dort ganz entscheidend und leistete dem Halten von Tieren zu anderen Zwecken als dem Gewinnen von Nahrung Vorschub (Serpell und Paul, 1994; Thomas, 1983).

In diesem Zusammenhang wurde auch die soziale und sozialisierende Funktion von Tieren immer deutlicher. So empfahl John Locke schon im Jahre 1699 Kindern Hunde, Eichhörnchen, Vögel oder andere Tiere zur Betreuung und Beschäftigung zu geben, um sie Mitgefühl und Verantwortungsbewusstsein für andere zu lehren (Locke, 1989). Seit dem 8. Jahrhundert ist aus Belgien der Einsatz von Tieren zu therapeutischen Zwecken bekannt (Greiffenhagen und Buck-Werner, 2007). Und aus dem 18. Jahrhundert liegen vermehrt Zeugnisse des Einsatzes von Tieren bei psychisch Kranken vor.

1.6 Tiere in der Therapie/Pädagogik

Als Durchbruch beziehungsweise Beginn der Tiergestützten Therapie gilt jedoch gemeinhin der amerikanische Kinderpsychotherapeut Boris M. Levinson (1969), der in seinem Buch *Pet Oriented Child Psychotherapy* von der Katalysator-Wirkung seines Hundes auf den therapeutischen Prozess berichtete (Levinson, 1969).

Im angelsächsischen Raum erfuhr das Thema Tiere als therapeutische Begleiter daraufhin einen Aufschwung, der bis heute anhält. Im Jahre 1977 gründeten Fachleute aus Praxis und Forschung in Portland, Oregon, die Delta Society (heute Pet Partners), eine gemeinnützige Gesellschaft, die sich für die Erforschung der Mensch-Tier-Beziehung einsetzt. 1980 organisierte sie den ersten Kongress zum Thema. Im selben Jahr wurde auch die International Association of Human-Animal Interaction Organization IAHAIO mit dem Ziel gegründet, nationale Organisationen, die sich für eine bessere Beziehung zwischen Tier und Mensch einsetzen, unter ein Dach zu bringen. Solche gibt es inzwischen in fast allen westlichen Ländern, und es finden weltweit regelmäßig Tagungen und Kongresse statt (für einen Überblick siehe www.iahaio.org und www.petpartners.org oder auf Deutsch www.tiergestuetzte-therapie.de).

Der erste europäische Dachverband wurde 2005 gegründet. Die European Society for Animal Assisted Therapy ESAAT wollte den Qualifikationsstandard in Europa harmonisieren und Mindestanforderungen in der Ausbildung durchsetzen. Seit 2006 gibt es außerdem die International Society for Animal Assisted Therapy ISAAT, gegründet von Vertretern von Universitäten und Privatinstitutionen aus Japan, Deutschland, Luxemburg und der Schweiz mit einer ähnlichen Zielsetzung. In der Schweiz wurde im Jahre 2002 der Förderverein „Gesellschaft für Tiergestützte Therapie und Aktivitäten“ GTTA gegründet, der sich für die Anerkennung und Förderung von tiergestützten Therapien, Pädagogik und Fördermaßnahmen in der Öffentlichkeit einsetzt.

Zudem gibt es eine ganze Reihe von Organisationen wie „Tiere helfen Menschen“, „Leben mit Tieren“, den „Forschungskreis Heimtiere in der Gesellschaft“ in Deutschland, den Verein „Tiere als Therapie“ in Österreich und das „Institut für interdisziplinäre Erforschung der Mensch-Tier-Beziehung“ in der Schweiz und in Österreich, die sich der Förderung der Mensch-Tier-Beziehung, dem Einsatz von Tieren in der Therapie/Pädagogik und/oder der Forschung zu diesen Themen verschrieben haben. Es finden regelmäßig Kongresse und inzwischen auch zahlreiche Weiterbildungen zum Thema statt. Die Zahl der Tierbesuchsdienste in Schulen, Kindergärten, Pflege- und Altenheimen, Rehabilitationskliniken, etc. steigt ständig. Ebenso setzen immer mehr Psychiater, Sozialarbeiter, Pädagogen, Ergotherapeuten, Logotherapeuten, Physiotherapeuten, Ärzte, Pflegefachleute und Psychologen Tiere in ihrer Arbeit ein. Unter http://www.tiergestuetzte-therapie.de findet man ein unabhängiges Portal zur tiergestützten Therapie/Pädagogik für Deutschland, die Schweiz und Österreich mit zahlreichen Links und Infos.

1.7 Schlussbetrachtungen

Das Tier war vor dem Menschen da. In den verschiedenen Phasen der Menschheit hat das Thema „Mensch-Tier“ seine Wirkung und seine Aktualität nicht verloren. Letztlich ist diese Entwicklung stets geprägt vom vorherrschenden Zeitgeist, der sozialen Sicherheit, dem Wohlstand, der technischen Entwicklung und dem aktuellen Verständnis fürs Tier. Wir leben in einer Zeit, in der es sowohl Tierkliniken gibt, wo unsere Mitgeschöpfe menschenähnlich und für viel Geld behandelt werden, als auch Fleischfabriken, wo sie zu Tausenden vor sich hinvegetieren, um dann möglichst kostengünstig getötet und zu billigem Fleisch verarbeitet zu werden, von dem wir einen großen Teil wieder wegwerfen. Wir entfremden uns durch die technische Entwicklung und die Verstädterung immer mehr von der Natur und vermenschlichen unsere Tiere gleichzeitig bis hin zum Partner-, Kinder- oder Geschwistterersatz. Heute herrscht in unserer Gesellschaft betreffend Umgang mit Tieren und Beziehung zu Tieren ein Spannungsfeld mit breitem Spektrum. Dabei sollten wir nicht vergessen, dass Tiere in der Schweiz keine Sache mehr sind, sondern Lebewesen mit Rechten und Bedürfnissen, und dass Tiere schon immer zu den treuesten Wegbegleitern des Menschen gezählt haben.

2. Überblick Mensch-Tier-Beziehung

> Wir (die Menschen) wollen immer etwas ganz anderes sein als wir sind. Wir haben nicht den Ehrgeiz, die Ganzheit unseres Wesens zu sein, denn das ist uns unangenehm. Die Tiere aber sind sich [sic] selbst, und sie erfüllen den Willen Gottes, der in ihnen liegt, in getreulicher Weise.
> *C. G. Jung (1945: 353)*

Hinweise darauf, dass Tiere einen heilenden oder allgemein positiven Einfluss auf Menschen haben (können), findet man in der Literatur häufig. Für die Gründe gibt es verschiedene Erklärungsansätze, von denen wir einige hier darstellen. Den einen Grund oder das eine Modell, warum Tiere uns Menschen guttun, gibt es nicht. So kann keiner der im Folgenden vorgestellten Ansätze alle Wirkungen von Tieren auf Menschen erklären, sondern allenfalls Teilaspekte der Mensch-Tier-Beziehung beleuchten. Einige Modelle beziehen sich auf die direkte Wirkung von Tieren auf Menschen, erklären also, warum ein Tier dem Menschen unmittelbar guttun kann. Andere geben Hinweise darauf, warum uns Tiere indirekt guttun. Wenn Tiere zum Beispiel den Kontakt zu anderen Menschen erleichtern, dann ist vielleicht die Interaktion mit den anderen Menschen das Heilsame, die Tiere sind „nur" der Weg. Die Erklärungsansätze ergänzen sich zum Teil, zum Teil schließen sie sich gegenseitig aus. Trotzdem geben sie zusammengenommen einen Eindruck davon, was die Beziehung zwischen Mensch und Tier ausmacht, und lassen erahnen, warum sie so heilsam ist. Greiffenhagen und Buck-Werner (2007) bieten einen Überblick zu Erklärungen und Theorien der Mensch-Tier-Beziehung. Im Folgenden skizzieren wir die für uns wichtigsten Modelle.

2.1 Konzept der Du-Evidenz

Dem Menschen inne wohnt eine Sehnsucht nach Beziehung. Vor diesem Hintergrund sehen einige Anthropologen das Interesse des Menschen an einer zweckfreien Solidarität mit Tieren als Grundlage des Zusammenlebens (Zeuner, 1967; zitiert nach Greiffenhagen und Buck-Werner, 2007). Diesem Erklärungsansatz folgt auch das Konzept der Du-Evidenz.

Mit Du-Evidenz bezeichnen Greiffenhagen und Buck-Werner die Tatsache, „dass zwischen Menschen und höheren Tieren Beziehungen möglich sind, die denen entsprechen, die Menschen unter sich beziehungsweise Tiere unter sich kennen" (Greiffenhagen und Buck-Werner, 2007: 22). Es geht also um die Fähigkeit, ein anderes Individuum (Mensch oder höheres Säugetier) als ähnlich empfindendes Subjekt zu erkennen, als Partner, als Du gegenüber dem Ich. Die Du-Evidenz ist ein Erklärungsmodell dafür, wie wir wissen oder zumindest erahnen können, wie andere fühlen, denken und handeln. Wir gehen nämlich davon aus, dass es ihnen genau so geht wie uns, und stimmen daraufhin unser Handeln ab. Der Begriff Du-Evidenz wird im Lexikon der Tierschutzethik von Gotthard Teutsch (1987: 40) wie folgt erklärt:

> Die Du-Evidenz bedeutet, dass einem Lebewesen ein zunächst beliebiges anderes Lebewesen durch intensive Begegnung zum individuellen, unverwechselbaren und insofern auch unersetzlichen Partner wird. Du-Evidenz ist sowohl gegenseitig wie auch einseitig möglich und setzt keine rational verarbeitete Wahrnehmung des anderen voraus, sondern beruht auf Erleben und Emotion, also Möglichkeiten und Fähigkeiten, die schon beim Kleinkind und beim Säugetier gegeben sind. Auf der gleichen Basis der Emotionalität beruht das der Du-Evidenz notwendigerweise komplementäre Ich-Bewusstsein, das aus dem Erleben und Erfahren eines „Du" notwendigerweise entsteht.

Im Rahmen der Tiergestützten Therapie bedeutet die Du-Evidenz, dass wir uns ein Tier aus der Masse der Tiere auswählen, ihm in der Regel einen Namen geben und es zu einem Beziehungspartner machen. Dieses Gefühl der Partnerschaft kann noch so subjektiv sein, die Partnerschaft kann auch nur einseitig fühlbar sein, muss also nicht erwidert werden, entscheidend ist die (emotionale) Zuwendung hin zu einem anderen. Ohne Zuwendung und Zuneigung könnte die Tiergestützte

Therapie nicht funktionieren. Besonders deutlich wird dies bei Kindern, die, wie schon Nietzsche erkannte, dem „Du" früher nahe sind als dem „Ich". Oder anders ausgedrückt: „Bevor das Kind sich selbst kennt als ein Ich, versteht es die Mutter und bald auch den Hund als ein Du." (Buytendijk, 1958: 39).

2.2 Biophilie-Hypothese

Bei Albert Schweitzer war es die „Ehrfurcht vor dem Leben", bei Wilson ist es die Affinität zur Natur, in der analytischen Sozialpsychologie spricht Erich Fromm von der Biophilie (aus dem Griechischen, wörtlich die Liebe zum Leben[digen]) als Grundorientierung der Charakterstruktur jedes Menschen. In seinem Werk *Anatomie der menschlichen Destruktivität* definiert Fromm Biophilie als „die leidenschaftliche Liebe zum Leben und allem Lebendigen; sie ist der Wunsch, das Wachstum zu fördern, ob es sich nun um einen Menschen, eine Pflanze, eine Idee oder eine soziale Gruppe handelt." (Fromm, 1974: 331).

Kellert und Wilson (1993) haben sich intensiv mit der Idee der Biophilie auseinandergesetzt und beschreiben, dass Menschen immer wieder den Kontakt zur Natur, zu anderen Lebewesen und zu Landschaften suchen. Diese Hinwendung zur Natur ist nicht einfach nur Luxus, sondern eine Notwendigkeit für eine gesunde geistige und emotionale Entwicklung des Kindes. Mit der rasch zunehmenden Entfremdung des Menschen von der Natur konnte keine entsprechende Anpassung an die neue Umwelt einhergehen. Unser Erleben und Verhalten ist immer noch auf eine natürliche Umgebung abgestimmt. Psychische und emotionale Störungen sind genauso eine Folge dieses Identitätsverlusts wie eine zunehmende Bindungsunsicherheit.

Aaron Katcher, von Erhard Olbrich (2003a) als einer der „großen alten Männer der tiergestützten Pädagogik und Therapie" bezeichnet, brachte erstmals die Idee zur Sprache, dass Beziehungen zur Erklärung der Wirkung von Tieren auf Menschen herangezogen werden müssen. Olbrich folgt diesem Ansatz weitestgehend, stellt aber den tiefenpsychologisch und eher unbewusst wirkenden Beziehungen die bewusst fassbaren, sozialen und psychologischen zur Seite. Außerdem verweist er auf andere Ansätze wie die Bindungstheorie, die Lerntheorie und weitere als Erklärungsmodelle zur Mensch-Tier-Beziehung.

2.3 Bindungstheorie

Die Bindungstheorie wurde 1958 von Bowlby und Ainsworth entwickelt und beschäftigt sich mit dem Kontakt zwischen Kind und primärer Bezugsperson. Bowlby und Ainsworth unterscheiden verschiedene Bindungsstile, die in der frühen Kindheit geprägt werden und bis ins Erwachsenenalter wirksam sind. Neuere Forschungen lassen vermuten, dass Tiere im Menschen einen anderen Bindungsstil hervorrufen können als den im menschlichen Kontakt erworbenen (Kurdek, 2008). So wiesen Julius et al. (2010, zitiert nach Julius et al., 2013) in einer Gruppe mit erhöhtem Risiko für Entwicklungs- und psychische Störungen nach, dass ein sicherer Bindungsstil zu Tieren (besonders Katzen und Hunden) viermal häufiger vorkommt als der zu anderen Menschen. Diese Befunde sprechen dafür, dass der Bindungsstil variabler ist als bisher angenommen. Vielleicht können wir hier auch von einem Beziehungsstil sprechen in Abgrenzung zum Bindungssystem, das in der frühesten Kindheit in seiner dauerhaften und generalisiert wirkenden Form geprägt und von Menschen oft negativ geformt wird. Was Tiere im Gegensatz zu Menschen zu einem sicheren Beziehungspartner macht, ist jedoch noch offen. Ein Tier spiegelt das Verhalten und die Emotionen des Menschen sehr viel direkter als andere Menschen und kann so ein sehr zuverlässiger Interaktionspartner sein. Tiere nehmen zudem keinerlei Rücksicht auf kognitive Wertungen und können für den Menschen ein sicherer Bezugspunkt sein. Die Psychologin Andrea Beetz (2005) geht deshalb davon aus, dass ein Tier ein Bindungsbedürfnis in einem subjektiv als vergleichbar empfundenen Ausmaß erfüllt wie eine sichere Bindungsfigur im Sinne von Bowlby (1958). Von Bindung spricht sie jedoch nur bei einer längerfristigen Beziehung. Einschränkend muss gesagt werden, dass Tiere auf die Bindungssignale eines Babys nicht so eingehen (können) wie Menschen. Sie füttern nicht, sie streicheln kein schmerzendes Bäuchlein und reden keine Babysprache.

Da eine sichere Bindung die Grundlage von Emotionswissen und -kontrolle, sozialer und emotionaler Intelligenz und Empathie ist, bleibt zu hoffen, dass eventuelle Defizite im zwischenmenschlichen Bereich durch den Kontakt zu Tieren ausgeglichen werden können. Sicher gebundene Kinder entwickeln nämlich mehr soziale Kompetenzen, sind freundlicher, kooperativer und empathischer als unsicher gebundene Kinder (Fremmer-Bombik und Grossmann, 1991; Spangler und Grossmann, 1995).

Auch Kristina Saumweber (2007) geht davon aus, dass es selbst dann möglich ist, eine sichere Bindung zu einem Tier aufzubauen, wenn die Bindung an die primäre Bezugsperson nicht sicher war. Welche Mechanismen dabei zum Tragen kommen, wissen wir nicht. Vielleicht werden tiefere Schichten im Sinne einer biophilen Affinität zur Natur angesprochen.

2.4 Das Konzept der Spiegelneuronen

Joachim Bauer machte mit seinen populärwissenschaftlichen Büchern *Das Gedächtnis des Körpers* (2006) und *Warum ich fühle, was du fühlst* (2005) die Spiegelneuronen als Grundlage der Empathie salonfähig. Er beschreibt darin, wie wir Haltungen unseres Gegenübers unbewusst spiegeln, wie der Gesichtsausdruck unseres Gegenübers den unseren beeinflusst und dass auch Affen sich vom Gähnen anstecken lassen. Beetz (2006b) sieht die Spiegelneuronen als ein potenzielles Erklärungsmodell unter anderem für die beruhigende Wirkung von Tieren auf die Stimmung des Menschen. Phänomene wie die „joint attention", also die gemeinsame Aufmerksamkeit und Blickorientierung von Hund und Halter sprechen nach Beetz dafür, dass wir auch mit Tieren in Resonanz treten können. Weitere Hinweise sind Empathie und Resonanz mit Tieren, die gerade eine bestimmte Emotion zeigen oder Schmerzen haben.

2.5 Die Schichtenlehre der Persönlichkeit nach Rothacker

Ein weiteres Erklärungsmodell für die Wirkungen der Mensch-Tier-Beziehung sieht Beetz (2006a) in der Schichtenlehre der Persönlichkeit nach Erich Rothacker. Demnach besteht die Persönlichkeit aus drei Hauptschichten:

Die älteste, die *Vitalschicht* hat die Funktion einer animalischen Tiefenperson und ist für alle Prozesse zuständig, die der Aufrechterhaltung des vegetativen Systems dienen. Die *emotionale* oder *Es-Schicht* beherbergt die beseelte Tiefenperson und enthält Triebe, Emotionen, Stimmungen und Affekte. Die oberste Schicht, die *Personenschicht*, ist der Ort des Bewusstseins, der Erinnerungen und des Ichs. Nur dort ablaufende Vorgänge sind in der Regel bewusst, während die Abläufe auf der Vital- und auf der Es-Schicht unbewusst bleiben. Beetz (2006a) geht davon aus, dass die soziale Interaktion und Verbundenheit mit nichtmenschlichen Lebewesen vor allem von Prozessen beeinflusst werden, die aus tieferen Schichten stammen. Während bei Interaktionen mit anderen Menschen vor allem kognitive Prozesse eine Rolle spielen, also vor allem die Personenschicht angesprochen wird, kommt jemand bei einer lebendig erlebten Interaktion mit einem Tier sehr viel eher mit seinen tiefen Schichten in Kontakt. Da nach Rothacker für die körperliche und geistige Gesundheit die Ganzheit der Persönlichkeit berücksichtigt werden muss und der Mensch sein Potenzial nur voll ausschöpfen kann, wenn alle Schichten in Kontakt sind, ist es durchaus plausibel anzunehmen, dass Tiere dabei helfen können, mit sonst eher vernachlässigten Bereichen unseres Wesens in Kontakt zu kommen.

2.6 Analoge und digitale Kommunikation

Die Unterscheidung von Watzlawick, Beavin und Jackson (2003) in verbal-digitale und nonverbal-analoge Kommunikation bietet ein Erklärungsmodell dafür, dass Tiere und Menschen sich ohne Worte verstehen.

Die digitale Kommunikation wird bestimmt durch den Inhalt der Worte, die wir verwenden. Sie ist bewusst steuerbar und lässt sich damit auch verfälschen. Watzlawick und Kollegen vergleichen diese Form der Kommunikation, in der Worten mehr oder weniger willkürlich eine Bedeutung zugeordnet wird, was wir dann Sprache nennen, mit der Digitalisierung eines Computers, dem eine Folge von Einsen und Nullen gegeben wird, die für das Gemeinte stehen. Mithilfe der digitalen Kommunikation vermitteln wir Wissen über Sachverhalte. In der

Kommunikation zwischen Mensch und Tier spielt sie höchstens eine untergeordnete Rolle.

Die Beziehung zwischen Mensch und Tier ist vielmehr Einsatzort der analogen Kommunikation. Sie findet über Intonation, Modulation und Sprachrhythmus, Gesten, Blicke, Berührungen und Bewegungen statt. Entscheidend ist nicht der Inhalt des Gesagten, sondern die Beziehungsebene. Olbrich (2003b) spricht von der „Bezogenheit", die damit zum Ausdruck gebracht werden kann. Die analoge Kommunikation ist aber nicht nur die Sprache zwischen Mensch und Tier, sondern auch zwischen einem Baby und seiner Mutter, lange bevor „wirklich" gesprochen wird. Es ist die „Sprache", die wir verwenden, wenn wir verliebt sind, wenn wir wütend sind oder sehr traurig.

Der Mensch verfeinert im Kontakt mit dem Tier seine Fähigkeit zur analogen Kommunikation: Einem Tier kann und muss man nichts vormachen. Es ist authentisch im besten Sinne und hilft dem Menschen, seine Authentizität zu entwickeln. Rogers (1998: 176) schreibt dazu:

> Der Betreffende (ein authentisch werdender Mensch) horcht immer mehr in die tiefsten Winkel seines physischen und emotionalen Wissens hinein; und er entdeckt, dass er immer stärker bereit ist, mit größerer Genauigkeit und Tiefe jenes Selbst zu sein, das er am wahrhaftigsten ist.

In der Interaktion mit Tieren müssen wir außerdem auf die eigene Stimme, die Mimik, die Bewegungen und unsere Körperspannung achten, was die Eigenwahrnehmung und Achtsamkeit nach innen verbessert.

2.7 Theorien der Tiergestützten Therapie

In Anlehnung an Selinger (2010) und adaptiert auf die Tiergestützte Therapie sind Erklärungsmodelle, wie sich Tiere auf Menschen auswirken oder vielmehr wie Tiere und Menschen kommunizieren, zwar als Basis hilfreich für die Zusammenarbeit und das Verständnis der Interaktion zwischen Klient, Tier und Therapeut, jedoch nicht zu vergleichen mit Pflegetheorien, auf denen die gesamte Pflegeplanung, Dokumentation, Evaluation, Qualitätsentwicklung sowie Qualitätssicherung aufbaut. Dabei besteht in der Literatur der Konsens, dass Pflegetheorien die Entwicklung in der Praxis maßgeblich beeinflussen. Theorien werden unter anderem genutzt, um Inhalte von Ausbildungsprogrammen und Lehrpläne so zu konzipieren, dass sie in einem nachvollziehbaren Gesamtkontext eingebettet sind. Sie unterstützen und fördern die Akzeptanz eines Fachbereiches und seiner Wissenschaft.

Bis heute haben wir zwar zahlreiche Modelle dafür, wie Tiere auf Menschen wirken (können), ob diese sich aber auch auf das therapeutische Setting übertragen lassen und welchen Mehrwert der Einsatz von Tieren wirklich bringt, ist kaum erforscht. Es gibt nur wenige Tiergestützte Therapiemodelle, Standards und Manuale, die die Organisation, das Qualitätsmanagement und das theoriegeleitete Handeln in konkreten Tiergestützten Therapiesituationen in den verschiedenen Berufsfeldern vereinheitlichen und regeln. In Kapitel 12 „Qualitätsmanagement in der Tiergestützten Therapie“ werden wir vertieft auf dieses zukunftsorientierte Thema eingehen.

2.8 Schlussbetrachtungen

Es gibt viele Ansätze, die erklären, warum Tiere eine heilsame Wirkung auf Menschen ausüben. Die meisten haben damit zu tun, dass Tiere in uns etwas Ursprüngliches anrühren, dass sie uns in Kontakt bringen mit tieferen (heileren?) Schichten unseres Wesens. Es gibt so viele Parallelen zwischen Tieren und Menschen, eine lange gemeinsame Evolution verbindet uns, und unsere Nervensysteme funktionieren sehr ähnlich. Der Umgang mit Tieren beinhaltet eine Echtheit, Direktheit und Einfachheit, die wir von Mensch zu Mensch oder Mensch zu Maschine vergeblich suchen. Das macht Tiere zu wertvollen Interaktionspartnern und genialen therapeutischen und/oder pädagogischen Begleitern.

Tiergestützte Interventionen setzen auf die Integration von bewussteren und weniger bewussten Prozessen, von tieferen und höheren Schichten einer Person oder analoger und digitaler Kommunikation. Wenn es uns gelingt, wissenschaftliche Erklärungsmodelle in Einklang zu bringen mit der unmittelbar spürbaren Erfahrung in der Mensch-Tier-Beziehung, wird der Tiergestützten Therapie/Pädagogik hoffentlich auch von offizieller Seite der Stellenwert eingeräumt, den sie unserer Meinung nach verdient.

3. Gesundheit und Tiergestützte Therapie/Pädagogik

> Wer neue Heilmittel scheut, muss alte Übel dulden.
> *Sir Francis Bacon*

Gesundheit ist das höchste Gut eines Menschen, sie ist letztlich für niemanden wirklich käuflich und beinhaltet in den meisten Fällen einen objektiven Charakter, der vom individuellen subjektiven Wohlbefinden jedes einzelnen Menschen geprägt wird.

3.1 Definition Gesundheit nach Weltgesundheitsorganisation WHO

Gesundheit ist, gemäß Definition der Weltgesundheitsorganisation,

> ein Zustand völligen psychischen, physischen und sozialen Wohlbefindens und nicht nur das Freisein von Krankheit und Gebrechen. Sich des bestmöglichen Gesundheitszustandes zu erfreuen ist ein Grundrecht jedes Menschen, ohne Unterschied der Rasse, der Religion, der politischen Überzeugung, der wirtschaftlichen oder sozialen Stellung.
> *(Bundesministerium für Gesundheit, o. J.)*

Mit dieser Definition löste die WHO die Gesundheit aus einer rein biomedizinischen Sichtweise und aus den engen Bezügen des professionellen Krankheitssystems. Gesundheit sei kein einmal erreichter und dann unveränderlicher „Zustand“, sondern eine lebensgeschichtlich und alltäglich immer wieder neu und aktiv herzustellende „Balance“.

Ein Mensch kann durchaus körperlich funktionsfähig sein, aber psychische Probleme haben oder sozial isoliert sein. Wie stark diese drei Aspekte der Gesundheit jedoch zusammenwirken, spüren wir an uns oder unseren Mitmenschen sehr schnell. Unser Körper reagiert auf Stress, auf Ängste, auf Konflikte, unsere Gedächtnisleistungen lassen nach, sobald wir körperlich erkranken, unsere sozialen Kontakte können ebenfalls darunter leiden. Erst das positive Zusammenspiel aller Faktoren bedeutet Gesundheit. Die Bewertung dieser Faktoren kann jedoch sehr subjektiv sein, und nicht selten ist das eigene Wohlbefinden ein Indikator für die „gefühlte" Gesundheit.

Nahezu all unsere Lebensumstände wirken direkt oder indirekt auf unsere Gesundheit ein: Luft-, Boden- und Wasserqualität, Ernährung, Bewegung, Schlaf, Ruhe, Entspannung, Stress, soziale Kontakte, Liebe, Sexualität, Arbeit, Sicherheit, Anerkennung, Lebensziele und Hobbies. Das sind wesentliche, aber bei weitem nicht alle Aspekte, die unsere Gesundheit im positiven Sinne fördern und im negativen beeinträchtigen.

Dieses breite Verständnis von Gesundheit bildet die Basis für den Gesundheitsförderungsansatz der WHO, der 1986 in der auch heute noch viel zitierten Ottawa-Charta für Gesundheitsförderung formuliert wurde. Die Ottawa-Charta ruft zu aktivem Handeln für das Ziel „Gesundheit für alle" auf, und sie hat den Wandel von der Pathogenese (abgeleitet aus griechisch *páthos* „Leiden(schaft), Sucht, Pathos" und *génesis* „Entstehung, Ursprung") hin zur Salutogenese (abgeleitet von lateinisch salus = Wohlbefinden, Gesundheit und griechisch *génesis* = Entstehung, Ursprung) eingeläutet.

Laut Kommorell (2010) zielt die Gesundheitsförderung auf einen Prozess, allen Menschen ein höheres Maß an Selbstbestimmung über ihre Gesundheit zu ermöglichen und sie damit zur Stärkung ihrer Gesundheit zu befähigen. Um ein umfassendes körperliches, seelisches und soziales Wohlbefinden zu erlangen, sei es notwendig, dass sowohl Einzelne als auch Gruppen ihre Wünsche und Hoffnungen wahrnehmen und verwirklichen sowie ihre Umwelt meistern beziehungsweise sie verändern können. Dies zeige auf, dass Gesundheit eine Ressource für das tägliche Leben sei. Sie beinhalte ein positives Konzept, welches körperliche, seelische, geistige und soziale Komponenten gleichermaßen betone. Ein Gesundheitszustand, der positiv wahrgenommen werde, beeinflusse die Lebensqualität des Einzelnen direkt und habe Einfluss auf unsere Gesellschaft und das Zusammenleben auf dem Planeten Erde. Gesundheitsförderung funktioniere aber nur durch Übernahme von Verantwortung aller, die sich für Gesundheit und soziale Bedürfnisse engagieren: Einzelpersonen sowie Gruppen aus dem Gesundheits- und Sozialwesen, der Politik, der Wirtschaft, der Forschung, kirchliche Institutionen, etc.

Die Tiergestützte Therapie ist nach Greiffenhagen und Buck-Werner (2007) ebenfalls ein Zusammenspiel von Einzelpersonen und Gruppen aus den verschiedensten Fachbereichen wie Psychologie, Psychiatrie, Soziologie, Biologie, Pädagogik, Pflege, Forensik, Humanmedizin, Ethologie, Veterinärmedizin, Kynologie etc. Würde dieser Interdisziplinarität mehr Gewicht geschenkt, hätte das unserer Ansicht nach positive Auswirkungen auf die Gesundheitsförderung und die Gesundheitsentwicklung der Gesellschaft in der Schweiz. Bezogen auf die Tiergestützte Therapie könnte das bedeuten, Potenziale zu nutzen und Ressourcen zu entdecken, die den Prozess der Gesundheitsförderung, die Gesundheitsentwicklung und die Wirksamkeit der Tiergestützten Therapie positiv unterstützen und ergänzen. Siehe auch die Ausführungen in Kapitel 5 zur Wirksamkeit Tiergestützter Intervention.

Die 1997 verabschiedete „Jakarta-Deklaration“ zur Gesundheitsförderung im 21. Jahrhundert bestätigt die Kernaussagen der Ottawa-Charta und setzt folgende Prioritäten der Gesundheitsförderung für das 21. Jahrhundert (Bundesministerium für Gesundheit, o. J.):

- Förderung sozialer Verantwortung für Gesundheit
- Ausbau der Investitionen in die Gesundheitsentwicklung
- Festlegung und Ausbau von Partnerschaften für Gesundheit
- Stärkung der gesundheitlichen Potenziale von Gemeinschaften und der Handlungskompetenzen des Einzelnen
- Sicherung einer Infrastruktur für die Gesundheitsförderung.

Tiergestützte Interventionen fördern und unterstützen die gesunden Anteile, betonen das Gesunde, und nicht das Pathologische. Tiergestützte Therapie arbeitet ressourcenorientiert und versucht neue Kanäle freizulegen, die der Entwicklung von gesundheitsfördernden Potenzialen dient. Tiergestützte Intervention hat stets den Einzelnen in der

Gemeinschaft vor Augen. In diesem Sinne unterstützt das Feld der Tiergestützten Intervention die Prioritäten der „Jakarta-Deklaration" in einem hohen Maße und erschließt neue ergänzende und alternative Möglichkeiten in der immer wichtiger werdenden Gesundheitsförderung.

3.2 Salutogenese

Der Begriff Salutogenese bezeichnet zum einen eine Fragestellung und Sichtweise für die Medizin und zum anderen ein Rahmenkonzept, das sich auf Faktoren und dynamische Wechselwirkungen bezieht, die zur Entstehung (Genese) und Erhaltung von Gesundheit führen. Aaron Antonovsky prägte den Ausdruck in den 1970er-Jahren als komplementären Begriff zu Pathogenese (Antonovsky, 1997). Nach dem Salutogenese-Modell ist Gesundheit nicht als Zustand, sondern als Prozess zu verstehen (Wikipedia, 2013).

Das Konzept der Salutogenese wurde von Antonovsky lanciert um die vorherrschende Denk- und Handlungsweise der Medizin zu hinterfragen. Damit wollte er zum Ausdruck bringen, dass sich krank oder gesund zu fühlen ein fließender Zustand ist; er sprach auch vom Gesundheits-Krankheits-Kontinuum. Das Kontinuum beschreibt den Gesundheitszustand als eine Balance zwischen optimaler Gesundheit und Erkrankung sowie Wohlbefinden und Krankheit oder Behinderung. Olbrich (2010) setzt sich in einer Abhandlung mit dem Titel „Salutogenese durch Tiergestützte Intervention" ausführlich damit auseinander und meint, dass Salutogenese auf einer äußeren und inneren Kohärenz (= im Sinne von Einklang eine erlebbare Stimmigkeit mit der Umwelt aufbauen können; Anm. der Autorinnen) basiere. Das Kohärenzgefühl sei immer ein subjektives Empfinden des einzelnen Menschen.

Antonovsky (1997: 36) selbst umschreibt das Kohärenzgefühl wie folgt:

> Das Kohärenzgefühl (engl.: *sense of coherence*) ist eine globale Orientierung, die ausdrückt, in welchem Ausmaß man ein durchdringendes, andauerndes und dennoch dynamisches Gefühl des Vertrauens hat, dass
> 1. die Stimuli, die sich im Verlauf des Lebens aus der inneren und äußeren Umgebung ergeben, strukturiert, vorhersehbar und erklärbar sind

2. einem die Ressourcen zur Verfügung stehen, um den Anforderungen, die diese Stimuli stellen, zu begegnen
3. diese Anforderungen Herausforderungen sind, die Anstrengung und Engagement lohnen.

Das Kohärenzgefühl wird laut Antonosky (1997) von drei Faktoren beeinflusst:

1. Verstehbarkeit
2. Handhabbarkeit und
3. Sinnhaftigkeit.

Verstehbarkeit bedeutet, dass eine Person interne und externe Reize überschauen, ordnen, strukturieren und zum Teil vorhersagen kann.

Das Gefühl der *Handhabbarkeit* wird geprägt durch die Erfahrung des Vertrauens darauf, dass Schwierigkeiten lösbar sind, dass es Mittel und Wege gibt, die gegenwärtige und künftige Lebenssituation zu bewältigen. Antonovsky nennt das Gefühl der Handhabbarkeit auch das Gefühl des instrumentellen Vertrauens und betont, dass es vom Ausmaß bestimmt sei, wie weit ein Mensch seine Ressourcen wahrnehmen könne, die ihm in der Bewältigung von Anforderungen zur Verfügung stünden. Antonovsky meint weiter, dass es sich nicht nur um die zur Verfügung stehenden Ressourcen und Kompetenzen handle, sondern um die Überzeugung, dass andere Menschen oder der Glaube an eine höhere Macht bei der Überwindung von Schwierigkeiten helfe. Fehle einem Menschen diese Überzeugung, fühle er sich den negativen Ereignissen ausgeliefert.

Das Gefühl der *Sinnhaftigkeit* wird von Antonovsky (1997) als die wichtigste der drei Komponenten umschrieben. Sinnhaftigkeit sei die Überzeugung, dass es sich lohne, sich für eine oder mehrere Aufgaben, Problemstellungen im Leben aktiv und emotional beteiligt zu engagieren. Dieses Gefühl werde auch die motivationale Komponente genannt. Nur eine positive Erfahrung von Sinnhaftigkeit gekoppelt mit positiven Erfahrungen an das Leben ergäben ein hohes Kohärenzgefühl. Selbst bei hoher Ausprägung des Gefühls von Verstehbarkeit und des Gefühls von Handhabbarkeit ergäbe sich kein hoher Wert des Kohärenzgefühls. Erst ein Gefühl der Sinnhaftigkeit mache das Leben für einen Menschen lebenswert oder wieder lebenswert. Fehle das Erleben der Sinnhaftigkeit, werden die Herausforderungen und Schwierigkeiten im Leben für einen Menschen zur Last (Antonovsky, 1997). Der Umgang mit Tieren eignet sich hervorragend, um Sinnhaftigkeit zu vermitteln. Morgens um eine bestimmte Zeit aufzustehen, dem Tag Struktur zu geben, sich zu bewegen, nach draußen zu gehen, ist plötzlich sinnvoll, wenn man sich um ein Tier kümmern muss, und wird damit einfacher.

Die Salutogenese fordert auf, uns vom Schwarz-Weiß-Denken „Gesundheit versus Krankheit" zu verabschieden und uns im kreativen Suchen im Sinne von Ressourcen und Potenzialen zur Förderung des Gesunden im Menschen zu engagieren.

3.3 Tiere als soziale Katalysatoren

Tiere sind Naturtalente im Brückenbauen. Sie bieten sich für Gespräche an, ohne dass man sie fragen muss. Sie laden zum Anfassen und Streicheln ein. Sie öffnen die Türen zu den Besitzern der Tiere. Sie ermöglichen ein in Kontakt treten mit anderen Menschen, die man in der Regel nicht ansprechen würde. Das Tier liefert oft den Grund für die Aufnahme einer Beziehung mit unbekannten Personen. Nicht umsonst spricht man von Tieren als „Eisbrecher" oder „Türöffner" (**Abb. 3-1**).

Besonders vertraut ist dieses Phänomen Hundebesitzern. Mehrfach konnte es von amerikanischen und britischen Psychologen im Experiment bestätigt werden (Messent, 1983). Menschen, die, wenn sie alleine spazieren gehen, von niemandem beachtet werden, werden, sobald sie einen Hund an ihrer Seite haben, angesprochen. Wer zum ersten Mal in einer unbekannten Gegend spazieren geht, hat signifikant mehr verbale und nonverbale Kontakte, wenn er einen Hund dabei hat als ohne (Messent, 1983). Das Tier fungiert als Mittel zur Kontaktaufnahme und verschafft seinem Besitzer in dessen Augen neue Freunde.

Diese Erfahrung können auch Rollstuhlfahrer machen, die mit einem Hund an ihrer Seite häufiger angesprochen und angelächelt werden. Außerdem kommen ihnen Passanten bei Missgeschicken eher zu Hilfe (Olbrich, 2006).

Um von dem tierischen Katalysator zu profitieren, muss man nicht unbedingt Besitzer eines Tieres sein, so Vanek-Gullner (2003). Er beschreibt das Verhalten sechsjähriger Kinder, die in einer Wiener Schul-

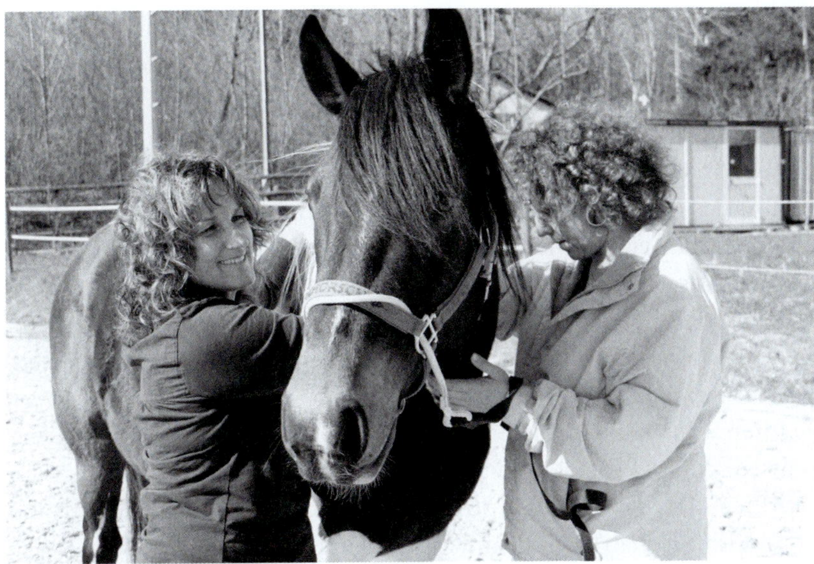

Abbildung 3-1: Tiere sind Naturtalente im Brückenbauen. © Lily Merklin

klasse regelmäßig Kontakt zu einem Hund hatten, und verglich es mit dem Zeitraum, in der dieser Kontakt nicht stattfand. Während der Zeiten mit Hund wurde das Verhalten der Kinder einheitlicher, sie zeigten mehr Sozialkontakte und gemeinsame Aktivitäten. Aggressives und einzelgängerisches Verhalten gingen hingegen zurück. An den Tagen, an denen der Hund die Klasse besuchte, hielten sich die Kinder mehr in Gruppen auf, verließen ihren Sitzplatz häufiger, beschäftigten sich seltener mit sich selbst allein und schenkten den Worten der Lehrerin mehr Aufmerksamkeit. Am deutlichsten waren die Unterschiede bei zwei ansonsten sehr auffälligen Jungen, die sich in Anwesenheit des Hundes zunehmend sozialisierter verhielten (Vanek-Gullner, 2003).

Auch Menschen in schwierigen Lebenssituationen können vom Kontakt mit Tieren profitieren. Das Psychologen-Ehepaar Corson, beschrieben in Greiffenhagen und Buck-Werner (2007), hatte auf dem Gelände einer psychiatrischen Klinik Hunde in einem Zwinger untergebracht, die sie zum Thema Stress als Bedingung für psychische Störungen testen wollten. Einige der Patienten, die vorher kaum gesprochen und ihren Bedürfnissen nur selten Ausdruck verliehen hatten, äußerten den Wunsch, Kontakt zu den Tieren herstellen zu dürfen. Das war für die Corsons ausschlaggebend, den Fokus ihrer Forschungen auf die Auswirkungen tiergestützter Psychotherapie zu legen. Sie wählten 50 Personen aus, bei denen konventionelle Behandlungsmethoden ohne Wirkung geblieben waren. 47 von ihnen bestätigten nach Abschluss des Experiments eine Besserung des Befindens. Für sie war über das Tier zum ersten Mal ein Gespräch mit dem Arzt möglich geworden. Corsons gelang in diesem Zusammenhang der empirische Nachweis, dass zwischen der Beziehung des Menschen zu einem Tier und seiner Möglichkeit, mit anderen Menschen eine Beziehung einzugehen, ein Zusammenhang besteht.

Interessant sind in diesem Zusammenhang auch die Arbeiten der schwedischen Physiologin Kerstin Uvnäs Moberg zum Hormon Oxytocin (Uvnäs-Moberg, 2011). Sie spricht von einem „calm and connection system“, das sie mit Vertrauen und Neugier statt mit Angst, mit Freundlichkeit statt Ärger in Verbindung bringt. Sie beschreibt, wie wir in einer friedlichen, ruhigen Umgebung empfindsamer und offener werden und wie unser Interesse am anderen wächst. Unter dem Einfluss von Oxytocin sehen wir die Welt und unsere Mitmenschen positiver. Der Kontakt mit Tieren könne die Ausschüttung dieses Hormons anregen.

Vielen Menschen fällt es leichter, ihre Gefühle gegenüber einem Tier zu äußern. Tiere nehmen den Menschen so, wie er ist, hören ihm einfach zu, ohne Stellung zu nehmen, zu antworten oder ihn zu unterbrechen. Man kann ihnen seine Gedanken, Gefühle und Sehnsüchte ungefiltert mitteilen. Ein Tier erzählt nichts weiter und urteilt nicht. Oft sind Tiere als Zuhörer sogar geduldiger als Menschen. Viele Therapeuten sprechen davon, dass ihre Patienten – Kinder noch mehr als Erwachsene – viele Dinge zuerst ihrem tierischen Co-Therapeuten verraten. Boris Levinson, ein amerikanischer Kinderpsychotherapeut, wird häufig als Vater der Tiergestützten Therapie bezeichnet. Zufällig entdeckte er bei einem besonders ängstlichen Jungen die Wirkung seines Hundes *Jingles*, den er von da an gezielt einsetzte, um das Vertrauen seines kleinen Patienten zu gewinnen. Der Junge spielte zunächst mit dem Hund, ohne Levinson eines Blickes zu würdigen. Nach einigen Sitzungen begann er, auch den Besitzer dieses netten Spielkameraden, also seinen Therapeuten Levinson, einzubeziehen und wurde schließlich auch für andere Therapieansätze zugänglich. Levinson spricht deshalb auch vom Tier als sozialer Katalysator (Levinson, 1969).

Folgende Einsicht ist Greiffenhagen und Buck-Werner (2007: 67) wichtig:

> Wer als Kind mit einem Tier aufwuchs, profitiert auch als Erwachsener, vor allem als älterer Mensch von der heilsamen Wirkung von Tieren. Wer als Kind niemals Kontakt zu einem Tier fand, dem bleibt es in der Regel das ganze Leben fremd.

Sowohl Greiffenhagen und Buck-Werner (2007) als auch Niepel (1998) schreiben ausführlich über den Zusammenhang von Gesundheit, Gesundheitsförderung und Tiergestützter Intervention. Sie sind sich einig, dass Tiere sich positiv auf die physische und psychische Gesundheit sowie die soziale Kompetenz des Menschen auswirken können.

3.4 Der Placebo-Effekt in der Tiergestützten Therapie

„Placebo" ist das lateinische Wort für „ich werde gefallen"; sehr allgemein formuliert ist damit eine Art „Versprechen" gemeint, dass Beschwerden durch eine therapeutische Maßnahme eines Heilbehandlers, ob Arzt oder Quacksalber, verschwinden werden, so Langewitz (2011).

Nach Hehlmann (1965: 411 f.) ist Placebo „eine nach außen hin unveränderte Nachbildung eines Medikamentes, jedoch ohne eine spezifische Wirkung und dient bei Versuchen zur Ausgrenzung von Suggestivwirkungen". Placebos wirken bei jedem Menschen unterschiedlich. Placebos zeigen, dass psychische Faktoren für die medikamentöse Behandlung von Bedeutung sind.

Langewitz (2011) ergänzt, dass neuere Definitionsversuche sich weniger auf den Inhalt einer Intervention/Substanz konzentrieren würden, sondern die Kontextbedingungen, unter denen eine pharmakologisch inerte (*inert* = lat.: „untätig, unbeteiligt, träge"; Anm. der Autorinnen) Substanz verabreicht oder eine „Nonsensintervention" appliziert würde, untersuchen. „Als chemisch inert bezeichnet man Substanzen, die unter den jeweilig gegebenen Bedingungen mit potentiellen Reaktionspartnern […] nicht oder nur in verschwindend geringem Maße reagieren." (Wikipedia, 2013).

Dieser Forschungsansatz verzichtet, so Langewitz (2011) weiter, auf eine positive Definition von Placebos und nennt alle Non-Verum-Interventionen Placebointerventionen, wenn sie zu einer Verbesserung führen, die sich vom natürlichen Verlauf (ohne jegliche Intervention) unterscheiden lässt. Möglicherweise entstehe die große Schwierigkeit bei der Definition des Placebobegriffs dadurch, dass Medizin und Pharmakologie von linearen Ursache-Wirkungs-Ketten ausgehen, um Heilungseffekte zu erklären. In diesem Verständnis müssen sich einzelne Komponenten als Ursache der Placebowirkung identifizieren lassen, denen dann einzelne Effekte zugeordnet werden können.

Vorstellbar wäre nach Langewitz (2011), dass es prinzipiell falsch sei, von *einzelnen* Komponenten eines Heilungs- oder Behandlungsprozesses auszugehen; die Vorgänge bei einer erfolgreichen Behandlung kranker Menschen seien womöglich immer so komplex, dass sie innerhalb *eines* Begriffssystems nie erschöpfend erklärt werden könnten. Oder anders formuliert: Eine hilfreiche Begegnung zwischen dem Arzt auf der einen und einem Hilfe suchenden Menschen auf der anderen Seite enthalte mehr bedeutsame Komponenten, als im Einzelnen expliziert werden könnten.

Diese Meinung können die Autorinnen voll und ganz unterstützen. In der Tiergestützten Therapie kann man sich diese komplexen Effekte, auf die Placebo-Studien hinweisen, zunutze machen, ohne rechtliche oder ethische Grundsätze zu verletzen. Zudem wird die Tiergestützte Therapie häufig in komplexen Therapiesituationen oder bei therapieresistenten Menschen angewandt und ist stets eine prozessorientierte Methode, die nicht nur auf einfachen Ursache-Wirkungs-Zusammenhängen beruht. Die Erwartungshaltung, der Glaube an die Wirkung kombiniert mit dem freundlichen und unterstützenden Kontakt des Therapieteams bilden wichtige Voraussetzungen für die Wirksamkeit Tiergestützter Interventionen.

In Kapitel 5 „Wirksamkeit Tiergestützter Interventionen" weisen wir auf die breiten und individuellen Wirkmechanismen der Tiergestützten Intervention hin.

3.5 Schlussbetrachtungen

Gesundheit und Tiergestützte Intervention sind aus unserer Sicht untrennbar miteinander verbunden. Tiere wirken ganzheitlich und stellen oft schon an und für sich eine Ressource dar. Ihr Einsatz lässt sich zudem mit weiteren Ressourcen verbinden. Für die gesundheitsfördernde Wirkung von Tieren gibt es zahlreiche Belege. Tiere bringen uns zum Lachen, können uns trösten und den Alltag beleben. Sie fördern – ganz im Sinne der WHO – körperliche, seelisch-geistige und soziale Gesundheit und sind damit ein wichtiger Faktor in Prävention, Rehabilitation und Salutogenese ganz allgemein. Tierkontakt wirkt unspezifisch und spezifisch. Er kann Menschen helfen, eine Krankheit zu überwinden oder gar nicht erst krank zu werden. Er kann die Lebensqualität erhöhen und Leid lindern.

Häufig wirkt das Beziehungsangebot Mensch-Tier genau da, wo Menschen in der Kommunikation, in der Interaktion mit ihren traditionellen Methoden, Therapien, Konzepten und ihrem Erfahrungswissen an die Grenzen des Möglichen stoßen. An diesem Punkt, an dieser Weichenstellung kann eine neue Beziehungsqualität beginnen, können vorhandene, potenzielle, vermutete und verschüttete Fähigkeiten von Körper, Seele und Geist, kann soziales Verhalten gefordert und gefördert werden. Dies bedeutet im weitesten Sinne Gesundheit, Wohlbefinden sowie eine neue Lebensqualität für die Betroffenen.

4. Allgemeine Ausführungen zur Tiergestützten Intervention

Ein Tier macht dem Herze wohl.
Walther von der Vogelweide

In diesem Kapitel möchten wir auf Definitionen und Varianten der Tiergestützten Intervention eingehen. Da die Diskussion um Begriffe und Definitionen in jedem Standardwerk ausführlich abgehandelt wird, beschränken wir uns diesbezüglich auf einen kurzen Abriss und ergänzen die Diskussion mit unserer Sichtweise sowie dem aktuellen Stand nationaler und internationaler Fachverbände.

4.1 Begrifflichkeiten

Im deutschsprachigen Raum setzt sich in der Wissenschaft langsam eine einheitliche Begriffsdefinition durch. Unter dem Oberbegriff der Tiergestützten Intervention werden in der Regel Tiergestützte Therapie, Tiergestützte Pädagogik, Tiergestützte Förderung und Tiergestützte Aktivität unterschieden. Davon abgegrenzt wird zum Teil noch der Tierbesuchsdienst (Otterstedt, 2016). Unter Anwendern werden die Begriffe Tiergestützte Intervention, Tiergestützte Therapie, Tiergestützte Pädagogik, Tiergestützte Fördermaßnahmen, Tiergestützte Sozialarbeit, Lernen mit Tieren und Tiertherapie oder, speziell mit Pferden, heilpädagogisches oder therapeutisches Reiten und Reittherapie jedoch wechselnd und miteinander verwendet. Tiergestützte Intervention als übergeordneter Begriff beinhaltet, vom ehrenamtlichen Besuchsdienst bis zur professionellen Tätigkeit, alle Schattierungen im Feld der Tiergestützten Tätigkeit.

Nach Pottmann-Knapp (2013) finden sich in der aktuellen Literatur für die Beschreibung von Animal-Assisted Therapy (AAT) 20 verschiedene Definitionen. Diese Vielfalt an Begrifflichkeiten erschwert die interdisziplinäre Arbeit mit Berufsangehörigen aus therapeutischen, pflegerischen, pädagogischen, sozialen und medizinischen Fachbereichen. Für die Anerkennung des neuen, professionellen Fachbereiches sind sie ein Hindernis und alles andere als förderlich für ein eigenständiges Berufsfeld und die Professionalisierung.

Die erste klare Definition kommt aus den USA, wo der therapeutische Einsatz von Tieren eine sehr viel längere Tradition hat und besser dokumentiert sowie anerkannt ist, und stammt von der damaligen Delta Society (heute Pet Partners) mit ihren *Animal-Assisted Therapy Standards of Practice* (Delta Society, 1996). Diese Organisation wurde 1997 in Portland, Oregon, gegründet und tut sich bei der Erforschung der Mensch-Tier-Beziehung ganz allgemein und im therapeutischen Kontext besonders hervor. Zumindest in der Theorie gab es also im Englischen eine ganz klare Unterscheidung zwischen Animal-Assisted Activities (AAA, s. 4.1.1) und Animal-Assisted Therapy (AAT, s. 4.1.2), wobei die Übergänge im Alltag oft fließend sind. Gemäss Fine (2010) wird im amerikanischen Sprachgebrauch vermehrt versucht mit dem Begriff „animal assisted intervention“ Klarheit in das vielseitige Feld der tiergestützten Tätigkeiten zu bringen. Jedoch zeigt sich auch dort, dass es beim Versuch bleibt, die Tiergestützte Arbeit klar zu definieren und unprofessionelle von professionellen Angeboten abzugrenzen. Zudem zeigt die Praxis, dass die von Pet Partners vorgegebenen Begrifflichkeiten für Europa nicht hilfreich sind, für die Anerkennung der Tiergestützten Therapie durch Kostenträger. Aktuell fordern die Qualitätsstandards im Gesundheits- und Sozialwesen klar definierte Zielsetzungen auf der Grundlage von Förder-, Bildungs- und Therapieplänen. Zahlreiche Anbieter Tiergestützter Aktivitäten, Tiergestützter Förderung sowie zum Teil Tiergestützter Pädagogik erfüllen diese Qualitätsprinzipen nicht. Um ein Berufsbild zu kreieren, dass bei Kostenträgern Anerkennung findet, muss hier ein Umdenken stattfinden (Europäischer Dachverband für Tiergestützte Therapie ESAAT, 2012). Auch Schwarzkopf (2011) weist darauf hin, dass es für die Erlangung eines späteren Berufsbildes unabdingbar ist, einen einheitlichen und verständlichen Begriff zu definieren und zu verwenden.

Deshalb hat die ESAAT an ihrer Generalversammlung 2011 beschlossen, sich am international anerkannten Klassifikationssystem der Weltgesundheitsorganisation WHO zu orientieren. Die WHO hat mit der „International Classification of Functions" (ICF) ein Instrument geschaffen, das Komponenten von Gesundheit sowie den indirekten Zusammenhang von Wohlbefinden in einen größeren Kontext, wie zum Beispiel Erziehung, Bildung und Arbeit, stellt. Das Instrument ermöglicht es, in einer einheitlichen und standardisierten Form und Sprache, Lebenssituationen bei komplexen Störungsbildern sowie Definitionen von Zielsetzungen für entwicklungsfördernde Therapien und Hilfsmittel genau zu beschreiben. Seit einigen Jahren ist die internationale Klassifikation der Funktionsfähigkeit, Behinderung und Gesundheit der WHO in vielen Bereiche des Gesundheits- und Sozialwesens die Basis für therapeutische und pädagogische Prozesse. In diesem Zusammenhang wird Therapie übergeordnet definiert und angewendet. Gemäß der ICF beinhaltet Therapie „Förderung", „Training", „Rehabilitation" sowie die „Initiierung von Lernprozessen". Aus diesem Grund hat die ESAAT sich entschieden, den Überbegriff Tiergestützte Therapie für alle tiergestützten Maßnahmen zu verwenden, sofern die aktuellen Qualitätsprinzipien im Gesundheits- und Sozialwesen eingehalten werden.

Die Autorinnen folgen der Argumentation der ESAAT und favorisieren deshalb deren Definition der Tiergestützten Therapie: „Tiergestützte Therapie umfasst bewusst geplante pädagogische, psychologische, sozialintegrative (und pflegerische [Anm. Autorinnen]) Angebote mit Tieren für Kinder, Jugendliche, Erwachsene sowie ältere Menschen mit kognitiven, sozial-emotionalen und motorischen Einschränkungen, Verhaltensstörungen und Förderschwerpunkten. Sie beinhaltet auch gesundheitsfördernde, präventive und rehabilitative Maßnahmen." (ESSAT, 2016). Auch wir sind überzeugt, dass die Festlegung von einheitlichen Begrifflichkeiten und Definitionen auf dem langen Weg zur Anerkennung der Tiergestützten Therapie wichtige erste Schritte sind. Um auch dem zum Einsatz kommenden Tier im Rahmen der Begrifflichkeit Raum zu geben, empfehlen die Autorinnen, von pferdegestützter Therapie in der Heilpädagogik, hundegestützter Therapie in der Psychiatrie, eselgestützter Therapie im Freiheitsentzug und so weiter, zu sprechen.

Andere Verbände, wie die International Society for Animal Assisted Therapie ISAAT, der deutsche Berufsverband Tiergestützte Therapie, Pädagogik und Fördermaßnahmen sowie die Schweizer Gesellschaft für Tiergestützte Therapie und Aktivitäten GTTA, halten weiterhin an einer Unterteilung in Tiergestützte Therapie, Tiergestützte Pädagogik und Tiergestützte Fördermaßnahmen bzw. Interventionen oder Aktivitäten fest.

Der Vollständigkeit halber skizzieren wir deshalb im Folgenden die am häufigsten verwendeten Begriffe analog der von Pet Partners verwendeten Definition. Dieser amerikanische Verband vereinigt unter seinem Dach Professionelle und Laien und bietet eine Registrierung von Therapiertier-Teams an. Er setzt sich außerdem für die Erforschung und Förderung der Mensch-Tier-Beziehung ein und wies als einer der ersten auf die unterschiedlichen Formen Tiergestützter Maßnahmen hin.

4.1.1 Animal-Assisted Activities (AAA)

> AAA provides opportunities for motivational, educational, recreational, and/or therapeutic benefits to enhance quality of life. AAA are delivered in a variety of environments by specially trained professionals, paraprofessionals, and/or volunteers, in association with animals that meet specific criteria.
> *(Pet Partners, 2012)*

Tiergestützte Aktivitäten (TGA), Tiergestützte Arbeit oder Tiergestützte Fördermaßnahmen (TGF) zeichnen/zeichnet sich demnach dadurch aus, dass nicht für jeden Besuch spezielle Behandlungsziele vereinbart werden, dass die freiwilligen oder die geschulten Therapeuten keine detaillierten Notizen machen müssen, dass sich der Ablauf des Besuchs spontan ergibt und dass das Treffen so kurz oder lang ist, wie es passt.

Beispiele hierfür können Besitzer von Hunden oder Katzen sein, die ihre Tiere einmal pro Woche in ein Alten- oder Pflegeheim mitnehmen und den Bewohnern Gelegenheit zur Beschäftigung mit den Tieren geben, Kinderheime besuchen und mit den Kindern und ihren Tieren spielen, Hundeschulen, die Vorführungen in entsprechenden Einrichtungen geben, oder Anbieter von Kinderreiten, wo Kinder in die Pflege von Pferden oder Ponys und ins Reiten eingeführt werden.

4.1.2 Animal-Assisted Therapy (AAT)

> AAT is a goal-directed intervention in which an animal that meets specific criteria is an integral part of the treatment process. AAT is directed and/or delivered by a health/human service professional with specialized expertise, and within the scope of practice of his/her profession. AAT is designed to promote improvement in human physical, social, emotional, and/or cognitive functioning (cognitive functioning refers to thinking and intellectual skills). AAT is provided in a variety of settings and may be group or individual in nature. This process is documented and evaluated.
> *(Pet Partners, 2012)*

In der Animal-Assisted Therapy, der Tiergestützten Therapie (TGT), gibt es also klare Zielvorgaben, die auch gemessen werden. Alle Interaktionen werden dokumentiert. Außerdem wird TGT in der Regel von Menschen durchgeführt, die beruflich im gesundheitlichen oder sozialen Dienst stehen und Tiere als Teil ihres Berufes einsetzen.

Beispiel hierfür kann ein Ergotherapeut sein, der seine Katze in eine Rehaklinik mitnimmt, um die Feinmotorik eines Patienten zu trainieren.

4.1.3 Beispiele für Tiergestützte Therapie

Nach Pottmann-Knapp (2013: 39) konkretisierten Vernooij und Schneider (2008: 43) den Begriff TGT:

> als Subsumierung zielgerichteter Interventionen im Kontext von Tieren, welche auf der Basis einer sorgfältigen Situations- und Problemanalyse sowohl das Therapieziel als auch den Therapieplan unter Einbezug eines Tieres festlegen. Ziel der Tiergestützten Therapie ist die Verhaltens-, Erlebnis- und Konfliktbearbeitung zur Stärkung und Verbesserung der Lebensgestaltungskompetenz.

In der Praxis werden gegenwärtig zwei Formen der Tiergestützten Therapie angewendet:

1. Der Therapeut führt die Therapie mit Klient und Therapiebegleittier selbstständig durch – jedoch nur, wenn er über einen Beruf im Gesundheits- und Sozialwesen verfügt und wenn möglich mit einer Zusatzausbildung in Tiergestützter Therapie. Zudem muss das

Mensch-Tier-Team eine praktische Ausbildung absolviert haben, die spezifisch auf den Fachbereich ausgerichtet ist. Vernooij und Schneider (2010) meinen, dass eine vertrauens- und respektvolle Beziehung zum Tier bestehen und das Therapiebegleittier in jedem Fall kontrollierbar sein muss.
2. Der Therapeut verfügt nicht über ein eigenes Therapiebegleittier und arbeitet mit einem ausgebildeten Mensch-Tier-Team zusammen. Der Therapeut ist für die eigentliche Sitzung und deren Inhalte verantwortlich und leitet das Team an beziehungsweise das Team arbeitet entsprechend den Anweisungen des Therapeuten.

Aus Sicht der Autorinnen sollten bei dieser Ausführung von Tiergestützter Therapie der Therapeut und der Hundeführer gut kooperieren. Der Therapeut sollte das Therapiebegleittier im Vorfeld kennenlernen, um während der Sitzung mit dem Klienten oder Patienten das Therapiebegleittier nicht von seinem Auftrag abzulenken. Wünschenswert wäre auch, dass sich beide Seiten mit dem Fachbereich des jeweils anderen auseinandersetzen, um die Zielvorgaben einhalten zu können.

Beispiel für ein im deutschsprachigen Raum relativ bekanntes Konzept ist die Multiprofessionelle Tiergestützte Intervention (MTI). Sie ist als eine Methode zu verstehen, die Therapie und Tiertraining kombiniert. Bei diesem Konzept handelt es sich sowohl um ein praxisorientiertes als auch um ein wissenschaftliches Projekt, dessen Konzept mit der globalen Zielsetzung der Gesundheitsförderung einhergeht. Es kommt der geplanten und zielgerichteten Tiergestützten Therapie nahe.

MTI wird von den Autorinnen auf ihrer Homepage (Verein Multiprofessionelle Tiergestützte Intervention, 2010) wie folgt vorgestellt:

> Die Multiprofessionelle Tiergestützte Intervention (MTI) ist ein Kompetenz- und Kommunikationstraining zu Steigerung emotionaler, sozialer und andere Fähigkeiten und Fertigkeiten. Das MTI-Konzept beruht auf zahlreichen wissenschaftlichen Erkenntnissen aus den Bereichen Psychologie, Biologie und Pädagogik.

Bezugnehmend zum praktischen Training meinen sie, dass dies nur unter gewissen Voraussetzungen stattfinden könne, diese seien unter anderem:

- Arbeit ohne Gewalteinwirkung auf das Therapiebegleittier
- respektvoller Umgang mit Tier und Mensch
- geeignete Räumlichkeiten
- Freiwilligkeit aller Beteiligten
- Minimierung der Gefahrenquellen für tierische Team-Mitglieder.

Die Vorgehensweise im Rahmen des Trainings sei gekennzeichnet durch positive Verstärkung und durch ein wertschätzendes Arbeitsklima. In Bezug auf die Arbeit mit dem Hund ist der artgerechte Umgang entsprechend aktuellen wissenschaftlichen Kenntnissen zu betonen.

Das MTI-Konzept hat sich im Sinne der Qualitätssicherung als Ziel gesetzt, die Arbeit sorgfältig zu dokumentieren und zu evaluieren. Dieses Vorgehen entspricht somit dem Standard, den die Pet Partners für die Deklarierung „Tiergestützte Therapie“ vorschreiben.

Darüber hinaus konnte in den letzten Jahren ein beachtlicher Datensatz gesammelt werden, aus dem bereits einige Publikationen hervorgegangen sind.

4.1.4 Weitere Begriffe

Die Begriffe „pet-facilitated therapy“ und „animal-facilitated therapy“ tauchen ebenfalls ab und zu auf. Ganz vermieden werden sollte nach Meinung der Pet Partners der Begriff „pet therapy“, weil er ungenau und verwirrend ist. Er stellt jedoch die erste und älteste Bezeichnung für jegliche Therapie mit Haustieren dar. Daneben gibt es noch Ausdrücke, die sich auf eine spezielle Tierrasse beziehen, wie zum Beispiel die Hippotherapie, das heilpädagogische Reiten, die Lamatherapie, die sich vor allem in der Hilfe für Suchtkranke etabliert hat (Legl, 2002) oder die Delphintherapie.

Die Tiergestützte Pädagogik kann man als eine Unter- oder Nebenform der Tiergestützten Therapie betrachten, auch wenn die Pet Partners hierfür keine gesonderte Definition anbieten. Sinngemäß ist von Tiergestützter Pädagogik dann zu sprechen, wenn die Anforderungen der TGT erfüllt sind. Ansonsten ist der (neutrale) Begriff der Tiergestützten Aktivität vorzuziehen.

Alle diese Begriffe lassen die Tatsache in den Hintergrund treten, dass (Haus-) Tiere schon von sich aus eine Wirkung auf uns Menschen haben – ganz unabhängig von einem therapeutischen oder pädagogischen Setting. Zahlreiche Studien belegen, was Tierbesitzer schon lange wissen: Das Zusammensein mit Tieren kann für sich genommen schon heilsam sein.

4.2 Abgrenzung zwischen Tiergestützter Aktivität und Tiergestützter Therapie

Unter Tiergestützte Aktivitäten und Tiergestützte Fördermaßnahmen fallen gemäß den oben aufgeführten Definitionen zum Beispiel Besuchsdienste. Die Inhalte des Besuchsdienstes basieren unter anderem auf Abwechslung, Beschäftigung, Ablenkung, Spielen und mit einem Tier zusammen sein. Es existiert kein Therapieplan, die Besuche sind oft sporadisch, werden nicht dokumentiert und weder Tierbesitzer noch Tiere sind zwingend ausgebildet. Die Tierbesuchsdienste oder Kinderprogramme mit Tieren haben aus Sicht der Autorinnen ihre Berechtigung und können im Rahmen der oben genannten Schwerpunkte die Lebensqualität erhöhen oder bereichern sowie das Wohlbefinden steigern. Für die Weiterentwicklung der Tiergestützten Therapie und Pädagogik im wissenschaftlichen Rahmen scheint es uns unabdingbar, sich auf die Tiergestützte Therapie durch professionelle Anbieter zu fokussieren. Wollen wir die Anerkennung der Tiergestützten Therapie vorantreiben, benötigen wir Fachpersonen, die ihre Therapien auf der Grundlage von Therapiemodellen und Manualen durchführen und dokumentieren. Das bedeutet, dass die Planung, Durchführung und Evaluation zum Beispiel auf der Grundlage des Regelkreises (s. Kap. 12 „Qualitätsmanagement in der Tiergestützten Therapie“) für messbare Prozesse stattfinden und entsprechend protokolliert werden müssen. Dazu gehören das Sammeln von Informationen, eine Diagnose, das Festlegen von Nah- und Fernzielen, das Formulieren von Maßnahmen unter Einbezug des Therapiebegleittieres und entsprechenden Ressourcen, das Protokollieren der Sitzungen mit Dauer, inhaltlichem Ablauf und Interaktionen, eine Evaluation anhand der Ziele und gegebenenfalls entsprechende Anpassungen. Eine Anerkennung der Tiergestützten Therapie erreichen wir unserer Überzeugung nach nur über ein glaubwürdiges Qualitätsmanagement.

4.3 Abgrenzung zwischen Tiergestützter Therapie und Tiertherapie

Momentan findet eine Diskussion hinsichtlich des Begriffes Tiertherapie und der Abgrenzung zu Tiergestützter Therapie statt (Pet Partners, 2012). Wie oben beschrieben, wird das Therapiebegleittier in der Tiergestützten Therapie als integraler Bestandteil in einem therapeutischen Kontext eingebunden. Das Tier hat unter anderem die Funktion eines Katalysators und/oder Eisbrechers.

In der Tiertherapie hingegen ist das Tier nicht nur integraler Bestandteil, sondern die Therapie ist nach Breitenbach und Stumpf (2003: 6; zitiert nach Vernooij und Schneider, 2010: 51) „ohne das Tier grundsätzlich nicht durchführbar." Vernooij und Schneider (2010) ergänzen, dass die Funktion des Tieres eine umfassende wirksame Trägerfunktion für die gesamte Dauer des Therapieprozesses darstellt. Im Extremfall könnte die Therapie auch ohne den menschlichen Therapeuten stattfinden, aber nicht ohne das Tier (z.B. Delphintherapie im israelischen Eilat, wo es nur um die freie Begegnung zwischen Kind und Delphin geht).

Die Autorinnen sind wie Vernooij und Schneider (2010) der Meinung, dass Tiergestützte Therapie auf der Basis eines zugrundeliegenden Gesamtbehandlungskonzeptes des anbietenden Therapeuten stattfinden sollte. Von daher ist es fragwürdig, ob eine solche Begegnung wie in Eilat als Therapie bezeichnet werden kann. Denn ohne fachlich kompetente Planung durch einen Therapeuten könnte das Tier alleine gewisse Wirkungen erzielen, die jedoch nicht als therapeutisch zu bezeichnen wären. Zu erwähnen sind hier noch das Gefahrenpotenzial im Umgang mit Wildtieren und die mangelnde Aufsichtspflicht gegenüber Kindern. Vernooij und Schneider (2010) schlagen vor, dass man nicht von Tiertherapie, sondern von Tiergetragener Therapie TGT+ sprechen sollte, die aus ihrer Sicht eine Sonderform der Tiergestützten Therapie darstellt. Die Autorinnen sehen das kritisch, da die Voraussetzungen für eine Therapie gemäß Definition von Pet Partners nicht erfüllt sind.

4.4 Tiergestützte Interventionen

Aufgrund der oben aufgeführten Definitionen setzen sich Tiergestützte Interventionen im Verständnis der Autorinnen wie folgt zusammen: Tiergestützte Aktivitäten einschließlich Fördermaßnahmen (in der Regel nicht geplant und ohne verbindliche Zielsetzungen) und Tiergestützte Therapie einschließlich Pädagogik (mit Therapieplan, Zielsetzungen und Qualitätssicherung). Tiergestützte Interventionen bezeichnen und beinhalten entsprechend den vorausgegangenen Ausführungen die Tiergestützte Therapie (TGT) und die Tiergestützte Aktivität (TGA) sowie alle anderen Varianten von Tiergestützter Arbeit.

4.5 Schlussbetrachtung

Um die verschiedenen Formen Tiergestützter Interventionen zu definieren, werden in der Fachliteratur mindestens 20 Begriffe verwendet. Nach Ansicht der ESAAT sollte nur noch der Begriff Tiergestützte Therapie verwendet werden und eine bewusst geplante Intervention beinhalten. Damit wäre ein wichtiger Schritt in Richtung Professionalisierung und Anerkennung eines eigenständigen Berufsbildes getan. Alle Fachpersonen aus den verschiedenen Disziplinen hätten damit eine einheitliche Definition als Grundlage für die Weiterentwicklung des neuen Fachbereiches zur Verfügung. Grundsätzlich können die Autorinnen das nachvollziehen und unterstützten. Die Realität in der Praxis sieht jedoch anders aus. Viele Varianten von Tiergestützter Arbeit werden als Tiergestützte Therapie angeboten. Deshalb erachten wir es als wichtig, dass für die Sensibilisierung und Unterscheidung einer professionellen Tiergestützten Therapie vorläufig die zwei Hauptformen Tiergestützte Therapie und Tiergestützte Aktivitäten beibehalten werden.

Wir Autorinnen sind überzeugt, dass zwei Begrifflichkeiten Transparenz schaffen würden – und zwar gleichermaßen für Anbieter, Klienten/Patienten und Kostenträger. Damit könnte man den Grundstein für die Anerkennung der Tiergestützten Therapie mit verschiedenen Tieren durch die Krankenkasse legen, wie wir sie beim heilpädagogischen und therapeutischen Reiten in der Schweiz kennen. Nur auf dem Weg der einheitlichen Begrifflichkeiten und Definitionen wirken wir glaubwürdig mit unseren zielorientieren Therapien anhand eines Therapieplanes in Fachbereichen wie Ergotherapie, Logotherapie, Psychomotorik, Physiotherapie, Pädagogik, Heilpädagogik, Pflege inkl. Rehabilitation, Sozialarbeit, Forensik, Psychologie, Psychiatrie und so weiter.

5. Wirksamkeit Tiergestützter Interventionen

> Ich spreche mit ihm, wenn ich einsam bin, und ich weiß genau, er versteht mich, wenn er mich aufmerksam anschaut und sanft meine Hände leckt. An meinem besten Anzug reibt er seine Schnauze, aber ich sag' keinen Ton: Weiß Gott! Ich kann mir neue Kleidung kaufen, aber niemals einen Freund wie ihn!
> *W. Daayton Wedegefarth*

Die Wirkungen von Tieren auf den Menschen sind fast so vielfältig wie die Kontaktmöglichkeiten zwischen Mensch und Tier. Einen ausführlichen Überblick bieten Otterstedt (2001) sowie Greiffenhagen und Buck-Werner (2007) in ihren Veröffentlichungen.

Im Gegensatz zu Medikamenten und vielen Formen von Therapien kann man Tiere nicht einfach verordnen oder verschreiben. Ein Tier X, das bei Beschwerde Y durch Mechanismus Z wirksam ist, gibt es nicht. Die einzelnen Tiere, die Menschen und die Wirkmechanismen sind zu vielfältig und zu individuell, um einen monokausalen Zusammenhang nachvollziehen zu können.

Szendrödi (2002) ergänzt, dass im Unterschied zu medikamentösen Behandlungen die beabsichtigte Wirkung nicht invasiv erreicht werde, sondern durch das Bewusstsein. Wir würden dem das Unterbewusstsein als Wirkpfad hinzufügen.

5.1 Wirkungen auf die Psyche und die soziale Interaktion

Ein Hund, der fröhlich mit dem Schwanz wedelnd auf jemanden zuläuft, eine Katze, die jemandem um die Beine streicht, ein Pferd oder

Esel die vertrauensvoll behutsam mit ihrem Kopf in Kontakt treten, eine Ziege, die mit schiefgelegtem Kopf um Futter bettelt – der Wirkung von Tieren können sich nur wenige Menschen entziehen. Kindern helfen Stofftiere beim Einschlafen, in der Ergotherapie helfen sie Menschen nach einem Unfall, das taktile Empfinden zu schulen und in der Altenpflege bieten sie eine Möglichkeit zum Kuscheln (Otterstedt, 2001). Im Vergleich zu lebendigen Tieren sind sie jedoch ein zwar praktischer, aber immer unvollständiger Ersatz. Nur echte Tiere können mit uns in Dialog treten, können alle Sinne anregen (s. auch Kap. 8.5 „Robotertiere“). Die Wirkungen auf die Psyche des Menschen beschreibt Otterstedt (2001) wie folgt:

- Förderung des allgemeinen Wohlbefindens
- Verringerung des Gefühls sozialer Einsamkeit
- Förderung eines positiven Selbstbildes, Stärkung von Selbstbewusstsein und Selbstwertgefühl
- Beruhigung und Entspannung, Reduktion von Stress
- antidepressive und antisuizidale Wirkung
- Gefühl bedingungsloser Akzeptanz
- Umbewertung von seelischen Belastungen durch die emotionale Zuwendung eines Tieres
- Abwechslung von der Alltagsroutine.

5.2 Wirkungen auf den Geist

Tiere geben nicht nur, sie fordern auch. Als Halter von Tieren machen wir uns für ihr Wohlbefinden verantwortlich. Wir müssen auf ihre Bedürfnisse achten, diese erkennen und befriedigen. Dazu gehören unter anderem das regelmäßige Füttern, das Sauberhalten von Käfigen, Terrarien, Aquarien und ähnlichem, das Verschaffen von Bewegung und die gesundheitliche Versorgung. Um den Ansprüchen eines Tieres gerecht zu werden, sind entsprechende Fachkenntnisse nötig. Tiere fordern aktives, selbstständiges und verantwortungsvolles Handeln. Oder um es mit den Worten des Kleinen Prinzen (Saint-Exupéry, 1999: 98) auszudrücken: „Du bist zeitlebens für das verantwortlich, was du dir vertraut gemacht hast.“ Wer sich für ein Tier entschieden hat, muss sich regelmäßig darum kümmern, hat eine Aufgabe, die sein Leben und seinen Tagesablauf je nach Tierart mehr oder weniger entscheidend prägt. Gerade für ältere Menschen, für Arbeitslose, für Gefangene und für Kinder kann diese Art der Verantwortung eine wertvolle und die Entwicklung fördernde, beziehungsweise die geistigen Fähigkeiten erhaltende Form der Beschäftigung sein.

5.3 Wirkungen auf den Körper

Tiere berühren jedoch nicht nur unsere Seele, beeinflussen unseren Geist und unsere Psyche, sondern rufen sowohl direkt und unmittelbar als auch längerfristig physische Reaktionen hervor.

In einer groß angelegten Studie mit mehr als 10 000 Personen, repräsentativ für Deutschland, fanden Headey und Grabka (2004), dass Tierbesitzer seltener zum Arzt gehen und weniger Krankheitskosten verursachen. Dieser Effekt bestand auch noch nach Kontrolle von Geschlecht, Alter, Partnerschaft (ja/nein) und dem Einkommen. Allerdings bringt ein neues Tier nur einen geringen Vorteil, was die Studienleiter darauf zurückführen, dass der Aufbau einer tragfähigen Beziehung Zeit braucht. Die Schattenseite: Wenn jemand ein Tier verliert, steigen die Gesundheitskosten kurzfristig an.

Schlappack (1998) und Niepel (1998) beschreiben in ihren Büchern sehr ausführlich die gesundheitsfördernde Wirkung von Haustieren (speziell Hunden) und nennen unter anderem folgende physische Effekte:

- Reduktion von Stress beziehungsweise Linderung der Stresssymptome
- Normalisierung der Herzfrequenz und des Blutdrucks
- Stärkung des Immunsystems
- Beruhigung des Nervensystems
- Freisetzung von Endorphinen
- Ablenkung von Schmerzen.

5.4 Schlussbetrachtung

Aufgrund vieler Studien konnten die positiven Wirkungen auf den psychischen, physischen und sozialen Status sowie auf die Gesundheitsförderung bestätigt und aufgezeigt werden. Diese evidenzbasierten Ergebnisse bestätigen unsere Erlebnisse und Erfahrungen, dass Tiere im Alltag wie im therapeutischen Rahmen zu mehr Wohlbefinden und Lebensqualität beitragen können. Die gesundheitsfördernde Wirkung betreffen sowohl prophylaktische als auch intervenierende Aspekte.

Nochmals wichtig zu betonen ist, dass Tiere die menschliche Zuneigung in der Regel nicht ersetzen sollen und können. Greiffenhagen und Buck-Werner (2007) erwähnen jedoch zwei Aspekte, um welche Tiere die Arbeit menschlicher Pflegender und Therapeuten ergänzen können: Erstens sorgen Tiere für eine körperliche und emotionale Nähe, die Ärzte und Pflegende nur schwer herstellen können. Zweitens fungieren Tiere oft als Eisbrecher, machen also einen Kontakt zwischen den Therapeuten und Patienten erst möglich, der dann den Weg zu einer herkömmlichen Therapie öffnet.

Um interpretierbare Ergebnisse zu erhalten, muss die Wissenschaft bei der Erforschung der Mensch-Tier-Beziehung und ihrer Wirkungen den Bereich des Unerklärbaren möglichst gering halten. Dies erfordert eine genauere Erforschung der Wirkfaktoren und Zusammenhänge, um positive Wirkungen erklärbar und vorhersehbar zu machen. Ein Problem dabei besteht darin, dass es kaum objektive, zuverlässige und valide Instrumente gibt, um Beziehungen adäquat zu erfassen. Zusätzlich erschwert wird die Problematik, wenn die Beziehung hauptsächlich auf analoger Ebene stattfindet.

6. Der multiprofessionelle Ansatz in der Tiergestützten Intervention

> Die Vielfalt eines Regenbogens hängt vom Standort des Betrachters ab. Selbst wenn 50 Menschen zur gleichen Zeit einen Regenbogen betrachten, sieht jeder einen besonderen, seinen eigenen Regenbogen.
> *The Ocean of Air*

In ihrem Standardwerk schreiben Greiffenhagen und Buck-Werner (2007), dass der neue und junge Wissenschaftszweig der Tiergestützten Intervention vielfältige Bezugswissenschaften vereinigt. Sie geben zu bedenken, dass die Interdisziplinarität auf der einen Seite Probleme der Abgrenzung und der öffentlichen Anerkennung beinhaltet und auf der anderen Seite zu einem ganzheitlichen Ansatz des Helfens und Heilens beiträgt. Mit den Worten von Hegedusch und Hegedusch (2007: 72) ausgedrückt:

> Das Tier ist ein multidimensionales, integrierendes, therapeutisches Bindeglied für eine sinnhafte Kombination einzelner Interventionen. Damit wird es möglich, das Interventionsspektrum auf Bereiche der Gesundheitsförderung auszuweiten. So wird ein ressourcenorientierter Beitrag zur Erhaltung und Steigerung des Wohlbefindens und der Lebensqualität geleistet.

Wir teilen die Sichtweisen von Greiffenhagen und Buck-Werner sowie Hegedusch und Hegedusch in einem hohen Maß und hoffen, dass die in der Praxis oft stattfindende Kooperation bald auch ihren Niederschlag in der Wissenschaft findet. Ein interdisziplinäres Miteinander aus unter anderem Pflege, Ethologie, Psychologie, Medizin, Soziologie, Tierrecht und Pädagogik mit ihren jeweiligen grundlegenden Konzepten und unterschiedlichen Herangehensweisen an das Thema Tiere findet man nur vereinzelt. Das überrascht gerade unter dem Gesichtspunkt der vielfältigen Wirkungsweisen der Tiergestützten Therapie, wie wir sie in Kapitel 5 skizziert haben. Die Tiergestützte Intervention mit ihrem bio-psychosozialen Wirkgefüge kann als ganzheitliche Therapieform bezeichnet werden, dies wurde durch diverse Studien belegt. Zudem betont die Tiergestützte Intervention in einem hohen Maße das Gesunde, die vorhandenen Ressourcen und Potenziale beim Menschen. Die Aktivierung derselben im Sinne der Salutogenese kann sich laut vielen Erfahrungsberichten bei allen Betroffenen auf das Wohlbefinden und die Lebensqualität auswirken. Das entspricht im weitesten Sinne der WHO-Forderung: Gesundheit, Gesundheitsförderung und Prävention für alle! Diese Tatsache sollte Anreiz genug für die verschiedenen Disziplinen im Gesundheits- und Sozialwesen sein, die klassischen Therapien mit der neuen tierischen Therapie, sofern es sinnvoll erscheint, zu ergänzen und zu kombinieren. Anhand der **Abbildung 6-1** wird deutlich, wie komplex das bio-psychosoziale Wirkgefüge der Tiergestützten Therapie bezogen auf Voraussetzungen und Bedingungen und auf die zu beeinflussenden Leistungs- und Persönlichkeitsbereiche ist.

Das durch uns erweiterte Gefüge zeigt auf, wie wichtig die Informationssammlung und die Anamnese des Klienten beziehungsweise des Patienten sind, damit anhand von Zielen entsprechend dem Wirkgefüge ein Therapieplan erstellt werden kann. Dieser Therapieplan wiederum bildet die Basis für eine effiziente und wirksame Therapie. Es sollte selbstverständlich sein, dass sich der Therapeut vorgängig über die Lebenssituation und den Sozialisationshintergrund des Klienten beziehungsweise Patienten sowie über die Diagnose informiert. Die ethnische Herkunft kann einen Einfluss auf die Wahl des Tieres oder den Umgang mit Tieren haben. Der Bildungshintergrund kann sich auf das Lernen und die Auffassungsgabe auswirken. Störungen und/oder Ressourcen in der Soziabilität oder einer anderen Wirkebene werden sich in der Kontaktaufnahme und der Bindungsfähigkeit gegenüber dem Therapiebegleittier auswirken und zeigen. Diese sechs Bereiche, durch uns Autorinnen auf acht erweitert, werden von Vernooij und Schneider (2010) als Bedingungsgefüge oder Wirkgefüge bezeichnet und skizzieren mögliche Wirkungsebenen in der Tiergestützten Therapie. Selbstverständlich werden nie für alle Ebenen Nah- und Fernziele

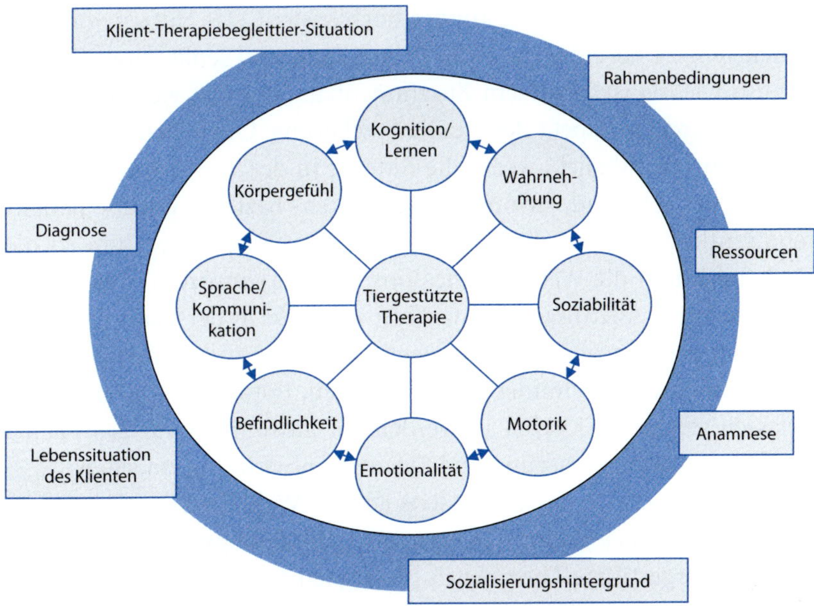

Abbildung 6-1: Bedingungs- und Wirkgefüge Tiergestützter Therapie (In Anlehnung an Vernooij und Schneider, 2010: 98).

festgelegt. Das wäre eine Überforderung für Mensch und Tier. Zudem weist eine seriöse Informationssammlung auf Störungen hin, bei denen eine zielorientierte Tiergestützte Therapie indiziert und sinnvoll ist. Die Erfahrung der Autorinnen in der Praxis zeigt jedoch, dass sich die Ebenen gegenseitig beeinflussen. Das kommt in Abbildung 6-1 deutlich zum Ausdruck: Alle Ebenen dieses Gefüges beeinflussen sich gegenseitig und stehen im weitesten Sinne in Abhängigkeit zueinander. Hier ergeben sich offensichtlich einige Schnittstellen zwischen den einzelnen Fachdisziplinen. Ein Zusammenspiel der verschiedenen Wissenschaftszweige wäre also nicht nur sinnvoll, sondern sogar nötig. Denn es sei theoretisch bestätigt, so Hegedusch und Hegedusch (2007), dass die durch Tiere hervorgerufenen Wirkungen nicht isoliert auf einen Status zielen, sondern zu Wechselwirkungen mit Synergieeffekten führen.

Gerade in der heutigen Zeit wird insbesondere im Gesundheits- und Sozialwesen nach der Nutzung von Synergien verlangt, unter anderem auch im Zusammenhang mit der Kostenfrage. Die oft gestellte Frage lautet: Was können wir uns künftig noch leisten? Das Nutzen von Synergien steigert die Effizienz einer Behandlung und senkt deren Kosten. Ebenso wichtig ist in diesem Zusammenhang der von vielen Fachpersonen geforderte Aspekt der Qualitätssicherung. Qualitätsmanagement ist jedoch nur möglich, wenn alle Akteure in der Tiergestützten Intervention bestrebt sind, zielorientiert, klienten- beziehungsweise patientenorientiert und mit messbaren Parametern zu arbeiten, um so die Evaluation und die Weiterentwicklung der Tiergestützten Therapie zu gewährleisten. Allerdings sind wir erst zum Teil in der Lage, nach den Kriterien der naturwissenschaftlichen Forschung zu arbeiten. Vor dem Messen müssen also immer Beobachtungen, Entdecken und intuitives Erfassen stehen. In Kapitel 12 werden wir ausführlich auf das Thema Qualität, Qualitätssicherung und Qualitätsentwicklung eingehen.

Zudem wirkt sich das Ganze stets auf das Wohl des Betroffenen aus, und das sollte bei jeglicher Therapieform das wichtigste Ziel sein. Wenn also die Tiergestützte Therapie als Bindeglied für die Kombination verschiedenster Interventionsformen dienen könnte, wäre es an der Zeit, ihr in den verschiedenen Fachkreisen mehr Beachtung zu schenken und die gemeinsamen Schnittstellen zu diskutieren, festzulegen und interdisziplinäre Gruppen zu bilden, die sich mit dem Erstellen von Projekten in Tiergestützter Therapie auseinandersetzen. Interdisziplinäre Zusammenarbeit verlangt eine Offenheit für die anderen Disziplinen, die manchmal schwer zu realisieren ist.

Im Folgenden lassen wir Gastautoren zu einigen der erwähnten Wissenschaftszweige zu Wort kommen. Damit wollen wir einen Schritt machen in Richtung der wünschenswerten beziehungsweise unabdingbaren Interdisziplinarität zum Wohle der Betroffenen im Gesundheits- und Sozialwesen. Berufsangehörige aus folgenden Fachbereichen des Gesundheits- und Sozialwesens werden ihr Erfahrungswissen im Zusammenhang mit der Tiergestützten Intervention präsentieren:

- 6.1 Psychiatrie/Psychologie und Tiergestützte Therapie
- 6.2 Die Tiergestützte Therapie aus Sicht der Schweizer Tierschutzgesetzgebung
- 6.3 Pädagogik als Teil der Tiergestützten Therapie
- 6.4 Pflege am Beispiel von Palliative Care
- 6.5 Forensik

- 6.6 Humanmedizin mit Schwerpunkt Rehabilitation
- 6.7 Humanbiologie
- 6.8 Ethologie.

Die Auflistung erhebt keinen Anspruch auf Vollständigkeit und enthält keine Wertung. Die Texte der Mitautoren wurden unabhängig von unseren Inhalten geschrieben. Wir sind uns bewusst, dass sich dadurch Parallelen und Ähnlichkeiten, aber auch zu diskutierende Unterschiede ergeben haben. Die verschiedenen Stile der Gastautoren und die Art und Weise, wie sie an das Thema herangegangen sind, zeigt die Vielseitigkeit im multiprofessionellen und interdisziplinären Miteinander und den herrschenden Diskussionsbedarf auf.

6.1 Psychiatrie/Psychologie und Tiergestützte Therapie

René Treier, Facharzt für Psychiatrie und Psychotherapie

Psychologie ist eine empirische (erfahrungsbasierende) Wissenschaft. Der Ursprung ist im Altgriechischen zu finden (*psyché* „Hauch“, „Seele“, „Gemüt“ sowie *lógos* „Lehre“, „Wissenschaft“). Sie beschreibt und erklärt das Erleben und Verhalten des Menschen, seine Entwicklung im Laufe des Lebens und alle dafür maßgeblichen inneren und äußeren Ursachen und Bedingungen (Wikipedia, 2013).
Psychiatrie ist eine medizinische Fachrichtung, die sich mit der Vorbeugung, Diagnostik und Therapie psychischer Störungen/Erkrankungen beschäftigt (in Anlehnung an die Definition nach Wikipedia, 2013).

Aus der Gegenüberstellung der beiden Definitionen ergibt sich, dass es sich um Fachgebiete mit unterschiedlichen Schwerpunkten und Ausrichtungen handelt. Nicht zuletzt müssen Psychiater über ein abgeschlossenes Medizinstudium verfügen. Damit dürfen sie auch Medikamente verschreiben und einsetzen. Psychologen haben heute in der Regel auch ein Universitätsstudium abgeschlossen oder im Minimum eine Fachhochschule durchlaufen.

Die beiden Fachgebiete unterscheiden sich nicht oder kaum im Erfassen der Psychopathologie und in den psychotherapeutischen Ansätzen. In beiden Fachgebieten beruht der Erwerb von psychotherapeutischen Fähigkeiten auf persönlicher Initiative und persönlichen Finanzen. Die Zusammenarbeit findet in der Schweiz vor allem in den Bereichen delegierte Psychotherapie, Medikamenteneinsatz und Psychodiagnostik (Testverfahren) statt.

In der psychotherapeutischen Arbeit gibt es in beiden Fachgebieten immer wieder Situationen, in welchen Menschen in ihrem Wesen, ihrer Seele mit Worten nicht mehr zu erreichen sind. Hier kommen Methoden wie Musik- oder Maltherapie, Körper- oder Bewegungstherapie oder auch Lichttherapie und Tiergestützte Therapie zum Einsatz.

Ich bin als praktizierender Psychiater vor über fünf Jahren durch beruflichen Kontakt mit einer der Autorinnen mit der Tiergestützten Therapie in Kontakt gekommen. Ich hatte schon von Reittherapie, Schwimmen mit Delphinen und Katzen in Altersheimen gehört, theoretische Überlegungen dazu waren mir jedoch nicht bekannt. Ich hatte in der Folge das Privileg, die Autorin bei Einsätzen begleiten und beobachten zu dürfen.

Besonders eindrücklich ist mir ein Einsatz in einem Heim für körperlich und geistig schwer behinderte Menschen in Erinnerung geblieben. Ich konnte die Wirkung des Hundes auf die Menschen außerhalb der verbalen Kommunikation direkt miterleben. Schweigende Menschen begannen zu sprechen, hyperaktive wurde ruhiger und steuerbar, autistische Menschen nahmen Blickkontakt mit dem Hund auf, sonst abweisende und misstrauische Menschen/Patienten schmolzen im Kontakt mit dem Hund dahin. Sehr eindrücklich! Weitere Begleiteinsätze überzeugten mich vollends von der Nützlichkeit und Wirksamkeit der Tiergestützten Therapie. Ich erhielt eine Ahnung vom Potenzial dieser Therapie für meine Arbeit in der Praxis und besonders für Situationen, in denen Worte nicht mehr wirksam sind.

6.1.1 Exemplarische Fallbeispiele

Zu diesem Zeitpunkt war unsere Familie noch hundelos. Meine Frau wünschte sich schon lange einen Hund, ich wehrte mich. An einen möglichen Einsatz in meiner Praxis, wo meine Frau als Psychotherapeutin arbeitet, dachten wir beide noch nicht.

Es kam, wie es kommen musste: am 25. Dezember 2007 vergrößerte sich unsere Familie um Mira, eine schokoladenbraune Labradorhündin (s. Abb. 6-2). Meine Frau besuchte unter anderem Trainingsstunden bei der Autorin, wo sich Mira als talentiert für eine Ausbildung als Therapiebegleithund erwies. Sie konnte die Ausbildung auch erfolgreich abschließen.

Bei Miras Besuchen in der Praxis wurden ihre Fähigkeiten als „Begleit-Therapeutin“ rasch sichtbar. Mit ihrem ruhigen gewinnenden Wesen konnte sie 99 % unserer über 500 aktuellen Patienten in der Praxisgemeinschaft für sich gewinnen. Eine Handvoll blieb ihr gegenüber ablehnend oder hat Angst vor Hunden. Einer meiner Praxiskollegen, der Mira, ihrer Anwesenheit, ihren Einsätzen und ihren Fähigkeiten anfänglich sehr skeptisch gegenüberstand, ist in der Zwischenzeit zu einem großen Fan geworden und hat sie auch schon bei seinen Patienten eingesetzt!

Mira steht seit gut einem Jahr an zwei bis drei Tagen im Einsatz in unserer Praxis. Sie begrüßt die ankommenden Menschen und verabschiedet sie auch wieder. Bei gewissen Menschen ist sie regelmäßig in den Sprechzimmern anwesend. Sie überbrückt Hemmungen und Grenzen, bahnt und kanalisiert Gefühle, führt zu neuen Gesprächsthemen und Therapieansätzen und bringt nicht zuletzt die Menschen zum Lachen.

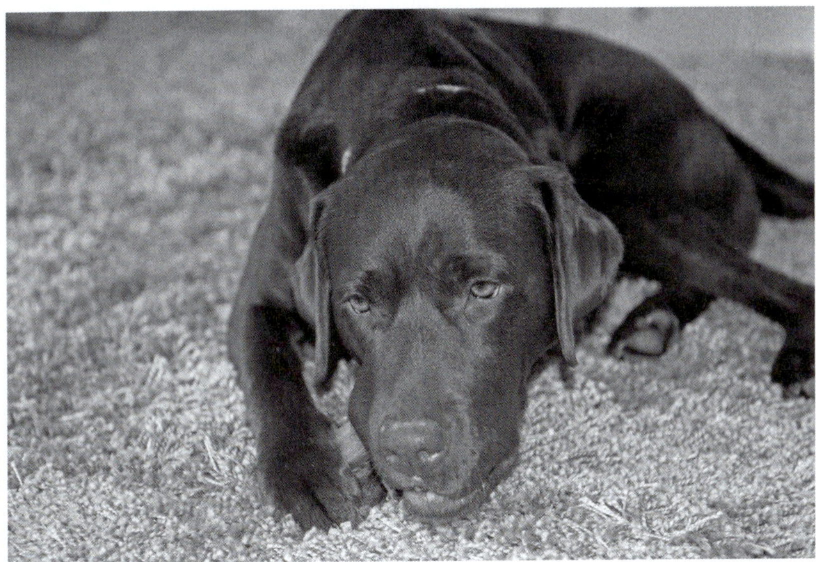

Abbildung 6-2: Mira in der Freizeit. © René Treier

Ich halte hier fest, dass Mira insbesondere in der ritualisierten und in der freien Interaktion eingesetzt wird. Sie ist in der Regel freiwillig dabei und hat jederzeit die Möglichkeit, sich auch außerhalb des Sprechzimmers zurückzuziehen.

Für mich steht zweifelsfrei fest, dass Tiergestützte Therapie ein unausgeschöpftes Potenzial beinhaltet, aktuell und künftig wichtig und nötig ist, neue Ansätze ermöglicht und auch uns Therapeuten daran hindert zu „verkopfen".

6.1.2 Die Bedeutung der Tiergestützten Therapie für die Psychologie/Psychiatrie

Die psychiatrischen Krankheitsbilder werden gemäß der Internationalen Klassifikation psychischer Störungen ICD-10 eingeteilt. Das schweizerische Bundesamt für Statistik informiert auf seiner Webseite wie folgt zur Klassifikation in der Schweiz:

> Die „Internationale statistische Klassifikation der Krankheiten und verwandten Gesundheitsprobleme" ICD-10 wird von der Weltgesundheitsorganisation WHO erstellt. In der Schweiz wird für die Kodierung der Diagnosen die „German Modification" GM verwendet. Diese basiert auf der WHO-Version und wird vom Deutschen Institut für Medizinische Dokumentation und Information DIMDI erstellt. Ab dem 1. Januar 2013 ist für alle Spitäler und Kliniken (einschließlich Psychiatrie-, Rehabilitations- und Spezialkliniken) die ICD-10-GM 2012 obligatorisch.
> *(Bundesamt für Statistik, 2013).*

Der Psychiatrie ist das Kapitel F zugeteilt, das sich wie folgt gliedert:

- F0 Organische, einschließlich symptomatischer psychischer Störungen
- F1 Psychische und Verhaltensstörungen durch psychotrope Substanzen
- F2 Schizophrenie, schizotype und wahnhafte Störungen
- F3 Affektive Störungen
- F4 Neurotische-, Belastungs- und somatoforme Störungen
- F5 Verhaltensauffälligkeiten mit körperlichen Störungen und Faktoren
- F6 Persönlichkeits- und Verhaltensstörungen

- F7 Intelligenzminderung
- F8 Entwicklungsstörungen
- F9 Verhaltens- und emotionale Störungen mit Beginn in der Kindheit und Jugend.

Basierend auf meinen praktischen Erfahrungen führe ich nachfolgend mögliche Behandlungsziele der Tiergestützten Therapie auf (von mir adaptierte und verkürzte F-Liste):

- bei organischen psychischen Störungen: nonverbale Kontaktaufnahme, wertfreie Zuwendung und Wärme erleben
- bei Störungen durch psychotrope Substanzen: wertfreie Zuwendung und Wärme erleben, Verantwortung für das Tier (und sich selber) übernehmen
- bei Erkrankungen aus dem schizophrenen Formenkreis: Kontaktaufnahme, wertfreie Zuwendung und Wärme erleben, Verantwortung übernehmen
- bei affektiven Störungen: nonverbale Kontaktaufnahme, Zuwendung und Wärme erleben, eigene Gefühle wahrnehmen, Verantwortung übernehmen
- bei neurotischen Störungen, Belastungs- und somatoformen Störungen: wertfreie Zuwendung und Wärme erleben, eingefahrene Kommunikationsweisen durchbrechen, Entspannung induzieren
- bei Persönlichkeits- und Verhaltensstörungen: wertfreie Zuwendung und Wärme erleben, Sicherheit vermitteln, Verantwortung übernehmen, hinderliche und destruktive Kommunikation durchbrechen
- bei Intelligenz- und Entwicklungsstörungen: wertfreie Zuwendung und Wärme erleben, Selbstwert und Selbstvertrauen aufbauen, Entspannungsinduktion.

Diese Aufzählung ist nicht abschließend und kann mit Kreativität noch stark erweitert werden.

6.1.3 Fallbeispiele

Im Folgenden zeige ich exemplarisch an Fallbeispielen aus meiner Praxis die umgehende Wirkungsweise der Tiergestützten Therapie auf.

Frau A., klassisches Mobbing-Opfer. Sie arbeitete als stellvertretende Filialleiterin bei einem Großverteiler. Ein neuer Chef machte sie zum Ziel seines Machtkampfes, bis sie zusammenbrach. Frau A. wurde schwer depressiv von ihrer Hausärztin zugewiesen. Zwischen ihr und Mira war es Liebe auf den ersten Blick! Im Kontakt mit Mira fühlt sie sich lebendig, zeigt Gefühle, kann auch lachen. Während der ganzen Konsultation halten die beiden engen Körperkontakt. Eine gegenseitige Bereicherung! Sie bringt jedes Mal Leckereien für Mira mit. Über Mira ist Frau A. gut zugänglich für klassische psychotherapeutische Interventionen geworden (s. **Abb. 6-3**).

Frau B. ist hochbegabt und hochsensibel. An ihren lange unerkannten Eigenschaften ist sie beinahe endgültig zerbrochen. Mira begrüßt sie jeweils im Wartezimmer ebenso stürmisch wie Frau A. Während der Konsultation halten die beiden dauernden Körperkontakt. Frau B spürt sich normalerweise schlecht. Mira kehrt sich meist auf den Rücken und lässt sich ausgiebig den Bauch kraulen. Die therapeutische Arbeit mit Frau B. wird durch Mira unterstützt und sehr gefördert.

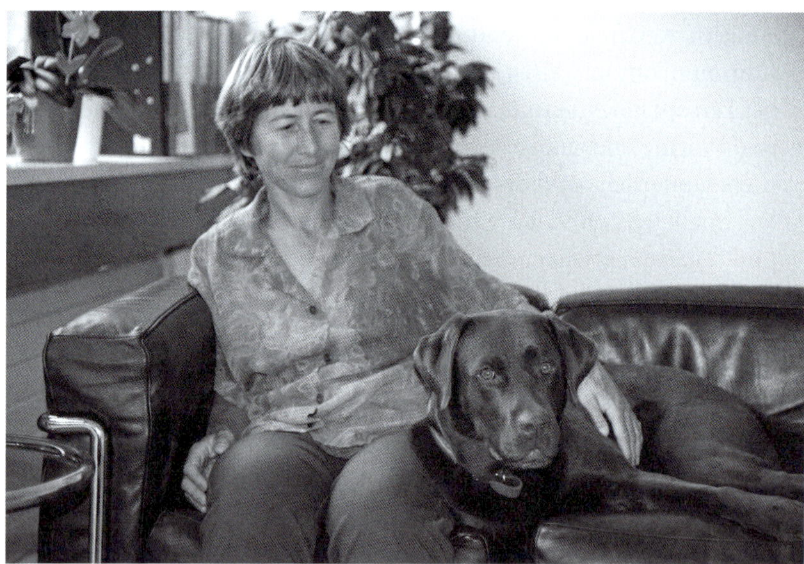

Abbildung 6-3: Mira mit Patientin. © René Treier

Herr C. leidet an chronischen Schmerzen, ist teilweise „invalid". Im Kontakt mit Mira beginnt er von seiner Kindheit auf einem Bauernhof zu erzählen und von den Hunden auf dem Hof. Ohne Mira beginnt er die Gespräche mit einer Aufzählung seiner Beschwerden und deren Veränderungen.

Frau D. erscheint zum Erstgespräch. Schon bald wird sie von Gefühlen überwältigt, droht zu „zerfließen". Ich höre, dass Mira in der Praxis eingetroffen ist, und hole sie in mein Sprechzimmer. Sie legt sich auf das Sofa neben Frau D. Diese nimmt sofort Körperkontakt zu Mira auf und beruhigt sich rasch. Das Gespräch läuft in geordneten und gehaltenen Bahnen weiter.

Frau E. ist von einer sogenannten manisch-depressiven Erkrankung betroffen. In ihrem Verhalten wirkt sie oft kindhaft. Sie hat große Freude an Mira, berichtet von ihrem Hofhund, vergisst die Trauer ob dem Krebstod ihrer Mutter. In diesen Momenten wird sie für mich sehr spürbar. Sie genießt die Zuwendung von Mira.

Herr F. suchte ursprünglich psychiatrische Hilfe wegen Kommunikationsproblemen und verbalen Aggressionsdurchbrüchen. Unter einer stabilisierenden psychopharmakologischen Begleitbehandlung wurde eine intensive Psychotherapie möglich. Herr F. und ich gehen heute davon aus, dass eine Autismus-Spektrum-Störung vorliegt. Herr F. hat Mira ins Herz geschlossen. Er fragt nach ihr, wenn sie ihn beim Eintritt in die Praxis nicht begrüßen kommt. Während der Sitzung liegt sie meist eingerollt neben ihm auf dem Sofa. Meist unbewusst hält Herr F. die ganze Zeit Körperkontakt zu ihr, betrachtet sie immer wieder kurz und wendet seine Aufmerksamkeit wieder dem Gespräch zu. Er hat auch dank Mira enorme Fortschritte in der Selbstwahrnehmung gemacht!

Für mich als Psychiater ist es immer wieder von neuem beeindruckend, wie Mira durch ihre Anwesenheit als Brückenbauerin, Eisbrecherin, Mediatorin, Trösterin, Motivatorin etc. wirkt.

6.1.4 Schlussbetrachtung

Alle Anzeichen deuten darauf hin, dass psychische Erkrankungen in unserer Gesellschaft weiter zunehmen werden. Schon heute werden in der Schweiz fast 50 % aller Invalidenrenten aus psychischen Gründen zugesprochen. Diese Zahl wird in allen hoch industrialisierten Ländern weiter deutlich ansteigen. Zum Anstieg tragen unter anderem Phänomene wie Schnelllebigkeit, Informationsüberflutung, Verstädterung, Entfremdung von der Natur, Verlust der familiären Bindungen und Unterstützungsnetze und nachfolgende soziale Isolation bei.

Diese absehbare Entwicklung wird uns Psychiater und Psychologen vor neue Herausforderungen stellen. Der Verlust des Selbstbezugs wird immer mehr Menschen sprachlos machen. Hier bietet sich die Tiergestützte Therapie, insbesondere die Arbeit mit geeigneten Hunden in der Praxis an. Im Vergleich mit bereits heute durch die Zusatzversicherungen akzeptierten Verfahren wie zum Beispiel Kinesiologie oder Homöopathie ist die Tiergestützte Therapie aus meiner Sicht deutlich wirksamer. Entsprechende Studien müssen folgen. Demzufolge ist auch eine Kostenübernahme zumindest durch die Zusatzversicherungen der Krankenkassen angezeigt. So wäre die Tiergestützte Therapie dem Therapeutischen Reiten gleichgestellt.

Für mich ist die Tiergestützte Therapie nicht mehr aus meiner therapeutischen Arbeit in der Praxis wegzudenken. Die Reaktionen (siehe Fallbeispiele) meiner Patientinnen und Patienten haben mich vollends überzeugt! Ich wünsche mir, dass der Einbezug geeigneter Tiere einen festen Platz in der therapeutischen Arbeit möglichst vieler Psychologen und Psychiater erhält!

6.2 Die Tiergestützte Therapie aus Sicht der Schweizer Tierschutzgesetzgebung

Christine Künzli, Rechtsanwältin, und Andreas Rüttimann, Rechtswissenschaftler

> Wehe dem Menschen, wenn auch nur ein Tier im Strafgericht Gottes sitzt!
> *Franziskus von Assisi*

6.2.1 Einleitung/Ausgangslage

Die positiven Einflüsse, die Tiere auf Menschen haben können, sind unbestritten. Im Rahmen der Tiergestützten Therapie und Pädagogik können sie helfen, Stress abzubauen, das soziale Verhalten von Personen oder die Heilung von Erkrankungen zu fördern, und leisten so einen bedeutenden Beitrag zur menschlichen Lebensqualität (Bolliger et al., 2008). Aus diesem Grund werden Tiere – neben Hunden und Pferden auch viele andere Heim-, Nutz- und sogar Wildtierarten – in Spitälern, Alters- und Pflegeheimen, Kindergärten, Behindertenheimen, psychiatrischen Kliniken oder auch Strafanstalten zunehmend therapeutisch eingesetzt. Doch so positiv der Einsatz von Tieren im therapeutischen Kontext auch ist – das Tierwohl darf bei Therapieeinsätzen nie außer Acht gelassen werden, und die Bedürfnisse der Tiere sind stets angemessen zu berücksichtigen (Bolliger et al., 2008). Für die betroffenen Tiere können Therapieeinsätze sehr anstrengend und mit erheblichem Stress verbunden sein. Ein Tier funktioniert nicht wie eine Maschine und kann nicht beliebig genutzt werden. Wer mit Tieren umgeht, hat stets für deren Wohlergehen zu sorgen, egal aus welchen Gründen sie genutzt werden. Der Halter, der sein Tier zu Therapiezwecken einsetzt, ist demnach aus tierschutzrechtlicher Sicht nicht primär als Therapeut zu betrachten, sondern trägt an erster Stelle die Verantwortung für das Wohlergehen seines Tieres. Dabei hat er die geltenden Haltungsvorschriften zu kennen und sein Tier vor übermäßigen Belastungen zu schützen.

Während die Tiergestützte Therapie zunehmende Popularität genießt, wird dem rechtlichen Schutz der eingesetzten Tiere sowohl auf nationaler wie auch auf internationaler Ebene immer noch zu wenig Bedeutung beigemessen. So finden sich in den Tierschutzkonventionen des Europarats keine spezifischen Bestimmungen zu Therapietieren, sondern lediglich allgemeine Grundsätze zur Haltung von Heimtieren (Europäisches Übereinkommen zum Schutz von Heimtieren vom 13. November 1987). Zwar bestehen verschiedene wichtige internationale Richtlinien der IAHAIO (International Association of Human-Animal Interaction Organisations) wie beispielsweise die Genfer Deklaration (1995), die Prager Richtlinien zum Einsatz von Tieren bei tiergestützter Aktivität und Therapie (1998) sowie die Deklaration von Rio zum Thema „Heimtiere in Schulen" (IAHAIO, 2001). Die Einhaltung der dort festgehaltenen Vorgaben basiert aber auf der Freiwilligkeit der IAHAIO-Mitglieder. Die Bestimmungen haben demnach keine verbindliche Wirkung für einzelne Staaten oder den einzelnen Tierhalter.

Auch das Schweizer Tierschutzrecht kennt keine Sonderbestimmungen zur Tiergestützten Therapie, weder in Form von spezifischen Umgangsvorschriften noch durch die Festlegung spezieller Ausbildungspflichten für Personen, die ihre Tiere im therapeutischen Kontext einsetzen. Daher müssen für die rechtliche Einordnung der Tiergestützten Therapie die für die jeweilige Tierart allgemein geltenden Bestimmungen der Schweizer Tierschutzgesetzgebung herangezogen werden (Bolliger, 2007). Entsprechend soll nachfolgend die Tiergestützte Therapie vor dem Hintergrund des schweizerischen Tierschutzrechts betrachtet und sollen die einzelnen Problembereiche dargestellt werden. Eine zentrale Rolle kommt dabei dem im Tierschutzgesetz verankerten Schutz der Tierwürde zu (Bolliger, 2007). Der im Zusammenhang mit Tiergestützten Therapien zu diskutierende Schutz der eingesetzten Tiere vor übermäßiger Instrumentalisierung stellt einen wichtigen Teilaspekt der tierlichen Würde dar. Weiter zu behandeln ist der Tatbestand der unnötigen Überanstrengung als Tatvariante des Tierquälerei-Artikels.

6.2.2 Schweizer Tierschutzrecht

Allgemeines

Tierschutz stellt in der Schweiz eine dem Staat durch die Bundesverfassung (BV) auferlegte Rechtspflicht dar (Art. 80 BV), die 1992 durch den ebenfalls verfassungsrechtlich verankerten Schutz der kreatürlichen Würde (Art. 120 Abs. 2 BV) weiteres Gewicht erlangt hat. Das auf diesen Verfassungsbestimmungen beruhende Tierschutzrecht bezeichnet die Gesamtheit der gesetzgeberischen Normen und Maßnahmen, die hauptsächlich oder zumindest zu einem wesentlichen Teil zum Ziel haben, das Verhalten des Menschen gegenüber Tieren zu regeln und ihn vor allem davon abzuhalten, ihr Wohlergehen und ihre Würde in ungerechtfertigter Weise zu beeinträchtigen (Bolliger et al., 2011). Hierbei lassen sich drei Untergruppen unterscheiden: Der verwaltungsrechtliche Tierschutz dient den betroffenen Tieren selbst und schreibt dem Menschen einen angemessenen Umgang mit ihnen vor. Der Fokus liegt hier somit auf der Wahrung des Tierwohls. Während der privatrechtliche Tierschutz demgegenüber die Einordnung von Tieren in die Rechtsbeziehungen zwischen Privatpersonen vorsieht, schreibt der strafrechtliche Tierschutz die Sanktionierung von Tierschutzdelikten durch Strafnormen vor (Bolliger et al., 2011).

Tierschutzgesetz und Tierschutzverordnung

Das Tierschutzgesetz (TSchG) und die Tierschutzverordnung (TSchV) bilden die zentralen Erlasse des Schweizer Tierschutzrechts. Sie regeln das Verhalten des Menschen gegenüber dem Tier. Der ausdrückliche Zweck des Tierschutzgesetzes besteht darin, die Würde und das Wohlergehen des Tieres zu schützen (Art. 1 TSchG). Im internationalen Vergleich dürfen die Schweizer Tierschutzbestimmungen als fortschrittlich bezeichnet werden, auch wenn aus der Sicht des Tierschutzes noch immer erhebliches Verbesserungspotenzial besteht.

Das Tierschutzgesetz ist als Rahmengesetz konzipiert und regelt den rechtlichen Umgang mit Tieren nur in den Grundzügen. Es enthält mehrheitlich administrative Normen, weshalb es in erster Linie dem verwaltungsrechtlichen Tierschutz zugeordnet wird. In den Artikeln 26ff. TSchG finden sich aber auch umfangreiche Strafbestimmungen für die Sanktionierung von Tierquälereien und anderen Tierschutzdelikten. Die einzelnen Tierschutzbereiche werden in der weit umfassenderen Tierschutzverordnung konkretisiert und ergänzt (Bolliger et al., 2011). Beide Erlasse wurden per 1. September 2008 einer Totalrevision unterzogen. Das Tierschutzgesetz wurde in der Zwischenzeit bereits ein weiteres Mal leicht revidiert. Die neue Fassung ist per 1. Januar 2013 in Kraft getreten. Auch die Tierschutzverordnung befindet sich aktuell erneut in einem Revisionsverfahren.

Zweck

Zweck des Tierschutzgesetzes ist es, „die Würde und das Wohlergehen des Tieres zu schützen“ (Art. 1 TSchG). Das Wohlergehen war bereits im Tierschutzgesetz von 1978 Bestandteil des Zweckartikels, während die Tierwürde erst im Zuge der Revision 2008 in die Zweckbestimmung integriert worden ist. Gestützt auf Art. 1 TSchG regelt das Tierschutzrecht also das Verhalten des Menschen gegenüber den Tieren und stellt verbindliche Vorschriften über ihren Schutz auf. Damit legt es die Verantwortung fest, die der Einzelne im Umgang mit Tieren im Allgemeinen und in einzelnen Lebensbereichen – etwa bei Zucht, Haltung, Transport, Schlachtung oder der Durchführung von Tierversuchen – im Besonderen zu tragen hat (Bolliger et al., 2008). Trotz fehlender Rechtskraft des Zweckartikels gegenüber dem Tierhaltenden dient die Bestimmung für die Vollzugsbehörden als Interpretationshilfe und dem Bundesrat als verbindliche Richtschnur für die inhaltliche Ausgestaltung der Tierschutzverordnung (Gehrig, 1999).

Obwohl das Tierschutzrecht zwar die Würde und das Wohlergehen von Tieren schützt, besteht in der Schweiz kein allgemeiner Lebensschutz für Tiere. Den Grund hierfür stellen vor allem die vielfältigen menschlichen Nutzungsansprüche dar, mit denen die Tötung der Tiere zumindest teilweise untrennbar verbunden ist (Rebsamen-Albisser, 1994). Zu denken ist dabei etwa an die Schlachtung von Tieren zur Nahrungsmittelgewinnung oder an die Durchführung von Tierversuchen zur Erlangung neuer wissenschaftlicher Erkenntnisse. Verboten ist die Tötung eines Tieres allerdings, wenn sie auf qualvolle Weise (Art. 26 Abs. 1 lit. b TSchG), aus Mutwillen (Art. 26 Abs. 1 lit. b TSchG) oder im Rahmen von Tierkämpfen (Art. 26 Abs. 1 lit. c TSchG) erfolgt. Verursacht die Tötung beim Tier keine Belastung in Form von Schmerzen, Leiden, Schäden oder Ängsten, liegt hingegen keine strafbare Handlung vor. Immerhin stellt das Tierschutzgesetz für die Tötung von Wirbeltieren strenge allgemeine Vorgaben auf: So dürfen Wirbeltiere nur unter Betäubung (Art. 178 Abs. 1 TSchV) und nur von Personen getötet werden, die über die hierfür notwendigen Kenntnisse und Fähigkeiten verfügen (Art. 177 Abs. 1 TSchV). Zudem muss auch eine prinzipiell erlaubte Tötung in jedem Fall schonend, das heißt nach den allgemeinen Grundsätzen von Art. 4 TSchG unter Vermeidung jeglicher unnötiger Schmerzen, Leiden, Schäden und Ängste, erfolgen.

Personen, die ihre Tiere im Rahmen von Tiergestützten Therapien einsetzen, müssen die Grundsätze des Tierschutzrechts sowie die artspezifischen Haltungsvorschriften und Verbote kennen und einhalten. Aus tierschutzrechtlicher Sicht stehen nicht ihre Verpflichtungen als Therapeuten, sondern jene als Halter und die damit verbundene Verantwortung für das Wohlergehen ihrer Tiere im Vordergrund. Verstößt ein Halter gegen die Bestimmungen des Tierschutzrechts, macht er sich strafbar.

Anwendungsbereich

Das Schweizer Tierschutzrecht gilt im Wesentlichen nur für Wirbeltiere, das heißt für Säugetiere, Vögel, Fische, Reptilien und Amphibien (vgl. Art. 2 Abs. 1 TSchG). Wirbellose Tiere, die zirka 95 % aller bekannten Tierarten ausmachen, sind vom Anwendungsbereich des

Tierschutzrechts weitestgehend ausgeschlossen. Dies gilt beispielsweise für Spinnen, Insekten oder Schnecken. Diese Regelung steht damit im Gegensatz zu den entsprechenden Gesetzgebungen in Deutschland oder Österreich, die grundsätzlich sämtliche Tiere ihrem Schutz unterstellen. Der Grund für die Nichtbeachtung von Wirbellosen basiert auf dem (umstrittenen) Stand der Wissenschaft, wonach das bewusste Empfinden und Erleben von Schmerzen und Leiden nur bei Wirbeltieren zweifelsfrei belegt sind (Bolliger et al., 2011). Zwar kann der Bundesrat gemäß Art. 2 Abs. 1 TSchG auf der Grundlage des wissenschaftlichen Erkenntnisstands über die Empfindungsfähigkeit von wirbellosen Tiere die Anwendung des Tierschutzrechts auch auf solche ausdehnen. Allerdings hat er von dieser Kompetenz bisher nur sehr zurückhaltend Gebrauch gemacht und den Geltungsbereich bislang nur auf Kopffüßer (Tintenfische) und Panzerkrebse (Hummer, Langusten, Flusskrebse etc.) ausgeweitet (vgl. Art. 1 TSchV), da bei diesen Tieren haltungsbedingte Schäden und stressbedingte Verhaltensänderungen nachgewiesen sind (Bundesamt für Veterinärwesen, 2010). Somit werden viele Tiere trotz ihrer teilweise überwältigenden Sinnesleistungen nicht vom Tierschutzrecht erfasst.

Grundsätze

Artikel 4 TSchG formuliert die zentralen Anliegen des Tierschutzrechts als allgemeine Grundsätze. Diese gelten für sämtliche Wirbeltiere (sowie für Kopffüßer und Panzerkrebse) und legen fest, wie der Mensch sich ihnen gegenüber zu verhalten hat. So hat, wer mit Tieren umgeht, gemäß Art. 4 Abs. 1 TSchG „ihren Bedürfnissen in bestmöglicher Weise Rechnung zu tragen" (lit. a) und „soweit es der Verwendungszweck zulässt, für ihr Wohlergehen zu sorgen" (lit. b). Die zu berücksichtigenden Bedürfnisse werden insbesondere in Art. 6 Abs. 1 TSchG aufgeführt. Danach hat jeder, der ein Tier hält oder betreut, es dessen Bedürfnissen entsprechend zu ernähren, zu pflegen sowie ihm die für sein Wohlbefinden notwendige Beschäftigung, Bewegungsfreiheit und Unterkunft zu gewähren. Die einzelnen Grundsätze werden in Detailbestimmungen der Tierschutzverordnung konkretisiert. Weiter darf gemäß Art. 4 Abs. 2 TSchG „niemand einem Tier ungerechtfertigt Schmerzen, Leiden oder Schäden zufügen, es in Angst versetzen oder in anderer Weise seine Würde missachten". Ausnahmsweise lassen sich solche Eingriffe rechtfertigen, wenn damit andere, die Belastungen der Tiere überwiegende Interessen wahrgenommen werden (Bolliger et al., 2011). So beispielsweise betrachtet die Rechtsordnung das fachgerecht durchgeführte Töten von Nutztieren durch das Schlachthofpersonal oder unter bestimmten Bedingungen auch die Durchführung von Tierversuchen für zulässig (Bolliger et al., 2008). Artikel 4 Abs. 2 Satz 2 TSchG bestimmt sodann, dass das Misshandeln, Vernachlässigen und unnötige Überanstrengen von Tieren untersagt sind. Diese drei Verbote gelten absolut. Die Prüfung einer allfälligen Rechtfertigung durch die Wahrung überwiegender Interessen entfällt hier beziehungsweise ist gar nicht zulässig (Bolliger et al., 2011).

Tiere sind keine Sache

In der Schweiz gelten Tiere seit 2003 aus juristischer Sicht nicht mehr als Sache. Damit werden sie auch von der Rechtsordnung als eigenständige Lebewesen anerkannt. Mit diesem Schritt – der in Deutschland und Österreich schon wesentlich früher vollzogen worden war – wurde auch in der Schweiz die bloße Zweiteilung in die Kategorien Personen und Sachen überwunden, die noch auf das vor 2000 Jahren geltende Römische Recht zurückgegangen war (Bolliger/Rüttimann, 2013). Die im Zivilgesetzbuch ausdrücklich festgehaltene Loslösung der Tiere vom reinen Objektstatus spiegelt die gewandelte Mensch-Tier-Beziehung und den Stellenwert des Tieres in unserer Gesellschaft wieder. Dieser Paradigmenwechsel hat sich auf verschiedene Rechtsbereiche ausgewirkt. So wurden wichtige Erlasse – neben dem Zivilgesetzbuch etwa auch das Obligationenrecht oder das Schuldbetreibungs- und Konkursrecht – an tierrelevanten Stellen angepasst. Eine bedeutende Änderung betrifft beispielsweise das Betreibungsverfahren. Konnte ein Tierhalter seine Rechnung nicht mehr bezahlen, war es vor 2003 noch möglich, seine Tiere zu pfänden und zu verwerten (d.h. zu versteigern oder zu verkaufen), um die Forderungen der Gläubiger zu befriedigen. Seit Tiere aber nicht mehr als Sachen gelten, gehören sie zu den sogenannten Kompetenzstücken, deren Pfändung ausdrücklich verboten ist. Damit wird der oft starken emotionalen Bindung zwischen dem Schuldner und seinen Heimtieren sowie dem Umstand, dass diese häufig als eigentliche Familienmitglieder betrachtet werden, Rechnung getragen (Bolliger/Rüttimann, 2013).

Der Grundsatz, dass Tiere auch in rechtlicher Hinsicht keine Sachen sind, gilt zwar eigentlich für alle Tiere. Es ist jedoch zu beachten, dass sich die meisten konkreten Änderungen nur auf Tiere beziehen, die nach dem Wortlaut des Gesetzes „im häuslichen Bereich und nicht zu Vermögens- oder Erwerbszwecken gehalten werden". Und auch wenn Tiere aus juristischer Sicht nicht mehr als Sachen betrachtet werden, besitzen sie doch keine eigenen Rechte. Denn trotz ihrer Anerkennung als eigenständige Lebewesen sind sie nach wie vor nicht Träger von juristisch durchsetzbaren Rechten und Pflichten. Tiere bleiben vielmehr Vermögenswerte, die im Eigentum oder Besitz von Personen stehen können. Im Umgang mit ihren Tieren haben diese aber selbstverständlich die Tierschutzgesetzgebung und andere zwingende Gesetzesvorschriften zu beachten (Bolliger/Rüttimann, 2013).

6.2.3 Tierwürde

Rechtliche Erfassung

Während der Schutz der Tierwürde im Tierschutzgesetz erst 2008 ausdrücklich verankert worden ist, gilt er auf höchster Rechtsebene bereits seit 1992. Artikel 120 Abs. 2 der Schweizer Bundesverfassung bestimmt, dass die Würde der Kreatur im Bereich der gentechnologischen Forschung zu respektieren und zu schützen ist. Weil es sich dabei um ein allgemeines Verfassungsprinzip handelt, gilt dieser Grundsatz aber nicht nur im Bereich der Gentechnik, sondern umspannt vielmehr die gesamte rechtliche Erfassung der Mensch-Tier-Beziehung. Im Gegensatz zum Tierschutzgesetz, dessen Anwendungsbereich sich weitestgehend auf Wirbeltiere beschränkt, ist der verfassungsmäßige Würdeschutz demnach auf sämtliche Tiere anzuwenden (Bolliger et al., 2011).

Das Tierschutzgesetz umschreibt in Art. 3 lit. a die Tierwürde als „Eigenwert des Tieres, der im Umgang mit ihm zu achten ist". Die Anerkennung des Eigenwerts verlangt somit, dass Tiere nicht im Interesse des Menschen, sondern um ihrer selbst willen in ihren artspezifischen Eigenschaften, Bedürfnissen und Verhaltensweisen zu achten und zu respektieren sind. Die Tierwürde stellt damit eine der tragenden Säulen des Tierschutzrechts dar.

Verletzt wird die Würde eines Tieres etwa, wenn ihm Schmerzen, Leiden, Schäden oder Ängste zugefügt werden. Das Konzept der Tierwürde greift aber noch viel weiter und schützt die Tiere in ihrer artgemäßen Selbstentfaltung, indem es bestimmte Arten des Umgangs, die zwar keine offenkundigen Schädigungen bewirken, jedoch andere zu respektierende tierliche Interessen tangieren, einschränkt oder vollständig untersagt. Der Schutz der Würde bezieht sich somit auch auf Beeinträchtigungen, die nicht die körperliche Gesundheit, sondern die Integrität von Tieren als solche betreffen, ohne physische oder psychische Belastungen zu verursachen (Bolliger et al., 2011) So liegt eine Verletzung der Tierwürde unter anderem auch bei Eingriffen in das Erscheinungsbild von Tieren oder in ihre Fähigkeiten sowie auch in Fällen übermäßiger Instrumentalisierung und Erniedrigung vor (Art. 3 lit. a Satz 2 TSchG).

Die tierliche Würde ist allerdings nicht absolut und vor sämtlichen menschlichen Eingriffen geschützt. Laut Tierschutzgesetz ist ein Eingriff in die Tierwürde gestattet, wenn die entsprechende Belastung (Erniedrigung, Instrumentalisierung oder Schmerzzufügung etc.) durch überwiegende Interessen gerechtfertigt werden kann (Art. 3 lit. a Satz 1 TSchG). Nur wenn dies nicht der Fall ist, liegt nicht nur eine Würde*verletzung*, sondern auch eine strafrechtlich relevante Würde*missachtung* vor, die nach Art. 26 Abs. 1 lit. a als Tierquälerei zu bestrafen ist.

Bei der Beurteilung der Frage, ob die Tierwürde missachtet wurde, ist daher stets eine Güterabwägung zwischen den Nutzungsinteressen des Menschen und den Schutzinteressen des Tieres vorzunehmen. Hierfür wird die Schwere der Würdeverletzung den Interessen anderer betroffener Parteien gegenübergestellt. Ein Eingriff in die Tierwürde ist dabei umso strenger zu bewerten, je schwerer wiegend er für das betroffene Tier und je belangloser er für den Menschen ist (Bolliger et al., 2011). Als überwiegende Interessen kommen insbesondere die Nahrungsmittelbeschaffung, die Gesundheit von Mensch und Tier oder wissenschaftliche Motive infrage. So können beispielsweise Tierversuche für die Erforschung neuer Medikamente unter Umständen eine Verletzung der tierlichen Würde rechtfertigen, wenn derselbe Zweck nicht mit einer milderen Maßnahme erreicht werden kann.

Bei verschiedenen Handlungen macht die Tierschutzgesetzgebung aber selbst schon klar, dass sie einen unverhältnismäßigen und damit strafbaren Eingriff in die Tierwürde bedeuten. Eine Abwägung der auf dem Spiel stehenden Interessen erübrigt sich hier oder wurde vom

Gesetz- resp. Verordnungsgeber schon vorweggenommen. Dies gilt etwa für sexuell motivierte Handlungen mit Tieren (Art. 16 Abs. 2 lit. j TSchV), die auch dann strafrechtlich verfolgt werden, wenn dem Tier dabei keine Schmerzen, Leiden, Schäden oder Ängste zugefügt werden.

Würdeverletzungen spielen unter anderem bei Tierversuchen, Eingriffen (Kastration, Enthornen), beim Züchten (Qualzuchten) oder in der Werbung mit Tieren (Vermenschlichung, lächerlich machen, Erniedrigung) eine Rolle. So schreibt die Tierschutzverordnung etwa vor, dass das Züchten darauf auszurichten ist, gesunde Tiere zu erhalten, die frei von Eigenschaften und Merkmalen sind, die ihre Würde verletzen (Art. 25 Abs. 1 TSchV). Auch die höchste richterliche Instanz der Schweiz hat sich mit dem Begriff der Tierwürde auseinandergesetzt. So hat das Bundesgericht im Jahr 2009 die Durchführung zweier Primatenversuche verboten und dabei unter anderem mit der Würde des Tieres argumentiert (BGE 135 II 384 und 135 II 405).

Relevanz der Tierwürde in der Tiergestützten Therapie

Selbstverständlich hat ein Halter die tierschutzrechtlichen Bestimmungen bei jedem Umgang mit seinem Tier zu respektieren und einzuhalten (insbesondere die artspezifischen Haltungsvorschriften und Verbote gemäß Schweizer Tierschutzverordnung). Doch gerade im Bereich der Tiergestützten Therapie besteht ein erhöhtes Risiko, die Würde des eingesetzten Tieres zum Zweck der Förderung der menschlichen Gesundheit oder des menschlichen Wohlbefindens in unrechtmäßiger Weise zu verletzten. Daher wird einer der Schwerpunkte der strafrechtlichen Ausführungen auf den Straftatbestand der übermäßigen Instrumentalisierung (Art. 26 Abs. 1 lit. a TSchG und Art. 3 lit. a TSchG) gelegt. Der Halter hat die Grenzen seines Tieres zu erkennen und sein Tier vor übermäßigen Belastungen zu schützen, auch wenn diese nicht mit physischen Schmerzen oder Leiden einhergehen. Werden die Bedürfnisse des Tieres aber konsequent ignoriert und wird es ausschließlich als Instrument zur Steigerung des menschlichen Wohlbefindens betrachtet, kann eine strafrechtlich relevante Instrumentalisierung bzw. Würdemissachtung vorliegen.

6.2.4 Strafrechtlicher Tierschutz

Allgemeines

Als strafrechtlichen Tierschutz oder Tierschutzstrafrecht bezeichnet man die Verfolgung und Beurteilung von Tierquälereien und anderen Tierschutzdelikten auf der Grundlage von Strafnormen (Bolliger et al., 2011). Dadurch werden der verbindliche Charakter des Tierschutzrechts unterstrichen sowie die Verhinderungen von Straftaten an Tieren bezweckt. Das Tierschutzstrafrecht soll demnach primär vorbeugend wirken, indem die verhängten Sanktionen einerseits Täter spezialpräventiv von weiteren Straftaten abhalten und anderseits zusammen mit dem gesetzlichen Strafrahmen im Sinne einer Generalprävention auf die gesamte Gesellschaft abschreckend wirken sollen (Bolliger et al., 2011).

Die 2008 abgeschlossene Totalrevision der Tierschutzgesetzgebung hat neben verbesserten Vollzugsstrukturen und einer verstärkten Betonung der Selbstverantwortung von Tierhaltenden durch vermehrte Ausbildungs- und Informationspflichten auch im strafrechtlichen Tierschutz zu einigen bedeutsamen Neuerungen geführt. Die Tierschutzstrafbestimmungen finden sich heute in den Artikeln 26 bis 31 TSchG. Zu beachten bleiben zudem die Liste der mit den TSchG-Strafbestimmungen in Zusammenhang stehenden verbotenen Handlungen gemäß Art. 16 ff. TSchV. Neu sind beispielsweise sexuell motivierte Handlungen mit (Art. 16 Abs. 2 lit. j TSchV) oder der Paketversand von Tieren (Art. 16 Abs. 2 lit. k TSchV) untersagt.

Straftatbestände des TSchG im Allgemeinen

Das Tierschutzgesetz unterteilt Tierschutzdelikte in die drei Kategorien „Tierquälereien“ (Art. 26 TSchG), „Widerhandlungen im internationalen Handel“ (Art. 27 TSchG) und „Übrige Widerhandlungen“ (Art. 28 TSchG). Die Strafbestimmungen des TSchG finden grundsätzlich bei sämtlichen Umgangsformen mit Tieren Anwendung, so auch im Bereich der Tiergestützten Therapie. Die Bestimmungen über die Widerhandlungen im internationalen Bereich haben für das vorliegende Thema aber keine besondere Relevanz, weshalb auf weitergehende Ausführungen zu diesen Straftatbeständen an dieser Stelle verzichtet wird.

Tierquälereien

Artikel 26 TSchG stellt „Tierquälereien" unter Strafe. Allerdings stellt nicht jede Handlung, die im Volksmund als „Tierquälerei" bezeichnet wird, auch im Gesetzessinn eine solche dar. Das TSchG definiert Tierquälereien wesentlich enger und beschränkt sie auf wenige einzeln aufgeführte Tatbestände. Nach Art. 26 Abs. 1 TSchG begeht somit eine Tierquälerei wer:

- ein Tier misshandelt, vernachlässigt, unnötig überanstrengt oder dessen Würde in anderer Weise missachtet
- ein Tier qualvoll oder aus Mutwillen tötet
- Kämpfe zwischen oder mit Tieren veranstaltet, bei denen Tiere gequält oder getötet werden
- bei der Durchführung von Versuchen einem Tier Schmerzen, Leiden, Schäden zufügt oder es in Angst versetzt, soweit dies nicht für den verfolgten Zweck unvermeidlich ist
- ein im Haus oder im Betrieb gehaltenes Tier aussetzt oder zurücklässt in der Absicht, sich seiner zu entledigen.

Sämtliche Tatbestandsvarianten von Art. 26 TSchG werden strafrechtlich als gleichwertig qualifiziert und unterstehen damit derselben Strafandrohung. Wer eine Tierquälerei im Sinne von Art. 26 TSchG begeht, kann – bei vorsätzlicher Begehung – zu einer Geld- oder Freiheitsstrafe bis zu drei Jahren verurteilt werden. Bei fahrlässiger Begehung droht eine Geldstrafe bis zu 180 Tagessätzen. Die von der Stiftung für das Tier im Recht (TIR) jährlich durchgeführte Analyse der Schweizer Tierschutzstrafverfahren zeigt jedoch, dass die im Gesetz angedrohten Strafrahmen in keiner Weise ausgeschöpft werden. So werden selbst für schwere Tierschutzdelikte oftmals lediglich bedingte Geldstrafen oder Bußen im dreistelligen Bereich ausgesprochen. Werden ausnahmsweise hohe Geld- oder sogar Freiheitsstrafen verhängt, liegt dies in den meisten Fällen daran, dass der Täter neben dem Tierschutzdelikt noch weitere Straftaten verübt hat (vgl. TIR-Straffallanalysen 1995–2015, www.tierimrecht.org).

Für den Tätigkeitsbereich der Tiergestützten Therapie ist, wie bereits oben erläutert, der Tatbestand der übermäßigen Instrumentalisierung als mögliche Variante einer Würdemissachtung von zentraler Bedeutung. Daneben besteht insbesondere die Gefahr, dass die eingesetzten Tiere überfordert werden, weshalb auch dem Tatbestand der unnötigen Überanstrengung hohe Relevanz zukommt. Nachfolgend sollen daher diese beiden Delikte näher beleuchtet werden. Selbstverständlich kann der Halter des Therapiebegleittieres aber – wie jede andere Person auch – prinzipiell sämtliche Tatbestandsvarianten gemäß Art. 26 TSchG erfüllen.

Unnötige Überanstrengung (Art. 26 Abs. 1 lit. a TSchG)

Eine unnötige Überanstrengung im Sinne von Art. 26 Abs. 1 lit. a TSchG liegt vor, wenn einem Tier Leistungen abverlangt werden, die seine Kräfte übersteigen (Bolliger et al., 2011: 120, mit weiteren Verweisen). Der objektive Umfang der vom Tier geforderten Leistung hat dabei in einem Missverhältnis zu den Kräften des Tieres zu stehen (Goetschel und Bolliger, 2003). Die Leistung kann sowohl eine körperliche (beispielsweise Zug- oder Kraftleistung) als auch eine physiologische (Milch-, Lege- oder Zuchtleistung etc.) oder psychische (etwa Konzentration oder Lernvermögen) sein (Bolliger et al., 2011). Im Bereich der Tiergestützten Therapie kann eine Überanstrengung etwa dann vorliegen, wenn dem Tier nicht ausreichend Ruhepausen gewährt werden oder ihm keine Möglichkeit geboten wird, sein arttypisches Verhalten auszuleben.

Für Tiere können Therapieeinsätze sehr anstrengend und mit erheblichem Stress verbunden sein, beispielsweise wenn sie stundenlang von Patienten, Kindern oder Pensionären in Beschlag genommen und gestreichelt werden (Bolliger et al., 2008). Bei Anzeichen von übermäßigem Stress beim Tier muss ein Therapieeinsatz daher immer abgebrochen werden. Ein Therapieeinsatz sollte immer dem Menschen *und* dem Tier Freude bereiten. Dies ist jedoch nur möglich, wenn die Bedürfnisse des Tieres angemessen berücksichtigt werden.

Eine Überanstrengung ist zudem auch gegeben, wenn die verantwortliche Person einem Tier eine Leistung abverlangt, die es normalerweise zu erbringen imstande ist, der es aber aufgrund seines momentanen Zustands nicht gewachsen ist (Bolliger et al., 2011). So macht sich unter Umständen strafbar, wer ein durch Krankheit geschwächtes Pferd trotzdem zu therapeutischen Zwecken, beispielsweise im Rahmen einer Reittherapie, einsetzt.

Damit der Tatbestand erfüllt ist, muss im Weiteren die Überanstrengung „unnötig“ sein. Dies ist dann der Fall, wenn sie nicht durch überwiegende Interessen gerechtfertigt werden kann (Bolliger et al., 2011). Es ist also stets eine Güterabwägung vorzunehmen, um zu prüfen, ob eine Überanstrengung im Einzelfall „unnötig“ ist. Dabei sind einerseits die Schutzinteressen des Tieres und anderseits die Nutzungsinteressen des Menschen (beispielweise das Interesse eines Therapieeinsatzes zur Förderung der menschlichen Gesundheit) zu berücksichtigen. Wichtig ist, dass die menschlichen Interessen dabei nicht per se überwiegen, sondern dass es stets auf die konkreten Umstände im Einzelfall ankommt. Im Rahmen einer solchen Güterabwägung ist das Tier stets als Individuum zu betrachten, sein individueller Charakter muss respektiert werden. So mag es beispielsweise die eine Katze, wenn sie hochgehoben und gestreichelt wird, während sich eine andere Katze gegen Streicheleinheiten sträubt.

Eine Überanstrengung darf insbesondere nur dann straffrei bleiben, wenn zur Realisierung des angestrebten Zwecks keine mildere, also für das Tier weniger belastende Handlungsalternative zur Verfügung steht (Bolliger et al., 2011). Wird also beispielsweise ein krankes Pferd zu Therapiezwecken eingesetzt, obwohl auch ein gesundes Pferd zur Verfügung stünde, wäre die damit einhergehende Überanstrengung unnötig im Sinn von Art. 26 Abs. 1 lit. a TSchG.

Besonders umstritten ist der Therapieeinsatz von Kleintieren wie beispielsweise Meerschweinchen, Hamstern oder Rennmäusen. Diese Tiere fühlen sich in der Regel sehr unwohl, wenn sie hochgehoben und gestreichelt werden. Sie wähnen sich in Gefahr und verfallen in eine Art Angststarre, was der Mensch aber oft als Wohlbefinden fehlinterpretiert (Bolliger et al., 2008: 312). Der durch das Streicheln der Tiere ausgelöste Stress kann bei diesen also zu einer Überanstrengung im Sinne von Art. 26 Abs. 1 lit. a TSchG führen. Diese ist stets als unnötig zu bezeichnen, da sich andere Tierarten – wie beispielsweise Hunde oder Pferde – in der Regel besser für diese Art des therapeutischen Einsatzes eignen und daher die Nutzung von Kleinsäugern nicht zwingend erforderlich ist, um einen Therapieerfolg zu erzielen.

Keine Voraussetzung für die Strafbarkeit ist das Auftreten besonderer Belastungen beim Tier. So braucht ein Erschöpfungszustand als Folge einer Überanstrengung nicht zwingend mit körperlichen Schmerzen in Verbindung zu stehen. So wurde beispielsweise ein Jäger der Tierquälerei durch eine unnötige Überanstrengung schuldig gesprochen, der seine Hunde zur Jagd eingesetzt hatte, obwohl sie unterernährt waren und der für die Jagd erhöhte Energiebedarf nicht gedeckt war (Urteil des Gerichtspräsidiums Zofingen vom 15. März 2010, vgl. auch TIR-Strafffalldatenbank AG10/024). Konkrete Strapazen wie Schmerzen, Leiden oder Schäden stellen in der Regel aber natürlich ein zusätzliches Indiz für ein tatbestandsmäßiges Verhalten dar (Bolliger et al., 2011: 122). Hat die Überanstrengung aber für das Tier konkret Schmerzen, Leiden oder Schäden zur Folge, kommt der Tatbestand der Misshandlung nach Art. 26 Abs. 1 lit. a TSchG zur Anwendung.

Übermäßige Instrumentalisierung (Art. 26 Abs. 1 lit. a TSchG)

Artikel 3 lit. a TSchG schützt die Würde des Tieres ausdrücklich. Als Belastung der Tierwürde wird unter anderem die übermäßige Instrumentalisierung von Tieren betrachtet. Als solche wird jede belastende Maßnahme angesehen, die darauf abzielt, ein Tier ausschließlich als Instrument des Menschen zu nutzen, ohne seine physischen und psychischen Bedürfnisse zu berücksichtigen (Bolliger et al., 2011: 48, mit weiteren Verweisen). Das Tier wird dabei nicht mehr als Lebewesen um seiner selbst willen wahrgenommen, sondern vorwiegend als Mittel zu menschlichen Zwecken (Bolliger et al., 2011; Camenzind, 2011). Eine gewisse Instrumentalisierung liegt der Tierhaltung stets zugrunde und wird auch nicht in genereller Weise in Frage gestellt. Die Instrumentalisierung des Tieres muss aber in sämtlichen Lebensbereichen – sei es zur Nahrungsmittelproduktion, im Tierversuchsbereich oder bei der Tiergestützten Therapie – so gering wie möglich gehalten werden, weshalb Art. 3 lit. a TSchG auch ausdrücklich von einer „übermäßigen Instrumentalisierung“ spricht.

Wird ein Tier im Rahmen einer Therapieform also lediglich als Instrument zur angestrebten Zweckerfüllung betrachtet, ohne dass auf die tierlichen Bedürfnisse Rücksicht genommen wird, liegt eine übermäßige Instrumentalisierung vor. Die Abgrenzung hat im Einzelfall zu erfolgen und ist mitunter schwierig vorzunehmen. Eine offensichtliche übermäßige Instrumentalisierung liegt etwa vor, wenn ein Halter seinen gesunden Hund einschläfern lässt, nur weil dieser nicht mehr in der Therapie eingesetzt werden kann. Der Halter betrachtet sein Tier in diesem Fall nur als reines Instrument, das entsorgt wird, wenn es für den menschlichen Zweck nicht mehr dienlich ist. Er misst dem Hund lediglich einen instrumentellen Wert bei und ignoriert dabei den Eigenwert des Tieres.

Ebenfalls eine übermäßige Instrumentalisierung läge vor, wenn ein Tierhalter einen Therapieeinsatz mit seinem Hund nicht abbricht, obwohl sich dieser offensichtlich unwohl fühlt. Auch in diesem Fall würde der Hund lediglich als Instrument zur Erfüllung des verfolgten Ziels betrachtet, das seine Funktion ungeachtet seiner eigenen Bedürfnisse zu erfüllen hat.

Wie bereits dargestellt wurde, wird die Würde des Tieres nicht absolut vor menschlichen Eingriffen geschützt. Selbst wenn also eine Belastung der tierlichen Würde vorliegt, ist im konkreten Einzelfall stets die Verhältnismäßigkeit des Eingriffs zu prüfen. Hält er dieser stand, gilt die Würdeverletzung als gerechtfertigt. Um als verhältnismäßig eingestuft zu werden, muss ein Eingriff in die Tierwürde für die Verwirklichung der Nutzeranliegen geeignet und erforderlich sein, das heißt er muss den angestrebten Zweck erfüllen, und es dürfen keine für das Wohlergehen des Tieres milderen Maßnahmen verfügbar sein. Sofern diese Fragen mit ja beantwortet werden können, ist sodann eine Abwägung der zur Debatte stehenden menschlichen Interessen – im Rahmen der Therapie ist das insbesondere das Interesse an einer Heilung oder an der Förderung der Gesundheit eines Menschen – gegen jene des betroffenen Tieres vorzunehmen. Ein Tier zum Zweck der Förderung der Gesundheit und des Wohlbefindens von Menschen im Therapiebereich einzusetzen, stellt prinzipiell ein durchaus legitimes Nutzungsinteresse dar und ist nicht per se verboten. Dennoch vermag dieses Interesse nicht jede Verletzung der tierlichen Würde zu rechtfertigen. Die Belastung muss stets in einem vernünftigen Verhältnis zu den menschlichen Interessen stehen. Die Beeinträchtigung der Tierwürde ist dabei umso strenger zu bewerten, je schwerer wiegend für das Tier und je belangloser für den angestrebten Nutzen sie ist (Bolliger et al., 2011).

Ist ein Eingriff in die Tierwürde als unverhältnismäßig zu qualifizieren, so wird die Tierwürde nicht nur verletzt, sondern missachtet, sodass die entsprechende Handlung den Straftatbestand der Tierquälerei gemäß Art. 26 Abs. 1 lit. a TSchG erfüllt, der – sofern vorsätzlich begangen – mit einer Geld- oder Freiheitsstrafe bis zu drei Jahren geahndet wird. Zum Delikt der übermäßigen Instrumentalisierung findet sich zum heutigen Zeitpunkt kaum Rechtsprechung. Dies liegt insbesondere daran, dass die zuständigen Strafverfolgungsbehörden bei der Beurteilung der rein ethischen Aspekte der Tierwürde – das heißt bezüglich des Schutzes vor tiefgreifenden Eingriffen in das Erscheinungsbild oder in die Fähigkeiten des Tieres oder hinsichtlich einer übermäßigen Instrumentalisierung – immer noch sehr zurückhaltend sind. Doch gerade eine reiche Rechtsprechung ist von enormer Wichtigkeit, um den Begriff der Tierwürde und dadurch auch den Tatbestand der übermäßigen Instrumentalisierung zu konkretisieren und dadurch eine größere Rechtssicherheit zu schaffen.

Übrige Widerhandlungen

Artikel 28 Abs. 1 TSchG stellt verschiedene Handlungsweisen, die pauschal als übrige Widerhandlungen bezeichnet werden, unter Strafe. So macht sich strafbar, wer:

- die Vorschriften über die Tierhaltung missachtet
- Tiere vorschriftswidrig züchtet oder erzeugt
- vorschriftswidrig gentechnisch veränderte Tiere erzeugt, züchtet, hält, mit ihnen handelt oder sie verwendet
- Tiere vorschriftswidrig befördert
- vorschriftswidrig Eingriffe am Tier vornimmt oder Tierversuche durchführt
- Tiere vorschriftswidrig schlachtet
- andere durch das Gesetz oder die Verordnung verbotene Handlungen an Tieren vornimmt.

Entsprechende Verstöße können mit einer Buße bis zu 20 000 Franken geahndet werden. Bei der Anwendung von Art. 28 Abs. 1 TSchG ist stets zu prüfen, ob die zu beurteilende Handlung nicht bereits die Voraussetzungen einer der Tatbestandsvarianten der Tierquälerei erfüllt. Sofern dies der Fall ist, muss zwingend Art. 26 TSchG zur Anwendung kommen, weil dieser die strengeren Strafen vorsieht (Bolliger et al., 2011). Artikel 28 TSchG stellt damit eine Art Auffangtatbestand für weniger gravierende, das Wohlergehen von Tieren aber gleichwohl in strafrechtlich relevanter Weise einschränkende Eingriffe dar (Bolliger et al., 2011). Treten also bei einem Tier als Folge einer nach Art. 28 TSchG an sich schon strafbaren Handlung Belastungen in Form von Schmerzen, Leiden, Schäden oder Ängsten auf, ist der Tatbestand der Misshandlung oder allenfalls jener der qualvollen Tötung erfüllt. In einem solchen Fall gelangen die Strafbestimmungen von Art. 26 Abs. 1 lit. a bzw. lit. b TSchG zur Anwendung.

6.2.5 Schlussbetrachtung und rechtspolitische Forderung

Tiere haben einen Eigenwert, der im Umgang mit ihnen beachtet werden muss. Sie dienen dem Menschen somit nicht einfach als bloße Instrumente zur Verwirklichung bestimmter Zwecke, sondern haben eigene Bedürfnisse, denen stets Rechnung zu tragen ist. Diese Inhalte werden vom ausdrücklichen Schutz der Tierwürde in der Schweizer Tierschutzgesetzgebung erfasst und sind demnach für sämtliche Personen, die mit Tieren umgehen, verbindlich. Die Nichtbeachtung dieser Grundsätze wird folgerichtig unter Strafe gestellt. Somit hat ein Halter nicht nur die spezifischen Haltungsvorschriften einzuhalten und sein Tier vor Schmerzen, Leiden, Schäden oder Ängsten zu bewahren, sondern darüber hinaus dessen Würde zu beachten und zu respektieren. Gerade im Bereich der Tiergestützten Therapie sind die Tiere aber einem erhöhten Belastungsrisiko ihrer Würde ausgesetzt, sei es, dass sie Leistungen erbringen müssen, die sie physisch oder psychisch überfordern, oder dass gänzlich ungeeignete Tiere zu Therapiezwecken eingesetzt werden. Daher kommt den Straftatbeständen der unnötigen Überanstrengung und der übermäßigen Instrumentalisierung im Bereich der Tiergestützten Therapie eine zentrale Rolle zu. Dies gerade auch deshalb, weil das Schweizer Tierschutzrecht bis heute weder spezifische Bestimmungen über die Tiertherapie noch eine entsprechende Ausbildungspflicht für die Halter von Therapietieren vorsieht.

Die Grenzen zwischen Gebrauch und Missbrauch von Tieren zu therapeutischen Zwecken sind fließend und werden von den Tierschutzgesetzgebungen noch zu wenig umschrieben. Der Schutz der Tiere in der Therapie liegt in der Verantwortung des einzelnen Halters, aber auch in jener des Gesetzgebers. Daher sind strenge Tierschutzbestimmungen und ein konsequenter Vollzug nötig, um diesen Schutz wirklich zu garantieren. In diesem Zusammenhang ist neben konkreten

Tierschutzbestimmungen über den Einsatz von Therapietieren eine – zusätzlich zum obligatorischen Sachkundenachweis für die Hundehaltung – Ausbildungspflicht für Halter, die ihre Tiere für Therapiezwecke einsetzen sowie eine Auflistung jener Tierarten, die für therapeutische Zwecke nicht eingesetzt werden dürfen, zu fordern.

6.3 Pädagogik als Teil der Tiergestützten Therapie

Judith Bigler, Heilpädagogin

Auf die Idee, einen Hund in der Schule einzusetzen, kam ich in meiner Ausbildung zur schulischen Heilpädagogin. Im Rahmen dieser Ausbildung lernte ich eine Pädagogin kennen, die ihre Hündin schon länger im Schulalltag integriert. Dieser etwas unkonventionelle Ansatz gefiel mir und ließ mich auch nach der Ausbildung nicht mehr los. Ich bin als schulische Heilpädagogin in einem Zentrum für Sozial- und Heilpädagogik tätig. In meinem schulischen Alltag begegne ich Schülern und Lernenden, die in der öffentlichen Schule nicht mehr tragbar sind und dementsprechend der Schule gegenüber oft negativ eingestellt sind. Das heißt für mich als Lehrperson, dass ich in einem ersten Schritt an Themen wie Beziehung und Vertrauen sowie Motivation arbeiten muss, bevor schulische Leistung verlangt werden kann. Ich habe das Glück, in einer Institution tätig zu sein, die durch eine Fachfrau Tiergestützte Therapie/Pädagogik ISAAT schon länger Tiergestützte Pädagogik mit verschiedenen Tieren wie Lamas, Pferden, Wollschweinen etc. anbietet, dies jedoch außerhalb der Schule. Als ich mein Anliegen bei der Leitung anbrachte, stieß dies gleich auf Interesse. Ich entwarf ein Grobkonzept, in dem ich begründete, warum ich den Einsatz eines Therapiebegleithundes im Fachbereich Pädagogik als sinnvoll erachtete, wie ich mir die Einsätze des Therapiebegleithundes vorstellte und welche Ausbildung ich mit meinem Hund absolvieren wollte. Nachdem das Grobkonzept angenommen worden war, klärte ich mein Kollegium über mein Vorhaben auf und erarbeitete mit der Schulleitung Grundsätze für die Arbeit mit dem Hund. Neben der zu absolvierenden Ausbildung als Therapiebegleithund-Team wurden Themen wie Weiterbildungen, Aufenthaltsort des Hundes, jährliche Gesundheitsprüfungen, Berufshaftpflicht, Elterninformation und das Vorgehen bei besonderen Vorfällen mit dem Hund festgelegt.

Während zwei Jahren absolvierten ich und mein Hund die Ausbildung zum Therapiebegleithund. Die Ausbildung fand einerseits bei mir im Klassenzimmer statt, wo ich in regelmäßigen Abständen durch die Ausbilderin besucht wurde, indem wir vor Ort die Lektionen auf der Basis der Lektionsplanung und der Zielsetzungen auswerteten und neue Lernziele vereinbarten. Bei der Reflexion unterstützten mich unter anderem die Lernjournale. Diese regelmäßigen Supervisionen halfen mir, meine Arbeit mit dem Hund und den Lernenden zu optimieren und den jeweiligen Bedürfnissen und Anforderungen in meiner Doppelrolle als Heilpädagogin und Hundeführerin gerecht zu werden. Parallel dazu fand die praktische Ausbildung auf dem Trainingsplatz statt, wo ich auch jetzt nach der Ausbildung gezielt mit meinem Hund für seinen Einsatz in der Schule trainiere. Wesentliche Bestandteile der Ausbildung bildeten der Eignungstest von uns als Mensch-Hund-Team, abgenommen von einer Verhaltensmedizinerin, und die Prüfungslektion, die in einem Gutachten von der Verhaltensmedizinerin festgehalten wurde.

Nun arbeite ich seit vier Jahren mit meinem Hund als Partner und darf eine positive Bilanz ziehen. Der Hund erleichtert den Kontakt zu den Schülern und Lernenden und unterstützt mich, Inhalte aus dem Lehrplan zu üben und umzusetzen. Im folgenden Abschnitt beziehe ich mich hauptsächlich auf den zurzeit gültigen Lehrplan der Volksschule des Kantons Bern aus dem Jahr 1995, nach dem sich zum jetzigen Zeitpunkt mein Unterricht richtet. Der neue Lehrplan 21 wird „voraussichtlich im Herbst 2014 von den Erziehungsdirektorinnen und -direktoren zur Einführung in den Kantonen freigegeben“ (Projekt Lehrplan 21, www.lehrplan.ch).

6.3.1 Definition und Bedeutung von Pädagogik

Nach Clemens Hillenbrand steht der Begriff Pädagogik häufig als Synonym zu Erziehung, wird aber auch für die Wissenschaft der Erziehung benutzt. Die Grundfragen der Erziehung, Fragen der Methoden, der Bedingungen und der Wirkung von Erziehung stehen im Vordergrund. Bei der Erziehung sind nach Hillenbrand (2008) sowohl die zielorientierte Handlung der erziehenden Person als auch der Prozess im Heranwachsenden selber relevant.

Die Schule übernimmt einen großen Teil der Erziehung eines Kindes und wird immer mehr zu einem wichtigen sozialen Umfeld. Als oberstes Richtziel der Erziehung sieht die Schule nach Lehrplan die Mündigkeit. Die Schule soll Lernende auf ihrem Weg zur Mündigkeit begleiten. Mündigkeit wiederum zeigt sich durch Selbstkompetenz, Sozialkompetenz und Sachkompetenz (Erziehungsdirektion des Kantons Bern, 1995).

Selbstkompetenz

Nach dem Lehrplan bedeutet *Selbstkompetenz* die Fähigkeit der Selbstverantwortung und entsprechend zu handeln. „Die Schule unterstützt die Schülerinnen und Schüler auf dem Weg zu selbstständigen Persönlichkeiten." (Erziehungsdirektion des Kantons Bern, 1995: Leitidee1).

Der Fähigkeit der Selbstkompetenz geht ein gutes Selbstvertrauen voraus, das sich Lernende durch gute Lernatmosphäre, Geborgenheit und Wohlwollen aneignen. Kinder und Jugendliche müssen in ihren Überlegungen, Urteilen, Gefühlen, Interessen und Handlungsweisen ernst genommen werden.

Die Entscheidungsfähigkeit ist ein wichtiges Merkmal der selbstständigen Persönlichkeit. Lernende lernen Ereignisse und Zustände von verschiedenen Standpunkten her einzuschätzen und zu beurteilen. Sie schätzen ihre Handlungsmöglichkeiten ein und fällen verantwortbare Entscheide. Sie werden angeregt, ihre Handlungen kritisch zu überdenken und sich mit ihrer Entwicklung auseinanderzusetzen (Erziehungsdirektion des Kantons Bern, 1995).

„Die Schule fördert die Persönlichkeitsentwicklung, indem sie die Schülerinnen und Schüler in der Entfaltung ihrer körperlichen, geistigen, schöpferischen, emotionalen und sozialen Fähigkeit unterstützt." (Erziehungsdirektion des Kantons Bern, 1995: Leitidee 2).

Eine weitere Leitidee der Selbstkompetenz betrifft die Werthaltung. Lernende können mithilfe der Werthaltung ihr Leben sinnvoll gestalten. Die Schule hat den Auftrag, ihnen zu zeigen, wie sie sich Veränderungen gegenüber offen und kritisch verhalten. Damit können Zukunftsängste abgebaut und die Lernenden motiviert werden, das aktuelle Geschehen aktiv mitzugestalten. Der Einbezug von außerschulischen Erlebnissen ist wichtig für den Aufbau der persönlichen Werthaltung. Dabei muss Rücksicht auf den jeweiligen Entwicklungsstand genommen werden. Dadurch, dass Lehrpersonen selber eine Werthaltung vorleben, fungieren sie als Vorbilder (Erziehungsdirektion des Kantons Bern, 1995).

In der Schule wird die Ausdrucksfähigkeit und Leistungsbereitschaft gefördert. Sich mitzuteilen und offen für seine eigene Meinung einzustehen, sind grundlegende Fähigkeiten, die vermittelt werden. Um sich mit anderen Menschen verständigen zu können, bedarf es einer differenzierten Ausdrucksfähigkeit, wobei der sprachlichen Ausdrucksfähigkeit besondere Bedeutung beigemessen wird. Diese soll in jedem Fach gezielt gefördert werden (Erziehungsdirektion des Kantons Bern, 1995).

Dadurch, dass in der Schule altersgemäße Leistung gefordert und anerkannt wird, soll die Leistungsbereitschaft gesteigert werden. Dabei wird Rücksicht auf die unterschiedlichen Möglichkeiten und Fähigkeiten genommen. Im Weiteren fördert die Schule die Selbstbeurteilung der Lernenden, damit diese lernen, Selbstverantwortung für ihr Lernen zu übernehmen.

„Die Freude über eine selbstständig oder gemeinsam erbrachte Leistung stärkt das Selbstvertrauen und die Motivation der Lernenden." (Erziehungsdirektion des Kantons Bern, 1995: Leitidee 2).

Sozialkompetenz

Unter *Sozialkompetenz* wird die Fähigkeit verstanden, in Gemeinschaft und Gesellschaft zu leben, Verantwortung zu übernehmen und entsprechend zu handeln. Die Schule sieht sich als Ort des sozialen Lernens und fördert die Beziehungsfähigkeit. Für das Zusammenleben in der Gemeinschaft und in der Gesellschaft ist die Beziehungsfähigkeit nach Lehrplan (Erziehungsdirektion des Kantons Bern, 1995) eine wichtige Voraussetzung. Die Schule fördert das Eingehen von zwischenmenschlichen Beziehungen. Das Zusammenleben in Gemeinschaft und Gesellschaft beinhaltet aber auch das Nachdenken über Verhaltensweisen in der Gemeinschaft und Gesellschaft. Die Schule ermöglicht es, Regeln des Zusammenlebens anzuwenden, und gibt Raum, den Umgang mit Konflikten zu üben. Durch entsprechende Erfahrungen können Friedfertigkeit, Gewaltlosigkeit, Rücksichtnahme, Geduld,

Achtung, Toleranz, Einfühlungsvermögen, Hilfsbereitschaft, Ehrlichkeit, Engagement und Mut, Ziele sozialen Lernens, gefördert werden (Erziehungsdirektion des Kantons Bern, 1995).

Kulturelle Vielseitigkeit wird im Unterricht thematisiert. Diskriminierende Haltungen werden laut Lehrplan 1995 von der Schule abgelehnt. Die Schule setzt sich für Solidarität gegenüber Benachteiligten ein. Schule ist ein Ort der partnerschaftlichen Zusammenarbeit. Verschiedene Formen der Zusammenarbeit können erprobt und geübt werden. Die Kinder und Jugendlichen lernen aber auch deren Grenzen und Schwierigkeiten kennen. Zusammenarbeit wird als Grundsatz menschlicher Lebensgestaltung erfahren. Durch geeignete Unterrichts- und Arbeitsformen wird die Kooperationsfähigkeit gefördert. Die Schule fördert Lernende, Aufgaben in der Gemeinschaft und Gesellschaft zu übernehmen, mitzubestimmen und Verantwortung mitzutragen. Sie sollen in die Gestaltung des Schullebens mit einbezogen werden (Erziehungsdirektion des Kantons Bern, 1995).

Kommunikation ist nach Simon (2006) der wichtigste Teil der Sozialkompetenz und verlangt Kommunikationskompetenz. Sie umfasst Dialogfähigkeit, mündliches und schriftliches Ausdrucksvermögen, die Fähigkeit zu visualisieren, zu moderieren und zu argumentieren. Gesellschaftlicher Umgang miteinander ist ohne Austausch undenkbar. Simon (2006) listet folgende Argumente für eine gute Kommunikation auf:

- Kommunikation bewirkt ein gutes Sozialklima.
- Problem- beziehungsweise Konfliktlösungen werden ermöglicht.
- Gegenseitige Missverständnisse werden minimiert oder gar verhindert.
- Wertschätzung und Einfühlungsvermögen können ausgedrückt werden.
- Der Umgang mit den Mitmenschen verbessert sich.

Auch die nonverbale Kommunikationsebene wird miteinbezogen. Kommunikation beschränkt sich nicht auf den Austausch von Wörtern, sondern kann auch durch Körperhaltung erfolgen (Simon, 2006). Die entscheidende Voraussetzung für die Vermeidung von Konflikten liegt im Verhalten der Sender und Empfänger von Nachrichten. Die

Kommunikationspartner entscheiden durch ihr persönliches Verhalten darüber, ob ein Gespräch zustande kommt und wie es abläuft (Simon, 2006).

Sachkompetenz

Die dritte Kompetenz ist die *Sachkompetenz*. Lernende urteilen sachbezogen und handeln entsprechend (vgl. Erziehungsdirektion des Kantons Bern, 1995). Durch die Schule erhalten sie eine grundlegende Allgemeinbildung. Die Allgemeinbildung beinhaltet grundlegende fachbezogene Kenntnisse sowie die Fähigkeit, Entwicklungen und Zusammenhänge zu erkennen. Gewonnene Erfahrungen werden auf neue Situationen übertragen. Die Schule fördert die Offenheit gegenüber Neuem, indem unmittelbar an bereits gemachte Erfahrungen der Lernenden angeknüpft wird und diese auch in die Gestaltung des Unterrichts einbezogen werden. Die Schule misst der vielfältigen Denk- und Arbeitsweise hohe Wichtigkeit bei. Lernende sollen lernen, sich Informationen zu beschaffen und zu verarbeiten und diese wiederum mit ihrem bisherigen Wissen zu vereinen. Die Reflexion der eigenen Arbeit und die Planung und die zielgerichtete und sorgfältige Durchführung sollen gelernt werden. Eine gute Lernatmosphäre und die entsprechende Gestaltung der Lernumgebung sind wichtige Voraussetzungen dafür, das Lernen zu lernen (Erziehungsdirektion des Kantons Bern, 1995).

Die Schule fördert durch geeignete Maßnahmen die individuelle Entwicklung jedes Einzelnen. Individuelle Begabungsrichtungen und -stärken werden in der Schule berücksichtigt (Erziehungsdirektion des Kantons Bern, 1995). Heranwachsende sollen gleichermaßen in ihren intellektuellen, emotionalen und handlungsmäßigen Möglichkeiten gefördert werden. Diese drei Kompetenzen werden nicht als getrennte Bereiche angesehen und können nicht einzelnen Fächern zugeordnet werden, sondern überschneiden und ergänzen sich gegenseitig (Erziehungsdirektion des Kantons Bern, 1995).

Doch vermehrt wird der Erziehungsauftrag der Schule durch fehlende Familienstrukturen oder durch den starken Leistungsdruck erschwert. Nach Heyer und Kloke (2011) muss die Schule zunehmend mehr leisten als Wissensvermittlung und Persönlichkeitsförderung. Schwierige Verhaltensweisen von Kindern und Jugendlichen erschweren die Erziehung zu mündigen Bürgern, die sich in der Gemeinschaft und Gesellschaft zurechtfinden sollen. Nach Hillenbrand (2008) verursachen insbesondere biografische Prägungen des Heranwachsenden belastende Verhaltensstörungen, die die persönliche und soziale Entwicklung erschweren.

Solche Verhaltensstörungen ergeben sich aus problematischen Lebenssituationen mit vielen Konflikten. Handlungs-, Bildungs- und Gestaltungsmöglichkeiten sind eingeschränkt. Die Perspektiven für eine Lebensgestaltung in Beruf, Familie und Freizeit sind oft erschwert und negativ vorbestimmt (Hillenbrand 2008). Somit ist die Entwicklung der Lernenden gefährdet.

Heyer und Kloke (2011) fordern dazu auf, dass die Institution Schule neue Wege gehen muss. Als ergänzende Möglichkeit eignet sich der Einsatz von Tieren, vor allem von Hunden, als pädagogische Unterstützung. Die hundegestützte Pädagogik erweist sich laut Heyer und Kloke (2011: 11) als „zukunftsträchtige, neue pädagogische Richtung, indem sie an den sozialen Wunden unserer Zeit ansetzt". Ausgehend von der Pädagogik sprechen Jablonowski und Köse (2012) von der Kynopädagogik. Der Begriff Kynopädagogik wird aus dem Griechischen abgeleitet: *kyon* (Gen. *kynos*) „Hund", *pais* (Gen. *paidos*) „Kind" und *agein* „führen, lenken, leiten" (Jablonowski und Köse, 2012). (Kynopädagogik ist auch ein Teil der zielorientierten Tiergestützten Therapie; Anm. der Autorin) Es handelt sich hier um ein pädagogisches Konzept, das als ganzheitliches, handlungsorientiertes und persönlichkeitsförderndes Konzept aufzufassen ist.

„Kynopädagogik steht für zielgerichtetes Arbeiten […] mit Kindern […] unter interaktiver Beteiligung entsprechend ausgebildeter Hunde […], die die Kinder ein Stück weit in Lernprozessen und ihrer Persönlichkeitsentwicklung begleiten." (Jablonowski und Köse, 2012: 7). Es werden durch spielerische Interaktionen zwischen Hund und Kind nicht nur sozialemotionale Kompetenzen gefördert, sondern auch die physische und mentale Entwicklung, also die gesamte Persönlichkeit der Lernenden. Solche Interaktionen gründen auf respektvoll-achtsamer Wahrnehmung des Interaktionspartners Hund (Jablonowski und Köse, 2012).

6.3.2 Die Bedeutung der Tiergestützten Therapie/Pädagogik für die Pädagogik

Unabhängig von unserem gesundheitlichen Befinden, haben nach Otterstedt (2001) Tiere einen positiven Einfluss auf uns Menschen. Sie fordern, fördern und begleiten uns durch unseren Alltag. Ein Tier ist nicht mit einem Therapeuten gleichzusetzen, kann jedoch in einer Behandlung unterstützend und begleitend wirksam sein. Nach Röger-Lakenbrink (2010) versteht man unter der tiergestützten Pädagogik eine pädagogische Fördermaßnahme, um bei verhaltensauffälligen Kindern und Jugendlichen mit besonderen Bedürfnissen und leichten Handicaps durch das Tier positiv auf ihre Entwicklung Einfluss zu nehmen. Der gezielte Einsatz wird von Erziehern, Pädagogen, Heilpädagogen, Lehrpersonen oder auch Sozialarbeitern nach abgeschlossener Ausbildung durchgeführt (Röger-Lakenbrink, 2006).

Sehr oft werden für solche Einsätze Hunde gewählt. Ob Tiergestützte Pädagogik oder Tiergestützte Therapie – in der Praxis zeigt sich, dass die Übergänge zwischen den beiden Ansätzen nicht klar zu trennen sind. Nach Röger-Lakenbrink (2010) umfasst die Therapie unterschiedliche Behandlungsalternativen mit verschiedenen Zielsetzungen für diverse Krankheitsbilder. Unter der Tiergestützten Therapie werden „alle Maßnahmen, bei denen durch den gezielten Einsatz eines Tieres positive Auswirkungen auf das Erleben und Verhalten von Menschen erzielt werden sollen“ verstanden, so Röger-Lakenbrink (2006: 30).

Der Hund an sich wird nicht als Therapie gesehen. Seine Wirkung kann eher als eine unterstützende und begleitende beschrieben werden. Dies immer in Anwesenheit seines ausgebildeten Besitzers und in Zusammenarbeit mit dem Fachpersonal der jeweiligen Institution (Röger-Lakenbrink, 2006). Auch Jablonowski und Klöse (2012) beschreiben die Grenze von pädagogischer und therapeutischer Arbeit als fließend. Durch die pädagogische Arbeit werden therapeutische Nebeneffekte erzielt, wie auch der Therapeut wiederum pädagogische Nebeneffekte verursacht.

In der Arbeit mit dem Hund kann nie genau geplant werden, was diese Arbeit bei den jeweiligen Lernenden auslöst. Daher braucht es viel Feingefühl, Absprachen mit den jeweiligen Therapeuten sind grundlegend. Der erweiterte Kanal, mit dem man durch den Hund zu einem Schüler oder einer Schülerin Kontakt aufnehmen kann, ist für die gesamte Förderplanung (Therapieplan) wertvoll.

Aus einer Studie, die auf Initiative des Instituts für interdisziplinäre Erforschung der Mensch-Tier-Beziehung (IEMT) (2001) in Wien durchgeführt wurde, geht hervor, dass die Anwesenheit eines Hundes Auswirkungen auf die soziale Integration von Lernenden in Schulklassen hat.

Die zentralen Ergebnisse dieser Untersuchungen sind:

- Lernende zeigen Interesse an Hunden und verlieren ihre Scheu.
- Die Schulzufriedenheit erhöht sich: Die Lernenden gehen gerne zur Schule.
- Sie verfolgen den Unterricht zusehends aufmerksamer und verhalten sich ruhiger.
- Das Aggressionspotenzial nimmt signifikant ab.
- Besonders lebhafte Kinder und Jugendliche wurden ruhiger, besonders ruhige traten mehr aus sich heraus. Die Lernenden entwickeln Fähigkeiten zur Empathie.

Zusammenfassend lässt sich feststellen, dass Hunde bedeutende Katalysatoren für die Entwicklung von Sozialverhalten und die soziale Integration in Gruppen sind.

Die Institution Schule ist nach Heyer und Kloke (2011) einer der wichtigsten Sozialisationsorte geworden. Mehr denn je muss die Schule heute Aufgaben der Familie übernehmen. „Einzelkämpfertum, Intoleranz, Aggression und mangelndes Interesse am Mitmenschen sind einige Indikatoren für die zu verzeichnende, steigende soziale Inkompetenz bei Kindern und Jugendlichen.“ (Heyer und Kloke, 2011: 10).

Oft ist zu beobachten, dass den Lernenden der Umgang mit dem Hund leichter fällt als Beziehungen zu Lehrpersonen und Mitlernenden aufzunehmen. Der Grund dafür kann sein, dass dieser Umgang durch Regeln überschaubar ist und der Hund averbal kommuniziert und den Lernenden ohne Vorurteile begegnet. Bestehen schlechte Erfahrungen mit vorgängigen Lehrpersonen, ist es für mich als neue Lehrperson schwierig, ein Vertrauensverhältnis aufzubauen. Dadurch dass ich in Verbindung mit dem Hund gebracht werden kann, gelingt es mir, über ihn in Kontakt mit den Lernenden zu treten und ihr Vertrauen, aber auch ihren Respekt zu gewinnen.

Steigende Leistungsanforderungen können bei Lernenden Überforderung, Stress und Angst auslösen. Der Einsatz von Therapiebegleithunden ist eine wirkungsvolle Ergänzung zum üblichen Unterricht. Das stressfreiere Unterrichtsklima hat eine ausschlaggebende Auswirkung auf den Lernerfolg. Durch die Annahme, dass der Mensch vom Tier vorbehaltlos angenommen wird, zeigt sich die hundegestützte Pädagogik als neue pädagogische Richtung, die soziale Defizite aufarbeiten kann (vgl. Heyer und Kloke, 2011).

Nach dem Konzept der Kynopädagogik ist der Hauptteil der kynopädagogischen Arbeit die interspezifische Kommunikation, die auf achtsam-respektvoller Wahrnehmung beruht. Nach Jablonowski und Köse (2012) wird diese Kommunikation als eine spielerische Verständigung zweier Spezies, Mensch und Hund, verstanden. Jablonowski und Köse deklarieren diese interspezifische Kommunikation, bestehend aus Mimik, Gestik, Körper und Stimme, bei Hund ebenfalls Nase und Zunge, als eine ganzheitliche Kommunikation (Jablonowski und Köse, 2012). Es geht darum, Befindlichkeiten und Emotionen des Gegenübers zu verstehen und daraufhin empathisch mit ihm umzugehen. Jablonowski und Köse (2012) erwähnen die Wichtigkeit, die eigene Befindlichkeit und Emotion wahrzunehmen und diese dem Spielpartner Hund zu kommunizieren, aber auch eigene Emotionen und Bedürfnisse für sich zu behalten, wenn sie in einer Interaktion mit dem Hund ungünstig sind.

Ein Kynopädagoge strukturiert die Kommunikationsprozesse. Er stellt nach Jablonowski und Köse (2012) die Regeln auf, nach denen der Hund und die Kinder miteinander interagieren. Trotzdem hält sich der Kynopädagoge, verglichen mit einem Moderator, oft möglichst im Hintergrund. Durch die spezielle Kommunikation hat der Kynopädagoge die Möglichkeit, mithilfe seines Hundes die physische, psychische und mentale Entwicklung der Lernenden nachhaltig zu fördern. Dies geschieht in Bereichen, wo wir mit Kindern auf der Basis Mensch zu Mensch nicht mehr in Kontakt treten können. Damit der erwünschte Effekt eintreten kann, ist es entscheidend, dass Interaktionen zwischen Mensch und Hund von allen Beteiligten als Spiel erlebt werden. Interaktionen mit dem Hund sollten frei von Zweck und Zwang sein. Sie stellen einen Gegenpol zum meist von Leistungsdruck und Erwartungen geprägten Schulalltag. „Wer spielt, unterwirft sich Regeln und Ritualen. Er tut es jedoch freiwillig, weil es ihm um die Sache selbst geht, weil ihm das Spiel, in unserem Fall die Interaktion mit den Hunden, Freude macht." (Jablonowski und Köse, 2012: 9). Durch das spielerische Verständnis von Kommunikation wird Freiraum für individuelles Erleben und Handeln geboten. Es gibt aber auch Anreiz, neue Wege zu gehen und dabei neue Fähigkeiten zu entdecken (Jablonowski und Köse, 2012).

Jablonowski und Köse (2012) stellen fest, dass die Bereitschaft, sich auf die analoge Kommunikation, die für beide Spezies verständlich ist, einzulassen, der verbalen Botschaft, die der Hund zu dekodieren lernt, vorausgeht. Erst wenn die Lernenden sich über körpersprachliche Signale wie Körper, Mimik und Gestik verständlich machen können und die Reaktion des Hundes richtig deuten, werden Wortsignale hinzugenommen. So können Misserfolge und Frust für Hund und Lernende vermieden werden. Realistische Selbstwahrnehmung kann durch die Konzentration auf die Wahrnehmung der eigenen Befindlichkeit und jener des Gegenübers gefördert werden und ebnet nach Janblonowski und Köse (2012: 11) „gleichzeitig den Weg für eine stimmige Kommunikation".

Im Schulalltag bietet der Therapiebegleithund eine Möglichkeit, Empathie lebendig werden zu lassen. Durch ihn können Lernende andere Seiten ausleben. Die Rolle, die sie in der Klassengemeinschaft haben, wird abgestreift und eine oft kindlichere Seite kommt zum Vorschein. Vor allem die Wortwahl verändert sich und die Stimme wird höher und weicher. Selbst dissoziale Lernende berühren den Hund liebevoll; sie sprechen leiser, langsamer und in höherer Stimmlage als in anderen Situationen (Vanek-Gullner, 2007).

Nach Vanek-Gullner (2007) haben gerade „schwierige" Lernende zu wenig Zugang zu ihren Bedürfnissen. Wenn sie Zuneigung am meisten bräuchten, ziehen sie sich zurück. Der Körperkontakt mit dem Therapiebegleithund kann ein wohliges Gefühl auslösen und lässt Lernende zur Ruhe kommen.

Der Therapiebegleithund bringt viel Optimismus in ein Klassenzimmer, nicht zuletzt, weil er die Lernenden so annimmt, wie sie sind, ohne Vorbehalte. Durch das gemeinsame Spiel oder die bloße Anwesenheit des Hundes wird das Klassenklima freundlicher und humorvoller.

Auf rücksichtsloses Verhalten reagiert ein Hund mit Rückzug und signalisiert so dem Betroffenen, dass er ein solches Verhalten nicht akzeptiert. Dies ist nach Vanek-Gullner, (2007) eine Chance, neue Wege im Umgang mit Aggressionen zu finden. Ein Hund ordnet sich nicht bedingungslos dem Willen eines Schülers oder einer Schülerin unter, sofern die Pädagogin und Hundehalterin für das Wohl des Hundes Verantwortung übernimmt. Er gibt auf ruhige Art und Weise zu verstehen, wenn eine Grenze überschritten wurde. Er zeigt wiederum aber auch erneut Bereitschaft, sich auf die jeweilige Person einzulassen. Der Hund ist unvoreingenommen und nicht nachtragend, vorausgesetzt dass keine härteren Überschreitungen stattgefunden haben. Damit dies nicht passiert, bin ich für den Schutz des Therapiebegleithundes, parallel zu meiner Funktion als Heilpädagogin, zuständig.

Nach Jablonowski und Köse (2012) lernen die Lernenden im Rahmen des spielerischen Umgangs mit Kommunikation Befindlichkeiten, Empfindungen und Gefühle wahrzunehmen und damit umzugehen. Das heißt sie lernen angemessen auf die Botschaft des Gegenübers zu reagieren, aber auch eigene Empfindungen zu reflektieren und angemessen zu handeln (Jablonowski und Köse, 2012).

Als unerlässliche Voraussetzung für Gesundheit versteht der Philosoph Meyer-Abich die Klarheit des Menschen im Verhältnis zu sich selbst, zu den Mitmenschen und zur Natur: „Gesundheit also besteht ganzheitlich aus drei konzentrischen Horizonten: zunächst in dem des Einzelnen oder der Person, dann in dem der Gesellschaft, zu der diese mit andern gehört, und schließlich in dem der ganzen Natur, zu der ihrerseits alle Gesellschaften gehören." (Meyer-Abich, 2010: 326). Jablonowski und Köse (2012) folgern daraus, dass sich die Arbeit mit dem Hund als ein gesundheitsförderndes pädagogisches Konzept beschreiben lässt.

Schließlich spielt auch die Überwindung von Angst eine zentrale Rolle. Ängstliche Kinder werden angeleitet, wie mit dem Therapiebegleithund agiert werden kann. Durch die Freiwilligkeit können Interaktionen auch vorerst aus sicherer Distanz beobachtet werden. Indem der Hund als verlässlicher und berechenbarer Partner kennengelernt werden kann, wird die Angst abgebaut. Die positive Einwirkung eines solchen Prozesses auf die Entwicklung der Lernenden ist unbestritten (Jablonowski und Köse, 2012).

6.3.3 Wirkgefüge und Fallbeispiele

Die Wirkung, die ein Therapiebegleithund auf die verschiedenen Charaktere in einer Schulklasse hat, ist unterschiedlich. Wie bereits erwähnt, kann sie beruhigend sein oder auch motivieren, aus sich herauszukommen. Grundlegende Voraussetzung sind die Sympathie, die dem Therapiebegleithund entgegengebracht wird, und die Einstellung gegenüber dem Hund als Tier. Solche Bilder werden von der Familie und der ethnischen Zugehörigkeit stark mitgeprägt und können von einem Extrem ins andere fallen: der Hund als Schmusetier einerseits, andererseits der unreine Hund als Bedrohung. Auch äußerliche Faktoren wie Rasse, Größe, Farbe und Fellstruktur sind unterschiedlichen Vorlieben unterworfen. Vor allem bei Jugendlichen stelle ich eine Affinität gegenüber kampffreudigen Rassen fest. Alle diese Faktoren sind zu berücksichtigen und auch ernst zu nehmen, damit sich das Kind oder der Jugendliche auf den Hund einlassen kann. Nimmt man die einzelnen Charaktere und Meinungen ernst, kann man mit dem Hund so arbeiten, dass er eine positive Wirkung erzielt. Meine Erfahrung ist, dass die Bereitschaft, sich auf meinen Hund einzulassen, früher oder später bei allen erfolgt.

Die Wirkung des Therapiebegleithunds erlebe ich im Schulalltag sehr vielfältig. Zum einen kann ich gezielt an Themen arbeiten und Ziele verfolgen, indem ich auf die Interaktion zwischen Hund und Kindern Einfluss nehme, diese anleite und begleite, zum anderen wirkt der Therapiebegleithund nur schon durch seine Anwesenheit als Teil unserer Klassengemeinschaft, indem er sich zwischendurch Aufmerksamkeit holt, sich aber auch wieder zurückzieht und schläft. Dieser Anwesenheit ohne konkreten Auftrag, nach Vernooij und Schneider (2010) die freie Interaktion, muss unbedingt genügend Raum gegeben werden. Die Kontakte zwischen Hund und Lernenden ohne Vorgaben sind sehr aufschlussreich für mich als Lehrperson und wichtig für die Entstehung von Beziehung.

Im Folgenden zeige ich mit einigen Beispielen, auf welche Bereiche der Schulbegleithund Einfluss nehmen kann. Diese Bereiche decken sich zum Teil mit den Leitideen des Lehrplans 95.

Um einen Therapiebegleithund in ein Klassengefüge integrieren zu können, braucht es vorerst *Sachkenntnisse über den Hund und seine artgerechte Haltung.* Die Lernenden müssen Wissen erarbeiten und den respektvollen Umgang mit dem Hund erlernen. Dazu gehören die Entwicklungsgeschichte und Domestizierung des Hundes, die verschiedenen Rassen, der Körperbau, die Pflege und als wichtigstes Element die Kommunikation des Hundes. Welche Signale sendet der Hund, wenn er zufrieden und entspannt ist, und wie signalisiert er uns, wenn er sich gestresst fühlt? Aber auch ich muss mich fragen, welche Signale ich durch mein Verhalten sende: Schaue ich zum Beispiel dem Hund direkt in die Augen, kann er das als Herausforderung verstehen und dieses Signal mit Angriff oder Rückzug beantworten.

Ein weiterer Schritt besteht darin, dass die Lernenden ihr theoretisches Wissen auf den Therapiebegleithund anwenden. Das Wissen muss beinhalten, dass nicht jeder Hund die gleichen charakterlichen Eigenschaften aufweist und dementsprechend anders reagiert. Die Lernenden müssen lernen, diesen Tatsachen Rechnung zu tragen. Lernende erwerben in diesem Bereich ein Wissen und Können, das ihnen auch bei zukünftigen Begegnungen mit Hunden oder anderen Tieren zugutekommt und Missverständnisse zwischen Tier und Mensch verhindern kann.

Mit ihrem Wissen übernehmen die Lernenden auch *Verantwortung* für das Wohlergehen des Therapiebegleithundes, indem sie die Regeln im Umgang mit dem Hund einhalten, sich bei Verstößen gegenseitig ermahnen und auch für das leibliche Wohl des Hundes sorgen. Das erworbene Wissen wird beispielsweise auf dem Pausenplatz an andere vermittelt. Meine Lernenden leiten Mitschüler, aber teilweise auch Erwachsene an, wie mit dem Therapiebegleithund umzugehen ist. Außerhalb der Klasse für den Hund einzustehen und die Regeln im Umgang mit ihm zu vertreten, braucht Mut, Stehvermögen und stärkt das Selbstvertrauen. Wichtig ist zu beachten, dass nicht alle Lernenden diese Mitverantwortung gleichermaßen tragen können. Voraussetzung ist, dass ich als Lehrperson entsprechend adäquat beobachte, begleite und unterstütze.

Für meine folgenden Erläuterungen möchte ich eine bekannte Übung mit dem Therapiebegleithund, auf die ich mich anschließend im Fließtext beziehen werde, kurz beschreiben:

„Komm ins Haus!"

Als Erstes wird der Hund in eine Warteposition gebracht. Danach entferne ich mich einige Meter von ihm und stelle mich breitbeinig hin. Mit dem Befehl „Komm ins Haus!" läuft der Hund zwischen meinen Beinen hindurch.

Durch die Arbeit mit dem Therapiebegleithund üben sich die Lernenden auch in ihrer *Handlungsplanung*. Um den Hund erfolgreich anzuleiten, muss Klarheit über das Ziel und den Weg bestehen. Im ersten Schritt beobachten die Lernenden, wie eine Übung aufgebaut wird, um das Gewünschte zu erreichen. Als Beispiel nehme ich die oben erwähnte Übung.

Folgende Teilschritte sind nötig:

- Ich muss die Aufmerksamkeit des Hundes mittels Signalen wie Rufen, Klatschen, Schnalzen u.a. gewinnen.
- Ist der Hund bei mir, brauche ich seine Konzentration. Ich kann von ihm verlangen, dass er sich neben mich setzt.
- Ich signalisiere dem Hund, dass er warten soll (s. **Abb. 6-4**).
- Ich entferne mich von ihm. Hier ist zu überlegen, ob ich mit dem Hund Augenkontakt halte oder mich von ihm abwenden kann und wie weit ich mich von ihm entferne.
- Ich nehme die breitbeinige Position ein (s. **Abb. 6-5**).
- Ich erteile den Befehl.
- Ich bestätige den Hund (s. **Abb. 6-6**).

Diese Übung besteht aus vielen kleinen Teilschritten, die dem Hund klar kommuniziert werden müssen, um Erfolg zu haben und mögliche Missverständnisse auszuräumen. Dazu braucht es verbindliche Signale oder auch Sichtzeichen, die ich kennen und im richtigen Moment deutlich ausführen muss. Ein weiterer Schritt wäre dann, eine neue Übung aufzubauen. Wie schaffe ich es, dass der Hund an einer bestimmten Stelle, die zum Beispiel durch einen auf dem Boden liegenden Reifen oder einen Hundeteppich gekennzeichnet ist, eine Verbeugung macht?

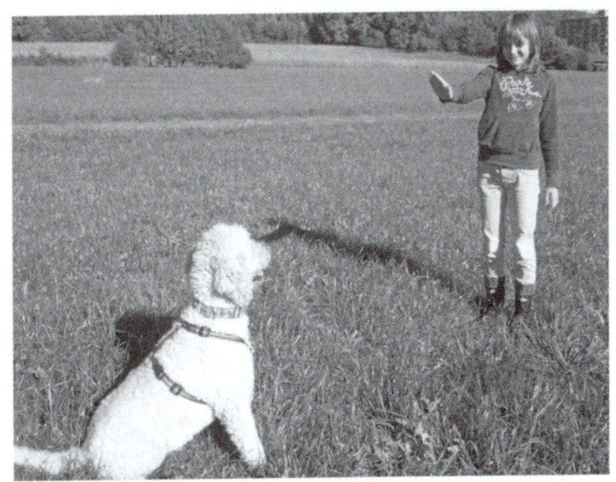

Abbildung 6-4: Warten.
© Judith Bigler

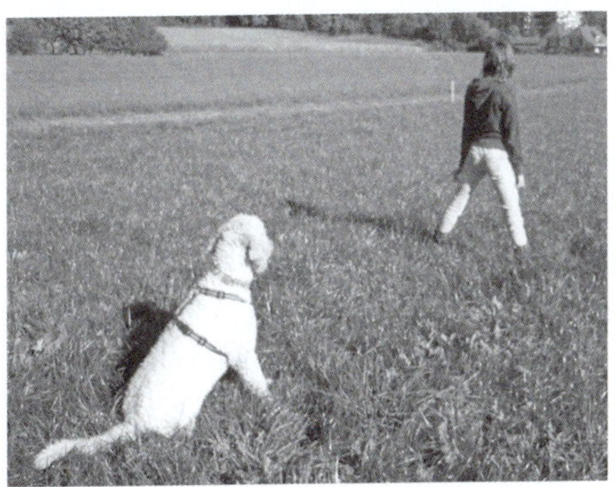

Abbildung 6-5: Breitbeinige Position einnehmen und den Befehl erteilen.
© Judith Bigler

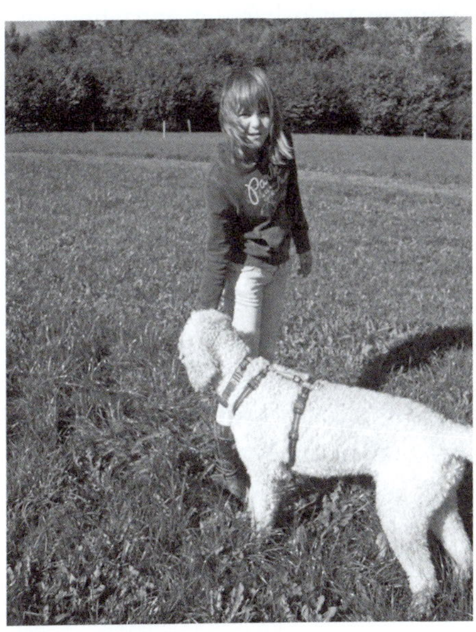

Abbildung 6-6: Loben.
© Judith Bigler

Die *Klarheit* und die genauen Ausführungen können ein hoher Anspruch für die Lernenden sein. Aber auch die Verbindlichkeit, welche Teilschritte mit welchen Signalen durchlaufen werden müssen, ist nicht immer leicht einzuhalten. Vor allem zeigt sich immer wieder Erstaunen, dass Erfolg aus vielen Teilschritten besteht und nicht aus einem großen. Gerade diese Erkenntnis ist für den schulischen Alltag wertvoll.

Die Arbeit mit dem Therapiebegleithund erfordert seitens der Lernenden sowie der Lehrpersonen viel *Einfühlungsvermögen, Empathie.* Um zu begreifen, warum der Hund ein entsprechendes Verhalten zeigt, braucht es die Fähigkeit, das eigene Verhalten kritisch zu überdenken. Zum Teil müssen auch eigene Bedürfnisse zum Wohle des Tieres zurückgestellt werden. Nach einer Interaktion muss in der Pause auf den Spielpartner Hund verzichtet werden. Eine laute Geräuschkulisse ist für den Hund unangenehm. Wenn sich Schüler während des Unterrichts Radiergummis zuwerfen, kann der Hund diese Botschaft missverstehen und auf seine Weise daraus ein Spiel machen.

Ist die Frustration zu groß, kann dies bei unseren Lernenden zu extremen Reaktionen führen. Wie zum Beispiel bei Barbara, 12 Jahre alt, die weinend das Klassenzimmer verließ, weil eine Übung wegen Überforderung des Hundes frühzeitig abgebrochen wurde und sie verzichten musste. Solche Situationen können unvorbereitet entstehen und müssen umgehend thematisiert werden. Barbara brauchte in dieser Situation Unterstützung von mir, hat aber wiederum auch Hilfestellung von der Klasse erhalten. Wie geht man mit Frustration und Enttäuschung um? Aufgrund solcher Vorfälle können interessante Klassendiskussionen entstehen, die weit über die aktuelle Thematik hinaus führen. So werden die Forderungen des Lehrplanes, wie ich sie eingangs skizziert habe, umgesetzt.

Das Verhalten des Therapiebegleithundes wird von den Lernenden immer wieder beobachtet, und es werden mögliche Erklärungen dafür gesucht. Auf einer Wanderung mit der Klasse suchte unser Hund immer wieder Schutz zwischen meinen Beinen. Daraufhin meinte ein Schüler, er habe wohl kalte Ohren. Auch immer wieder interessant für die Lernenden ist die Herkunft unseres Hundes. Wo wurde er geboren, wer sind seine Eltern und wie viele Geschwister hat er? Beim Beantworten dieser Fragen legte sich der Hund neben eine Schülerin und seufzte tief. Für sie war dies eindeutig das Zeichen, dass er seine Eltern vermisst. Einfühlungsvermögen ist ein zentraler Baustein, um Sozialkontakte knüpfen zu können und seine Mitlernenden zu verstehen. Die Schüler lernen auch das eigene Einfühlungsvermögen kennen, Grenzen zu setzen und dem Therapiebegleithund klar zu kommunizieren, wie weit der Kontakt erwünscht ist. Sich abzugrenzen vom Tier, muss gelernt werden. Mensch ist nicht gleich Tier. Es braucht eine klare Grenze: Pausenbrote werden nicht mit dem Hund geteilt, wir essen vom Teller, der Hund aus dem Napf und Leckerlis sind nur für den Hund bestimmt. Es gibt auch individuelle Grenzen: Nicht jedes Kind wünscht intensiven Kontakt zum Therapiebegleithund. Einige bevorzugen Übungen, die eine sichere Distanz ermöglichen, andere legen sich zum Hund und sind ganz entspannt. Die eigenen Bedürfnisse zu erkennen und sie zu kommunizieren, stärkt die Lernenden in ihren Sozialkontakten. Vor allem für solche mit Nähe- und Distanzproblemen sind diese Erfahrungen, wie sie der Therapiebegleithund ermöglicht, äußerst wertvoll.

Ein Therapiebegleittier, in diesem Fall einen Hund anzuleiten, braucht *Mut*. Vor allem, wenn man es schafft, dem Hund in den Rachen zu schauen und seine Zähne zu berühren oder ihm soweit zu vertrauen, ihn zwischen den eigenen Beinen durchlaufen zu lassen. Solche Aktionen werden von mir als Lehrperson honoriert.

Nicht immer gelingt es, mutig zu sein, sich im richtigen Moment abzugrenzen, dem Therapiebegleithund die nötige Empathie zu geben oder gar eine Übung mit dem Hund durchzuführen. Dies kann dazu führen, dass Lernende an sich selber zweifeln, wieder in ihre gewohnten Muster zurückfallen und sich durch aggressives Verhalten äußern, sei es verbal oder körperlich. Gerade in solchen Situationen ist eine enge Begleitung nötig, die natürlich wiederum auf Vertrauen basiert. An dieser *Frustrationstoleranz* zu arbeiten, scheint mir einer der schwierigsten Bereiche zu sein. Solche Situationen auszuhalten oder sich erneut in eine Situation zu begeben, in der man versagt hat, stellt eine große Hürde dar, bildet aber einen wichtigen Grundstein für die weitere Entwicklung. Hier ist der Therapiebegleithund ein idealer Übungspartner.

Alle die erwähnten Bereiche tragen zu einem guten *Selbstvertrauen* bei. Gelingt es, den Therapiebegleithund richtig zu führen, erfüllt dies die Lernenden mit Stolz. Vor allem dann, wenn die Klasse zuschaut.

Die Erfahrung zeigt, dass Lernende gemeinsam mit dem Hund bestimmter vor die Klasse treten, mit klarer, ruhiger Stimme sprechen und sich mit anderen intensiv auseinandersetzen können. Ich habe hier nur einige Bereiche aufgezählt. In der Arbeit mit meinem Therapiebegleithund erkenne ich immer wieder neue Bereiche, auf die der Hund Einfluss nimmt. Gerade diese Tatsache macht die Arbeit mit dem Hund so spannend.

Die Anwesenheit des Therapiebegleithundes ist nicht nur für individuelle Ziele wertvoll, sondern er kann den Zusammenhalt einer Klasse stärken und bringt Lernende näher zueinander. Der Hund fungiert in diesem Falle als „Brückenbauer“ und ermöglicht, dass Lernende, die eher nicht miteinander in Kontakt treten würden, sei es wegen der sozialen Hierarchie, der fehlenden Sympathie oder einfach wegen unterschiedlicher Interessen, trotzdem zueinander finden. Durch den Hund können sich die Lernenden von anderen Seiten zeigen und bisher unentdeckte Fähigkeiten hervorbringen. Ein eher zurückhaltender, unsicherer Schüler zeigt gegenüber dem Hund plötzlich Durchsetzungsvermögen, oder ein anderer, der in der sozialen Hierarchie ganz oben steht, weil er so cool ist, ist gegenüber dem Hund plötzlich ängstlich und unsicher. Ich habe hier zwei extreme Positionen gewählt, wie sie aber im Schulalltag durchaus vorkommen können. Mit diesem Beispiel möchte ich zeigen, dass den Lernenden ermöglicht wird, sich neu kennenzulernen und erworbene oder zugeschriebene Rollen abzulegen. Den Umgang mit andern zu finden und sich auf Beziehungen einzulassen, ist für Lernende aus meinem Arbeitsumfeld eher schwierig. Eine Beziehung über den Therapiebegleithund kann besser akzeptiert werden und bietet ein Lernfeld, wie mit Mitlernenden umgegangen werden kann. Die meisten Umgangsformen und Regeln bezüglich des Hundes lassen sich auf die Sozialkontakte unter Menschen übertragen. Durch den Hund erhält die Gruppe einen gemeinsamen Nenner, durch den die einzelnen Untergruppen, die in Klassen natürlicherweise entstehen, für eine gewisse Zeit aufgehoben werden können.

Im schulischen Alltag entstehen auch immer wieder Konfliktsituationen unter den Lernenden. Zum Teil ist es unmöglich, Tathergänge zu konstruieren und den Konflikt aufzuklären. Hier bleibt nur noch eine Annäherung beider Seiten. Der gezielte Einsatz des Therapiebegleithundes ist in solchen Situationen wohltuend und sehr wirksam.

Durch Weglassen von Schuldzuweisungen kann eine Interaktion mit dem Hund verhärtete Fronten aufweichen. Dazu eignet sich die bereits beschriebene Übung „Komm ins Haus!". Wichtige Voraussetzung ist, dass die Übung beiden Parteien bekannt ist. Jetzt kann die Übung erweitert werden, indem der Hund zwischen den Beinen von zwei Personen durchlaufen muss. Die einzelnen Teilschritte sind bekannt. Jetzt gilt es, Absprachen zu treffen, wer welche Aufgabe übernimmt. Die beiden Konfliktparteien müssen kommunizieren. Der Inhalt hat nichts mit dem Konflikt zu tun und erleichtert es dadurch, sich einander anzunähern. Der Hund verhält sich neutral und kann so die Bereitschaft, aufeinander zuzugehen, erhöhen. Wichtig ist aber, dass ich mich als Lehrperson zurückhalte und keinen Druck auf die „Richtigkeit" der Übung ausübe. Im besten Falle kann es sogar dazu kommen, dass gemeinsam gelacht wird. Nachdem die Fronten aufgeweicht worden sind, kann nun auf einer sachlichen Ebene erneut über den Konflikt gesprochen und die einzelnen Anliegen und Bedürfnisse können geklärt werden.

Die gleiche Übung eignet sich auch, um Gruppendynamiken zu beobachten. Ich gebe der Klasse die Übung als Vorgabe. Einzige Änderung: Der Hund muss bei jedem zwischen den Beinen durchlaufen. Das heißt, die Lernenden bilden einen Tunnel. Jetzt überlasse ich die Organisation der Klasse. Es ist interessant, wer welche Rolle in der Organisation übernimmt. Eine weitere Vorgabe könnte sein, dass die Klasse nicht verbal miteinander kommunizieren darf. Sehr herausfordernd für die Gruppe ist aber auch, wenn ich als Lehrperson einen Leader bestimme. Durch den Hund kann ich die Gruppendynamik beobachten und wenn nötig im Gespräch mit der Klasse Einfluss darauf nehmen.

Oft besteht die Annahme, der Therapiebegleithund lenke die Aufmerksamkeit auf sich und die Lernenden könnten dem Unterricht nicht konzentriert folgen. Ich habe in meiner Arbeit die gegenteilige Erfahrung gemacht. Lernende, die Konzentrationsschwierigkeiten haben oder Ermüdungserscheinungen zeigen, sind schneller bereit, am Unterricht teilzunehmen, nachdem sie dem Hund für kurze Zeit Aufmerksamkeit in Form von Streicheleinheiten oder kurzen verbalen Zuneigungen geschenkt haben. Der Kontakt mit dem Hund vermittelt ein Wohlgefühl, das motivierend auf die Arbeitshaltung wirkt. Nach meinen Erfahrungen verhindert der Hund auch nicht das Zuhören im Unterricht. Es kommt vor, dass er sich neben das Pult setzt und sich seine Streicheleinheiten selber holt. Ich wage zu behaupten, Kinder, die den Hund streicheln, hören genauso gut oder noch besser zu. In Fällen, in denen die Interaktion mit dem Therapiebegleithund eine störende Wirkung auslöst und dem Unterrichtsinhalt nicht mehr gefolgt werden kann, habe ich die Möglichkeit, den Hund auf seinen Platz zu verweisen. Ich als Lehrperson kann also Einfluss nehmen und den Kontakt regulieren. Dies bedingt, dass der Hund einen Grundgehorsam aufweist, auf den ich mich verlassen kann.

Für mich immer wieder erstaunlich ist, dass sich der Hund zufällig oder bewusst neben Lernende legt, die ihre Bewegungen nur schwer kontrollieren können. Man könnte meinen, dass dieses Verhalten den Hund fernhält, weil er davon ausgehen muss, dass er getreten werden könnte. Dadurch, dass die Klasse aber für die Bedürfnisse des Therapiebegleithundes sensibilisiert wurde, geben sich Lernende alle Mühe, mit dem „Zappeln" aufzuhören.

6.3.3 Schlussbetrachtung

Ein Hund im Klassenzimmer ist für Außenstehende eher befremdlich. Zu viel Ablenkung und Unruhe für die Lernenden, die sich auf ihre Leistungen konzentrieren sollen, sind Vorurteile, denen ich immer wieder begegne. Für die meisten ist die Rolle, die ein Therapiebegleithund hat, eher undurchsichtig. Ein Hund im Klassenzimmer wird ausschließlich mit Spiel und Spaß gleichgesetzt, und das Lernen und Arbeiten rückt dabei in den Hintergrund. Gewiss ist der Spaß-Faktor vorhanden. Dass aber Spaß auch einen motivierenden Einfluss auf die Lernbereitschaft hat, ist ebenso gewiss. Ein Hund, der in einer Klasse gut integriert ist, verhilft Lernenden zu mehr Konzentration und dadurch zu besseren Leistungen.

Der Einsatz des Therapiebegleithundes ermöglicht mir, meine Lernenden von einer anderen Seite wahrzunehmen, die sie im schulischen Alltag nur wenig zu erkennen geben. Diese Tatsache ist sehr bereichernd, gerade wenn es sich um Lernende handelt, die ich als stark introvertiert oder extrovertiert kennengelernt habe. Der Hund lässt die Fassade bröckeln, die ein Schüler in der Gruppe oder auch gegenüber

Erwachsenen als Selbstschutz aufrechterhalten muss. Diese Tatsache bringt auch eine große Verantwortung mit sich. Auf die plötzliche Offenheit und das Vertrauen, das ein Schüler dem Hund und/oder mir als Lehrperson entgegenbringt, muss mit sehr viel Feingefühl reagiert werden.

Müssen sich Lernende vom Therapiebegleithund verabschieden, zum Beispiel aufgrund eines Klassenwechsels, ist darauf zu achten, dass die entstandene Beziehung wieder sorgfältig aufgelöst wird. Gemeinsame Spaziergänge oder Besuche im Elternhaus sind Möglichkeiten, die Trennung zu erleichtern. Jeder reagiert in diesem Fall unterschiedlich und sollte sein Bedürfnis anbringen können. Ich als Lehrperson muss abschätzen, wie weit ich auf das Bedürfnis eingehen kann und wo ich eine Grenze setzen muss. Einmal wollte ein Schüler den Hund für eine Woche zu sich in die Ferien nehmen. Hier musste ich klar verneinen und andere Möglichkeiten wie gemeinsame Spaziergänge, Herstellen eines Fotoalbums, Besuche außerhalb der Schule aufzeigen. Auf jeden Fall bedeutet es für mich als Lehrperson einen Mehraufwand, den zu leisten es sich aber lohnt.

Ein Hund in der Schule – und alles wird gut, das wäre ein trügerischer Schluss. Es braucht viel Energie und Herzblut, um ein solches Projekt im schulischen Alltag zu verankern.

Dadurch dass die Lernenden, aber auch der Hund eigenständige Persönlichkeiten sind, die auch bisweilen „nicht wollen", ist es manchmal schwierig, eine Interaktion mit dem Therapiebegleithund zu planen. Konflikte, Unlust bei den Lernenden oder auch beim Hund können die Arbeit erschweren. Solche Umstände erfordern eine gute Planung, einige Erfahrung, aber auch Flexibilität. Sehr wichtig scheint mir die Freiwilligkeit für die Lernenden und für den Hund. Der spielerische Aufbau der Übungen bildet einen Raum, frei von Leistung und Drill. Nur so hat der Therapiebegleithund die gewünschte Wirkung auf die Lernenden.

Es ist kaum vorstellbar, wie viel der Hund an einem Schulmorgen aufnimmt und verarbeiten muss. Der Tiefschlaf, in den mein Hund nach einem Einsatz in der Schule fällt, zeigt mir, dass die Arbeit sehr anstrengend für ihn war. Ausgleichsmöglichkeiten in Form von Bewegung, Kopfarbeit und Spiel, aber auch Ruhephasen in vertrauter Umgebung sind grundlegend für eine gute Zusammenarbeit in der Schule und verhindern, dass der Therapiebegleithund durch Überforderung krank wird. Er leistet enorm viel, und dem muss unbedingt Rechnung getragen werden.

Ein sorgfältig geplanter Einsatz gründet auch auf einer seriösen Ausbildung des Therapiebegleithund und der Lehrperson. Hund und Schülern gerecht zu werden, erfordert professionelle Unterstützung über längere Zeit. Ein Therapiebegleithund-Team entsteht nach meiner Erfahrung Schritt für Schritt. Ich möchte hier von einer Entwicklung sprechen, die ich als Lehrperson durchlaufe, die aber auch mein Hund durchläuft. Diese Entwicklung braucht ihre Zeit und geht auch nach Abschluss der Ausbildung weiter.

Meine zwei Unterrichtstage mit Hund sind wohl anstrengend, aber lohnend. Denn egal welche Rolle er übernimmt, Spielpartner oder Vertrauter, dem man seine Sorgen erzählt: Seine Wirkung auf der sozio-emotionalen Ebene ist so groß, dass ich den Mehraufwand gerne in Kauf nehme. Das Projekt Therapiebegleithund ist für mich zum erfreulichen Bestandteil meines Schulalltages geworden.

6.4 Pflege am Beispiel von Palliative Care

Claudia Schröter, Dipl. Pflegefachfrau, Berufsschullehrerin, MAS Palliative Care

Erlauben Sie mir, dass ich zwischen Pflegefachpersonen, die in Pflegezentren arbeiten, und Pflegewissenschaftlerinnen, die Forschungsaufgaben für Hochschulen erfüllen, unterscheide. Die beiden Berufsgruppen widmen sich dem Thema der Tiergestützten Interventionen ganz unterschiedlich. Ich werde aufgrund meines beruflichen Hintergrundes in diesem Kapitel häufig die Perspektive der Palliative Care einnehmen. Chronisch kranke Menschen können, genau wie anderweitig beeinträchtige Menschen, sehr von Tiergestützten Interventionen profitieren.

Pflegefachpersonen, die in Langzeitinstitutionen arbeiten, erleben in den letzten zehn Jahren, dass Tiere einen immer größeren Stellenwert einnehmen. Vor allem im Bereich der Alltagsgestaltung mit älteren oder alten Bewohnern kam es hier in den letzten Jahren zu einer stillen

Revolution. Lange Jahre wurden Tiere als hygienisches Risiko eingestuft und deshalb in den und leider auch um die Alters- und Pflegezentren nicht einmal geduldet. Manche ländlich gelegene Alters- und Pflegeheime sind in alten Herrschaftshäusern oder ehemaligen Bauernhöfen untergebracht worden. Hier gelang es den Heim- und Pflegedienstleitungen, die angegliederte Landwirtschaft zu erhalten oder neu zu integrieren. Das sorgte ums Haus herum für „tierisches Leben" und „tierische Begegnungen". Esel, Schafe, Ziegen und Kühe bereichern neben Katzen und Vögeln die alltäglichen Spaziergänge der Bewohner. Die Aufgabe, sich um eines der Tiere oder eine kleine Herde zu kümmern, wurde von den Bewohnenden meist sehr gerne übernommen. Sie hatten endlich wieder eine sinnstiftende, anspruchsvolle Aufgabe zu erfüllen, konnten und durften endlich wieder Verantwortung tragen – wenn sie dies wollten – und waren dadurch auch Teil des Betreuungsteams. Heimleitungen und Pflegeteams waren auf das Wissen der ehemaligen Bäuerinnen und Bauern angewiesen, und plötzlich veränderte sich auch das Machtgefüge innerhalb der Institutionen, die gegenseitige Anerkennung entstand neu. Eigentlich wünschen wir uns alle, dass wir als die Person wertgeschätzt werden, die wir sind. Tiere leben uns das in jedem Kontakt vor. Nur innerhalb der Alters- und Pflegezentren war (und ist manchmal immer noch) eine Hierarchie in der Wertschätzung zu sehen. Diese wird aufgehoben, wenn sich die Pflegenden auf das Wissen der Bewohnenden abstützen müssen. In dieser Situation können dann plötzlich wieder andere Themen angesprochen oder aufgegriffen werden. Manche Situation mit einem Tier wird zum Türöffner für Gespräche: Gespräche über früher (Biografie-Arbeit) und auch Gespräche über den Umgang mit Leben, Sterben, Tod und Trauer. Oft erfährt man in diesen Gesprächen, dass die Bewohnerin über viele Jahrzehnte Katzen hatte. Mancher Bewohner hatte von Kindheit an Hunde, züchtete Vögel, hatte einen Bauernhof mit Kühen, Hühnern, Schafen, Eseln, Pferden. Wenn die alten Menschen uns aus dieser intensiven Zeit erzählen, können wir viel über sie lernen. Und wir zeigen durch unser Zuhören erst noch, dass ihr Leben uns interessiert, dass sie uns interessieren. In einem Pflegeheim erzählte mir eine Pflegende, dass sie einen leicht verwirrten 92-jährigen Mann aufgenommen haben. Er habe ihr beim Aufnahmegespräch erzählt, dass er früher Vögel gezüchtet, sogar eine spezialisierte Zoohandlung betrieben habe. Als es dem alten Mann schwerfiel, sich im Pflegeheim einzuleben, schlug die Pflegende ihm vor, den Hauswart bei der Pflege der Voliere mit Papageien und Sittichen zu unterstützen. Zunächst lehnte der alte Mann ab. Er fühle sich der Verantwortung nicht gewachsen, er sei ja viel zu alt, niemand brauche ihn mehr, abgeschoben fühle er sich. Der Hausmeister ergriff daraufhin die Initiative und kam mit Fragen zu einem der erkrankten Sittiche zum alten Mann. Dadurch vermittelte er ihm ein ganz zentrales Anliegen, er brauchte das Wissen des alten Vogelzüchters. Oder aus Sicht des alten Mannes betrachtet: Er wurde wieder gebraucht, man brauchte ihn und sein Wissen, man interessierte sich für seine Meinung. Dem menschlichen Bedürfnis nach Anerkennung wurde hier über den Weg des Ratsuchens begegnet. In der Folge verbrachte der alte Vogelzüchter immer mehr Zeit bei der Voliere, und nach ein paar Wochen blühte er regelrecht auf. Der Hausmeister hatte ihn gebeten, eine der täglichen Fütterungen gemeinsam mit ihm durchzuführen. Auch wenn hier die Betreuung der Vögel im Vordergrund steht und es nicht um eine Tiergestützte Intervention im strengen Sinn geht, wird deutlich, wie wichtig Tiere im Zusammenleben mit Menschen auch innerhalb von Institutionen sind.

Ein weiterer Aspekt sind die Tiere als Gesprächsöffner: Wenn beispielsweise ein Tier stirbt, sprechen die Bewohnerinnen und Bewohner miteinander darüber. Sie nehmen Abschied, begleiten das Tier vielleicht sogar zum Tierarzt oder Metzger. Im Anschluss an solche Situationen werden Gespräche über das eigene Leben und vor allem auch über das eigene Sterben möglich. Diese Gespräche beinhalten alle Facetten von Fragen rund um Sterben (Wie sterbe ich einmal? Muss ich wirklich Schmerzen haben oder unter Atemnot leiden?), Tod (Ist nach dem Tod endlich einfach Ruhe? Müssen wir wirklich noch einmal auf diese Welt kommen?) und auch Trauer (Wie wird es meinem Partner, meinen Kindern gehen, wenn ich gestorben bin?).

Im Bereich der Palliative Care geht es darum, die Lebensqualität des einzelnen chronisch Kranken, schwer kranken oder sterbenden Menschen in den Vordergrund zu stellen. Das kann bedeuten, dass wir aufgrund dieser Gesprächsinhalte erfahren, was die existentiellen Fragen der betroffenen Menschen sind, aber auch, welche Bedenken die Betroffenen bezüglich ihres körperlichen Zustandes haben. Auftrag aller Betreuenden aus dem interprofessionellen Team ist es hier, möglichst viel dazu beizutragen, die Lebensqualität des einzelnen Betroffenen zu stützen.

Hier sehe ich ein großes Potenzial der Tiergestützten Interventionen. Tiergestützte Therapie und Tiergestützte Aktivität könnten einen großen Beitrag leisten, um die Lebensqualität der einzelnen erkrankten Menschen in einer Pflegeinstitution oder in der ambulanten Pflege zu steigern. Ein ganz gezielter Einsatz in der jeweiligen Situation wäre nach der Lektüre dieses Buches mehr als nur wünschenswert. Er wäre zwingend erforderlich, sollten wir als Gesellschaft die Lebensqualität einzelner Patienten mit möglichst gezielten Interventionen stützen wollen.

In den oben genannten Gesprächen über Tiere kommt aber auch oft das Thema der aktiven Sterbehilfe auf. Nachdem der hauseigene alte Esel schwer krank geworden war und eingeschläfert werden musste, äußerte sich eine ältere Dame folgendermaßen: „Gut, dass man bei den Tieren so rasch intervenieren kann und muss. Wissen Sie, das wünsche ich mir für mich auch. Dass dann jemand da ist und entscheidet, dass man meine Schmerzen nimmt und mich endlich einschlafen lässt." In der Schweiz ist und bleibt die „aktive Sterbehilfe" verboten. Umso wichtiger ist es, frühzeitig alle interprofessionellen Angebote mit einzubeziehen – von den komplementärmedizinischen zu den schulmedizinischen Möglichkeiten, von pflegerischer, psychologischer und spiritueller Betreuung bis hin zu Tiergestützten Interventionen, um Symptome zu lindern und die Lebensqualität und dadurch das Wohlbefinden der einzelnen Person zu stärken und zu erhalten. Ganz im Sinne der Palliative Care.

6.4.1 Die Bedeutung der Tiergestützten Therapie für die Pflegepraxis

Wie die oben angeführten Beispiele zeigen, haben Tiere heute in der direkten Pflege einen zunehmend wichtigen Stellenwert. So werden in verschiedensten Institutionen Tiere geduldet, erlaubt oder ganz gezielt in der Alltagsgestaltung und dadurch für die Verbesserung der Lebensqualität von erkrankten, behinderten oder alten Menschen eingesetzt. Die Bedeutung der Tiergestützten Therapie TGT und der Tiergestützten Aktivität TGA wird in den kommenden Jahren weiter zunehmen.

Für den einzelnen erkrankten Menschen bedeutet der Einsatz von TGT oder TGA oft ein Geschenk. Die taktilen Reize durch das Berühren eines flauschigen oder rauen Hunde- oder Katzenfells lösen verschiedene emotionale Reaktionen aus. Die stumme Übereinkunft zwischen der kranken Person und dem Tier macht es möglich, der Sprachlosigkeit (die aufgrund von Leiden oft entsteht) zu entfliehen. Es braucht keine Worte im Kontakt mit einem Tier. Es braucht die Möglichkeit zum Kontakt, zur Berührung, zum Miteinandersein. Sobald die kranken oder gebrechlichen Menschen bettlägerig wurden, mussten sie (früher) oft auf einen direkten Kontakt mit einem Tier verzichten. Die Hygienevorschriften ließen gerade den Institutionen nicht viel Freiraum. Einige der Häuser, in denen man sich entschlossen hatte, die Hygienevorschriften zu achten, aber Tieren dennoch den Zugang zu den Erkrankten zu ermöglichen, verzeichneten keinen Anstieg an Infektionserkrankungen. Zwar wurde das nicht gezielt erforscht, aber in den internen Statistiken einzelner Häuser wurde das deutlich. Dies war ein buchstäblicher Türöffner, um Tiere endlich auch bei bettlägerigen Menschen offiziell (oder immerhin offiziös) zuzulassen. In den internen Handlungsanleitungen wird meist klar deklariert, dass es sich jeweils um Entscheidungen im Einzelfall handeln muss. Die gelebte Praxis zeigt, dass die Entscheidungen sehr oft zugunsten des einzelnen Erkrankten gefällt werden – und das bedeutet, dass Hund oder Katze zugelassen werden. Mit großem Erfolg, wie die beiden folgenden Beispiele zeigen.

Eindrücklich zeigten sich die Wahrnehmung taktiler Reize bei meinem sterbenden Großvater und seine Reaktion darauf. Er wurde 87 Jahre alt und hat als Landwirt sehr viel Kontakt mit Tieren gehabt. Wenn wir ihn ansprachen, reagierte er bereits seit zwei Tagen nicht mehr, wir konnten ihn nicht mehr erreichen. Er war an diesem Tag etwas unruhig und lag in Seitenlage. Meine Hündin reagierte in einer für sie sehr typischen Weise auf den ihr bekannten Sterbenden. Sie stellte sich nahe ans Bett und leckte seine Hand. Ein Stirnrunzeln zog über das Gesicht des alten Mannes, dann entspannten sich seine Gesichtszüge – wir deuteten das als Entspannung, Ruhe und auch als angedeutetes Lächeln. Uns allen ist diese Situation in bester Erinnerung. Die anwesende etwas berufsunerfahrene Spitex-Pflegende war zunächst unsicher, weil doch Tiere unberechenbar seien. Aber die

Reaktion meines Großvaters wie auch die der restlichen Familie und vor allem die meiner Hündin lösten bei ihr ein Umdenken aus.

„Unsere Katze ist im Einsatz bei sterbenden Menschen beinahe die wichtigste Mitarbeiterin. Sie legt sich aufs Bett, bleibt einfach da und hält aus. Sie verlässt das Sterbezimmer erst, wenn der Mensch tot ist." Diese Aussage einer Hospizleiterin zeigt deutlich, dass der Stellenwert, den Tiere in der Betreuung von schwerstkranken Menschen haben, sehr hoch sein kann. In diesem Fall ist diese Hospiz-Katze als Mitarbeitende bezeichnet worden. Dies, weil sie in ganz schwierigen Situationen die Fähigkeit hat, dabei zu bleiben und alles auszuhalten, was an belastenden Symptomen beim Sterbenden auftritt. Wir Pflegenden können einen Teil davon abdecken, wir nehmen in der Betreuung Sterbender auch ganz andere Aufgaben wahr. Aber diese Katze bleibt einfach so da. „Einfach so", das scheint mir ein Schlüsselbegriff zu sein. Diese Katze bleibt, was immer auch geschehe, über Tage „einfach" da. Wir wissen: Einfach ist am „Dableiben" in diesen Situationen nichts.

Manche Häuser haben zwar keine eigenen Tiere, wie das eben erwähnte Hospiz. Aber sie verfügen über einen institutionalisierten Besuchsdienst durch ein Team von ausgebildeten Menschen und Hunden. Die Bewohnerinnen und Bewohner treffen sich dazu im Gruppenraum, und der Hund verweilt bei jedem Anwesenden eine Weile (die er selbst bestimmt, genauso wie die Reihenfolge). Oder das Hunde-Mensch-Team besucht die bettlägerigen Menschen und verweilt bei ihnen in den Krankenzimmern. Nicht überall sind diese ehrenamtlichen Besuchsdienste fix im Wochenplan integriert. Wenn sie aber regelmäßig durchgeführt werden können, dann sehen die Pflegeteams eine deutliche Veränderung – meist eine gesamthafte Entspannung – bei den Bewohnerinnen und Bewohnern.

6.4.2 Die Bedeutung in der Pflegewissenschaft

International haben sich die Pflegewissenschaftler in den letzten zehn Jahren diesem Thema eher zugewendet. Einerseits, weil in der Pflegeforschung grundsätzlich eine Tendenz hin zu Fragen rund um die Lebensqualität chronisch kranker und sterbender – vorwiegend älterer – Menschen zu beobachten ist. Andererseits haben Forschungsergebnisse aus dem medizinischen Umfeld aufgezeigt, dass objektivierbare

Parameter wie beispielsweise der Blutdruck oder die Häufigkeit von Arztbesuchen durch Tiergestützte Interventionen eine deutliche Verbesserung oder eine Reduktion erfahren. Wie an anderer Stelle bereits erwähnt, haben die Bereiche Pädagogik und Psychologie wichtige Forschungsergebnisse geliefert. Dadurch haben auch Fragen rund um Tiergestützte Interventionen einen höheren Stellenwert erhalten. Dieser Bereich ist sozusagen auch im deutschsprachigen Pflegeforschungsraum salonfähig geworden. Dies führt dazu, dass heute auch in unserer Sprachregion zunehmend Pflegeforschung zum Thema betrieben wird – mit sehr interessanten Ergebnissen, die bereits früher im Buch erwähnt wurden. Der Stellenwert der Tiergestützten Interventionen wächst langsam, und ebenso langsam wächst die Bedeutung dieser Interventionsmöglichkeiten und ihrer Ergebnisse im Bereich der Pflegeforschung. Wir dürfen gespannt sein auf die Entwicklung in den kommenden Jahren.

Pflegetheorien sind die Grundlage des pflegerischen Handelns in der Praxis und geben Antworten auf Fragen nach den Zielen und Aufgaben der Pflege (Schneider, 2007). Sie zeigen die Notwendigkeit von Pflegeinterventionen auf und machen die Leistungen für die Kostenträger transparent und nachvollziehbar. In der Pflegewissenschaft spielt das Alter bisher eine eher untergeordnete Rolle, und die Herausforderungen der Pflege alter Menschen werden darin kaum thematisiert. Es besteht heute Konsens darüber, dass situationsbezogene Mikrotheorien, die sich auf bestimmte Altersgruppen oder Krankheitsbilder beschränken, dringend notwendig sind, aber bislang noch nicht entwickelt wurden. Dies ist in Anbetracht der demografischen Entwicklung erstaunlich (Schneider, 2007, zitiert in Dominguez, 2008).

Während in der Anfangsphase der Pflegewissenschaft Makrotheorien von hohem Abstraktionsniveau und ebensolcher Reichweite entwickelt wurden, erfordert die Zukunft vor allem Mikrotheorien, die sich auf ein ganz bestimmtes Pflegephänomen konzentrieren, welche die praktische Arbeit wiederspiegeln (Meleis, 1999, zitiert in Dominguez, 2008). Gerade hier sehe ich einen klaren Auftrag an die Pflegewissenschaftler: Es gilt, den Bereich der Tiergestützten Interventionen sorgfältig zu erforschen und die Ergebnisse einem breiten Publikum zugänglich zu machen. Nur so können derzeit existierende Vorbehalte gegen den Einsatz von Tieren in der Begleitung chronisch kranker, behinderter, alter oder sterbender Menschen abgebaut werden. Die einzelnen Betroffenen profitieren sehr vom Einsatz der TGT oder der TGA.

6.4.3 Schlussbetrachtung

Der Einsatz von Tieren in der Betreuung, Begleitung und Pflege von jungen oder alten, chronisch kranken, behinderten, schwerkranken oder sterbenden Menschen ist eine große Bereicherung für alle Betroffenen und Beteiligten. Die Tiere können den Betroffenen ein Gefühl von Normalität und Geborgenheit geben. Die taktilen Reize werden auch von verwirrten oder bewusstlosen Menschen wahrgenommen. Außerdem können Tiere den alten Menschen, die in die Betreuung der Tiere eingebunden sind, das Gefühl geben, gebraucht zu werden. Sich um ein Lebewesen kümmern zu können – wie sie dies schon über Jahrzehnte daheim getan hatten – verleiht ihnen Selbstbestätigung. Manche sagen sogar, dass sie nun endlich wieder etwas wert seien, dass man sie nun endlich brauchen könne und ihr Leben wieder einen Sinn habe. Neben dieser allgemeinen Formulierung wird auch in verschiedenen Forschungsergebnissen deutlich, dass der Einsatz von Tieren – oder eben der beiden Formen der Tiergestützten Interventionen – einen gesundheitsfördernden Effekt für alle Beteiligten hat. Ich bin der Überzeugung, dass wir in den kommenden Jahren den Einsatz von Tiergestützter Therapie und Tiergestützter Aktivität ganz gezielt fördern sollen und müssen, um die Lebensqualität einzelner Patientinnen und Patienten zu erhalten und zu steigern und ihnen eine ganz andere Form der Betreuung oder Unterstützung anbieten zu können. Eine Form der Betreuung, in der das gesprochene Wort keine Bedeutung mehr haben muss. Eine Form der Betreuung, in der das Miteinander-Sein (gezielt oder alltäglich) einen Raum der Normalität schaffen kann, die innerhalb der Pflege- und Betreuungstätigkeiten heute nicht mehr so oft stattfinden kann. Gerade diese Qualität gilt es, im täglichen Miteinander in Pflege und Betreuung zwingend zu fördern.

6.5 Forensik

Bernadette Roos Steiger, Ärztin

Der Begriff „forensisch“ kann mit „gerichtlich“ übersetzt werden. Er wird abgeleitet vom lateinischen Wort „forum“ = Marktplatz, auf welchem im alten Rom Gerichtsverhandlungen durchgeführt wurden. Die Forensik umfasst verschiedene Teilgebiete, so die Rechtsmedizin, die forensische Psychiatrie oder die IT-Forensik. In diesem Buch wird der Begriff Forensik mit der forensischen Psychiatrie gleichgesetzt.

6.5.1 Was ist forensische Psychiatrie?

Die Schweizerische Gesellschaft für Forensische Psychiatrie (SGFP) definiert die forensische Psychiatrie als

> […] ein Teilgebiet der Psychiatrie, in welchem wissenschaftliche und klinische Erkenntnisse auf rechtliche Fragestellungen angewendet werden. Sie umfasst psychiatrische Forschung, Klinik und Lehre im Kontext von Strafrecht, Straf- und Maßnahmenvollzug, Zivilrecht und Versicherungsrecht.
> *(SGFP 2013)*

Die forensische Psychiatrie als Schnittstelle von Medizin und Recht umfasst also ein weites Gebiet, wobei sich die folgenden Ausführungen auf die Anwendung Tiergestützter Interventionen bei psychisch kranken Straftätern beschränken, die sich im Straf- oder Maßnahmenvollzug befinden. Mit „Maßnahmen“ sind hier die gerichtlich angeordneten ambulanten oder stationären Therapien von psychisch beeinträchtigten Straftätern gemeint.

6.5.2 Die Bedeutung der Tiergestützten Therapie für die Forensik

Grundsätzlich hat die Arbeit mit Tieren in der Forensik Tradition. Lange bevor man von Tiergestützter Therapie sprach, gehörte zu den meisten psychiatrischen Kliniken und Strafanstalten ein Gutsbetrieb, welcher vielfältige Beschäftigungsmöglichkeiten bot. Während die meisten psychiatrischen Kliniken in der Schweiz keine Landwirtschaft mehr haben, unterhalten viele Strafanstalten noch Gutshöfe, auf welchen unter der Mitarbeit von Gefangenen zum Beispiel Milchwirtschaft, Schweinezucht oder Fohlenaufzucht betrieben wird. In vielen psychiatrischen Einrichtungen der Schweiz werden aber Tiere wie Ziegen, Ponys, Hühner oder Schafe gehalten und von Patientengruppen betreut. Auf einigen Therapieabteilungen gehen Katzen ein und aus, oder es werden mithilfe der Patienten Fische oder Meerschweinchen gepflegt. Tiere werden in der Therapie psychisch kranker Menschen immer mehr zu einem unangefochtenen Bestandteil therapeutischer Maßnahmen.

Erstmals wurden Tiere in der forensischen Therapie 1975 in den USA eingesetzt. Damals begann David Lee im Lima State Hospital in Ohio Tiere in einer forensischen Klinik als Begleittherapeuten einzusetzen. Es folgte vor allem in den angloamerikanischen Ländern eine Vielzahl von Projekten.

In einigen Gefängnissen der USA bilden die Insassen Pferde zu Reittieren aus. Im Rahmen des „Prison Pet Partnership Program“ bilden in einem Frauengefängnis in Washington die inhaftierten Frauen Hunde von örtlichen Tierheimen aus. Ebenfalls schon vor Jahrzehnten, 1975, begann man im deutschen Vechta in einer Jugendhaftanstalt mit der Zucht von Brieftauben. Die inhaftierten Jugendlichen wurden mit großem Erfolg in den Bau des Taubenschlages und die Pflege der Brieftauben sowie die Teilnahme an Flugwettbewerben einbezogen. Inzwischen werden in dieser Anstalt in Vechta viele weitere Tiere wie Ziegen, Kaninchen und Geflügel gehalten und von den jugendlichen Insassen betreut.

Die Patienten der sächsischen forensischen Klinik Rodewisch profitieren vom Angebot einer Tiergestützten Therapie mit Schafen. Sie übernehmen, stets in Begleitung eines Betreuers, die Verantwortung für die Fütterung und Pflege der Tiere. Die Wolle wird in der Ergotherapie der Forensischen Klinik verarbeitet. Das Interesse an Tiergestützter Therapie in forensischen Einrichtungen ist in den letzten Jahren stark gewachsen.

Warum Tiergestützte Therapie in der Forensik?

Das Behandlungsziel in der forensischen Therapie ist primär die Verhinderung weiterer Straftaten. Sowohl in der ambulanten als auch in der stationären forensischen Behandlung finden deshalb diejenigen

Behandlungsmaßnahmen Anwendung, die sich bei den jeweiligen psychischen Störungsbildern und den begangenen oder zu befürchtenden Straftaten als wirksam erwiesen haben. Dabei gelten die „Risk-Need-Responsivity"- (RNR-) Prinzipien ebenso wie das „Good Lives Model". Während in letzterem die Ressourcen der betreffenden Menschen als Schutzfaktoren vor weiterer Delinquenz gegenüber den Defiziten als Risikofaktoren im Vordergrund stehen, geht es bei den RNR-Prinzipien darum, dass die Behandlungsintensität dem Rückfallrisiko („Risk") angepasst, die kriminogenen Faktoren („Needs") berücksichtigt und die Ansprechbarkeit („Responsivity") beachtet werden.

Psychisch kranke Straftäter sollen deshalb darin unterstützt werden, ein straffreies und zufriedenstellendes Leben führen zu können. Durch eine Tiergestützte Therapie kann ein wichtiger Beitrag geleistet werden.

Gerade für psychisch beeinträchtigte Menschen, die sich im Straf- oder Maßnahmenvollzug befinden, bietet die Tiergestützte Therapie in Ergänzung zu anderen Formen der Behandlung einzigartige Möglichkeiten: Tiere begegnen den Straftätern, die zum Teil sehr schwere Delikte begangen haben, vorbehaltlos. Was zählt, ist der Moment, nicht die belastete Vergangenheit. Tiere interessieren sich weder für die Tat noch für die Schuld der betroffenen Menschen. Die oft defizitäre Kommunikationsfähigkeit dieser Menschen wird verbessert, und die Betroffenen können den Tieren gegenüber ohne Angst Gefühle zeigen. Die Begegnung mit Tieren bringt Abwechslung im Vollzugsalltag. Nach jahrelangem Aufenthalt in einer Institution wird die Welt klein. Tiere und die sie begleitenden Menschen ermöglichen den Kontakt mit der Welt „draußen". Die Tiergestützte Therapie dient auch der Förderung der Eigen- und Fremdwahrnehmung bei Menschen, die in der Vergangenheit in diesem Bereich versagt haben. Freude, Entspannung, Vergnügen, Spiel und Erfolg im Umgang mit den Tieren führen zu einer Verbesserung der Lebensqualität. Auch die Ausdauer wird gefördert, denn Erfolg muss erarbeitet werden und stellt sich nicht von heute auf morgen ein. Berührungen sind lebenswichtig, Nähe und Berührung bei Tieren werden nicht, wie das oft bei Menschen der Fall ist, als bedrohlich erlebt, sondern können entspannt genossen werden. Es kommt zum Aufbau eines innigen Verhältnisses zu einem Lebewesen durch regelmäßige Kontakte über längere Zeit und damit zu einer Verbesserung der Beziehungsfähigkeit.

Die Straftäter oder Maßnahmenpatienten zeigen den Tieren gegenüber oft ein anderes Verhalten als gegenüber Menschen. Dies kann auch für Betreuungspersonen eine erstaunliche Erfahrung sein, da sie die Betroffenen von einer ganz anderen, entspannten, fröhlichen Seite kennenlernen. Staunen kommt auf ob der zutage tretenden, verloren geglaubten Fähigkeiten. So können Ressourcen sichtbar werden, die auch im Kontakt mit Menschen gefördert werden können. In der Begegnung mit dem Tier definiert sich der Gefangene selbst nicht über seine Taten, nur die Begegnung mit dem Tier zählt. Den Betroffenen wird bewusst, dass sie positive Gefühle und Gedanken in sich tragen, das gibt ihnen Hoffnung für die Zukunft und trägt zu einem positiveren Selbstbild bei. So werden die Tiere für die Straf- und Maßnahmenpatienten zur Resozialisierungsinstanz.

Was können psychisch kranke Straftäterinnen und Straftäter von Tieren lernen?

Die meisten psychisch kranken Straftäterinnen und Straftäter hatten in ihrer Vergangenheit Probleme in wichtigen Bereichen wie Beziehungsfähigkeit, Verantwortungsübernahme, Selbstkontrolle, Selbst- und Fremdwahrnehmung, Einfühlung oder soziale Anpassung, wobei diese Beeinträchtigungen zum Teil eine bedeutende Rolle in der Entstehung der Delinquenz spielten. An diesen Aspekten kann gezielt mit der Tiergestützten Therapie gearbeitet werden, und die neuen, positiven Erfahrungen können allmählich auf Alltagssituationen außerhalb der Therapie übertragen werden. Im Umgang mit den Tieren lernen die Betroffenen, ihren Körper bewusst und kontrolliert einzusetzen. Sie lernen, sich zu entspannen und Geduld aufzubringen. Ihre Frustrationstoleranz verbessert sich. Mit der Zeit können Ängste abgebaut werden. Sie lernen, im Umgang mit den Tieren Verantwortung zu übernehmen. Wenn es gelingt, das Vertrauen des Tieres zu erlangen, wird das Selbstwertgefühl gestärkt, und das Vertrauen in die eigenen Fähigkeiten wächst. Durch die Weigerung eines Tieres, einer Aufforderung oder einem Befehl Folge zu leisten, wird sich der Betroffene des Gegenübers bewusst, muss sich überlegen, was er an seinem Verhalten ändern kann, und ist gefordert, seine Kommunikationsfähigkeit zu verbessern. Die Beobachtungsgabe wird verbessert. Wenn man gelernt hat, die Sprache der Tiere zu verstehen, kann man auch die Menschen besser verstehen. Im Rahmen der Tiergestützten Therapie werden somit vor allem die Beziehungsfähigkeit, die Kommunikationsfähigkeit, die Selbst- und Fremdwahrnehmung und die soziale Anpassung verbessert.

Grenzen und Gefahren

Tiergestützte Therapie kann nicht bei allen forensischen Patienten oder Gefangenen angewendet werden. Es gibt Menschen, die keine Freude an Tieren haben oder sich sogar vor ihnen ängstigen. Auch Allergien, auch beim Personal oder Mitgefangenen oder Mitpatienten, müssen beachtet werden. Unter Umständen wird der Umgang mit Tieren aus religiösen oder kulturellen Gründen abgelehnt. Beeinträchtigungen durch Drogen- oder Alkoholkonsum sowie starke Medikamente können sich im Umgang mit den Tieren negativ auswirken. Therapieabbrüche und Disziplinierungen können auch zu einem Ab- oder Unterbruch der Tiergestützten Therapie führen. Der Schutz der Tiere hat oberste Priorität. Die Tiere dürfen nicht durch körperliche oder psychische Gewalt gefährdet werden. Auch bei Menschen, die ein sexuelles Interesse an Tieren haben oder entwickeln, ist eine Tiergestützte Therapie in der Regel nicht angebracht.

6.5.3 Wirkgefüge und Fallbeispiele

Aus medizinischer Sicht versteht man unter Therapie die Behandlung einer Krankheit oder Verletzung. Im weitesten Sinne können alle Maßnahmen zur Linderung von Beschwerden oder zur Steigerung des Wohlbefindens als Therapie bezeichnet werden. Eine Tiergestützte Intervention im weitesten Sinn wäre demnach, Zeit mit einem Tier zu verbringen, da dies Freude bereitet, entspannt sowie ruhig und glücklich macht. Tiergestützte Therapie im engeren Sinn wird gezielt und geplant angewendet, um ein zuvor definiertes Ziel zu erreichen.

In der Schweiz wird in verschiedenen Institutionen des Strafvollzugs den Gefangenen heute bereits die Möglichkeit einer Tiergestützten Intervention geboten. In einigen Anstalten wird die Einrichtung einer Tiergestützten Therapie in Erwägung gezogen oder bereits geplant. In der Strafanstalt Saxerriet in Salez beispielsweise wurde das Programm „Tiergestützte Therapie“ entwickelt, um diejenigen Insassen erreichen zu können, die sich für verschiedene gängige Interventionen als nur schwer zugänglich erwiesen haben. Die Tiergestützte Therapie mit den Eseln ist seit dem Jahr 2008 eine von verschiedenen Interventionen, um den Resozialisierungsauftrag der Strafanstalt zur Verminderung des Risikos erneuter Straftaten zu erfüllen. Die Leitung des forensisch-psychiatrischen Dienstes verordnet die Therapie, und es wird für jeden Gefangenen eine individuelle Zielsetzung definiert. Die Tiergestützte Therapie wird von einer gut ausgebildeten Therapeutin durchgeführt und supervisorisch begleitet. Die Gefangenen beobachten die Tiere, pflegen sie und machen mit ihnen unter Anleitung der Therapeutin Boden- und Führarbeit (s. **Abb. 6-7** bis **6-10**).

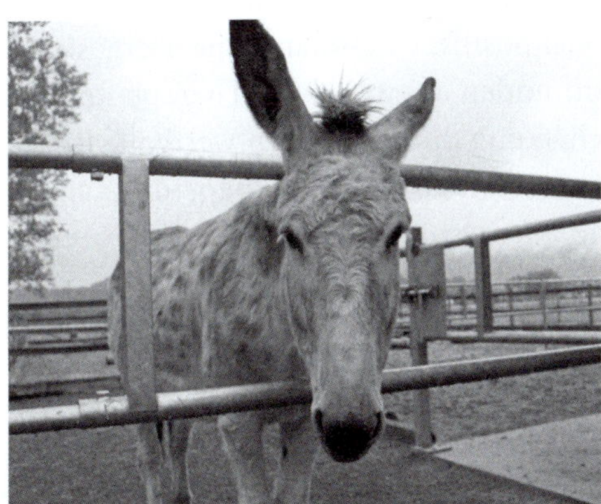

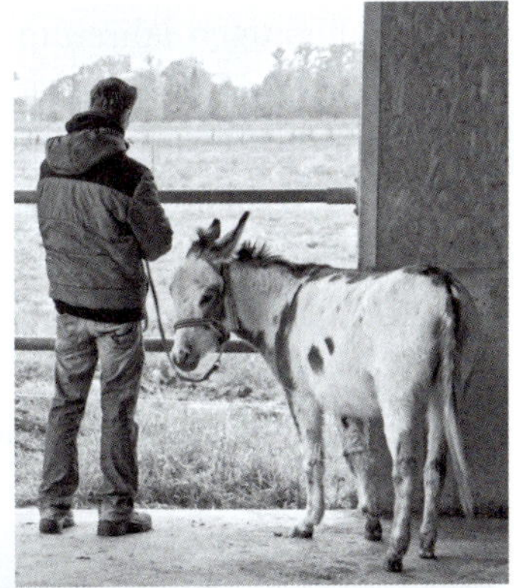

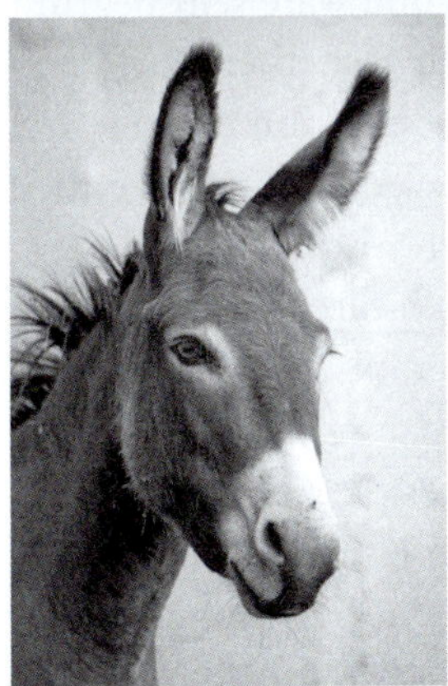

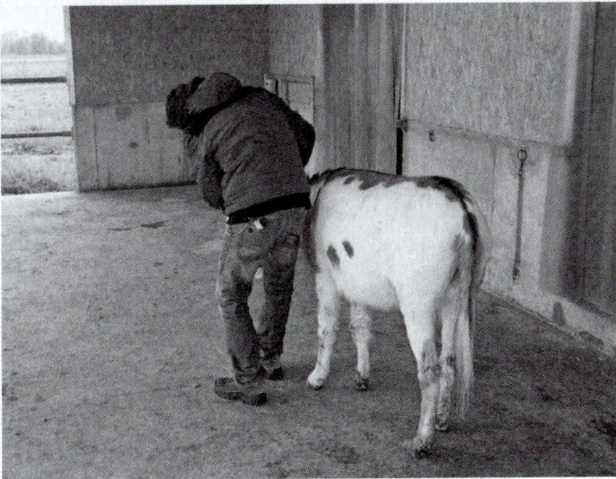

Abbildung 6-7 bis **6-10:** Impressionen aus der Eseltherapie Saxerriet. © Strafanstalt Saxerriet

Esel sind für die Tiergestützte Therapie hervorragend geeignet, denn sie sind feinfühlig, neugierig, mitdenkend und in ihrer Mimik ausdrucksstark. Mit Ungeduld, Hektik, unüberlegtem Vorgehen oder Schreien kommt man bei Eseln nicht ans Ziel. Wenn Esel unklare Signale erhalten oder Angst haben, bleiben sie stehen, anders als das Fluchttier Pferd. Dieses Verhalten ermöglicht es dem Menschen, innezuhalten und sich andere Strategien zu überlegen, um das Vertrauen des Tieres zu gewinnen.

In den Frauenanstalten Hindelbank im Kanton Bern gibt es zwar noch kein Projekt für Tiergestützte Therapie, doch verschiedene Arbeitsplätze, wo die gefangenen Frauen in die Tierpflege integriert sind und so eine Beziehung und die Verantwortung für Lebewesen aufnehmen können. In der Justizvollzugsanstalt Lenzburg bietet Theres Germann in Zusammenarbeit mit dem psychologisch-psychiatrischen Dienst seit einigen Jahren mit viel positiver Resonanz eine Tiergestützte Therapie mit Therapiebegleithunden an, wobei die Therapeuten für ihre Behandlung und die Einschätzung ihrer Patienten wertvolle Rückmeldungen erhalten. Auch in der Strafanstalt Thorberg im Kanton Bern wurde vor Kurzem eine Tiergestützte Therapie mit Hunden begonnen.

Gerade im Bereich der Hochsicherheit, wo Gefangene teilweise jahrelang keine Nähe, Zärtlichkeit und Berührung erleben, wäre die Tiergestützte Therapie eine große Bereicherung. Im sogenannten Sicherheitstrakt I (SITRAK I) der Justizvollzugsanstalt Lenzburg wurde der Einsatz von Therapiebegleithunden geprüft und wäre sehr begrüßt worden, scheiterte jedoch ausschließlich an den Sicherheitsvorschriften. Im SITRAK I werden Gefangene konsequent immer von drei Angestellten begleitet, wenn sie sich innerhalb der Abteilung von einem Ort zum andern begeben, zum Beispiel von der Wohnzelle in die Arbeitszelle. Zudem dürfen externe Besucher keinen direkten physischen Kontakt mit den Gefangenen haben. Auch Therapiegespräche finden hinter der Trennscheibe statt. Diese Bedingungen verunmöglichen eine Tiergestützte Therapie. Im offeneren Regime des Sicherheitstraktes II der Justizvollzugsanstalt Lenzburg kann die Tiergestützte Therapie jedoch angeboten werden. Dort kann im Moment ein Gefangener einmal pro Woche mit großer Freude an einer Tiergestützten Intervention mit Therapiebegleithund teilnehmen.

Vertrauen und Verantwortung: Die Therapieesel vom Saxerriet und wir

in Salez, im St. Galler Rheintal, liegt die offene Strafanstalt Saxerriet für Männer, welche 130 Gefangene beherbergt. Von der Eseltherapie, die in dieser Anstalt angeboten wird, hatte ich schon viel gehört und mir schon lange einen Besuch vorgenommen. Nun ist es soweit. Gemeinsam mit einer Kollegin und einem Kollegen werden wir vom Direktor der Anstalt, Martin Vinzens, herzlich empfangen und machen uns auf den Weg zu unserer Eseltherapiestunde. Auf dem weitläufigen Gelände der Anstalt grasen Pferde auf sattgrünen Weiden. Und dann erblicken wir sie, die vier Esel. Verträumt dösen sie in der Sonne, heben bei unserem Näherkommen sofort aufmerksam den Kopf und berühren unsere Hände mit ihren samtenen Nüstern.

Die Therapeutin, Annemarie Diener, gibt uns eine erste Aufgabe: Wir sollen „unseren" Esel für die Therapiestunde auswählen. Gar nicht so einfach. Einnehmend und bezaubernd sind sie alle, die kleine Stute Elli und die Wallache Miro, Gaudi und Dali. Mit ihnen können die Gefangenen hier an der Tiergestützten Therapie teilnehmen. Heute sind wir die Gefangenen, gefesselt von der Liebenswürdigkeit und Entschlossenheit dieser Tiere. Die erste Aufgabe besteht darin, die Tiere an Halfter und Strick im Viereck herumzuführen und unsere Schritte denjenigen der Esel anzupassen. Ich spüre, wie mich die Konzentration auf die kleine Stute und das rhythmische Schreiten entspannt und ruhig werden lassen. Es folgen schwierige Aufgaben wie die Platzierung der Tiere auf verschieden großen Podesten oder das Treten durch viele Reifen hintereinander. Die Esel schaffen das mit Leichtigkeit, was weniger an uns als an der hervorragenden Ausbildung liegen dürfte. Am Schluss waren wir alle sehr glücklich. Danke für diese wunderbare Erfahrung!

Tiergestützte Therapie in der Forensik

In verschiedenen psychiatrischen Kliniken der Schweiz werden teilweise schon seit Jahren Tiergestützte Interventionen angeboten, vor allem mit Hunden, doch auch mit Pferden oder anderen Tieren. Auf forensisch-psychiatrischen Abteilungen und in Maßnahmenzentren beginnt man nun ebenfalls, sich damit auseinanderzusetzen und die Chancen einer Tiergestützten Therapie gerade bei forensisch-psychiatrischen Patienten zu sehen.

In der Psychiatrischen Klinik Königsfelden in Brugg im Kanton Aargau wird auf den beiden forensischen Therapiestationen seit November 2011 eine Tiergestützte Intervention durch Therapiehunde-Teams angeboten. Es werden dafür Leute angestellt, welche Mitglieder des Vereins Therapiehunde Schweiz (VTHS) sind. Die Teams der Aktivmitglieder des Vereins Therapiehunde Schweiz arbeiten ehrenamtlich. Sie erhalten lediglich die Fahrtspesen vergütet. Dieser Grundsatz ist in den Statuten des Vereins Therapiehunde Schweiz verankert. Der Spardruck in den Institutionen und die begrenzten finanziellen Ressourcen könnten ein Argument gegen ein zusätzliches Behandlungsangebot sein. So kann sich jedoch jeder Mensch, jede Institution, eine Tiergestützte Intervention „leisten". Der Verein Therapiehunde Schweiz setzt sich zum Ziel, das körperliche und mentale Wohlbefinden der besuchten Personen zu erhalten und zu fördern.

Die Therapiehundebegleiterinnen werden in Königsfelden zu Beginn ihres Einsatzes über ihre Geheimhaltungspflicht informiert und bestätigen dies schriftlich. Die Therapiehunde-Teams unterstützen die therapeutische Arbeit der interdisziplinären Teams auf den Abteilungen.

Gemäß Wegleitung – ein Konzept wird momentan ausgearbeitet – wird die Tiergestützte Intervention mit den Hunden auf den forensischen Stationen der Psychiatrischen Klinik Königsfelden nach folgenden Prinzipien durchgeführt:

- Die Patienten der Stationen werden an der sogenannten Stationsversammlung über die Möglichkeit der Teilnahme an der Tiergestützten Therapie informiert.
- Das Pflegepersonal plant den Einsatz der Therapiehunde-Teams.
- Im interdisziplinären Therapie-Team wird besprochen, welche Patienten für die Therapie in Frage kommen.
- Die Pflegefachperson, die bei der Therapie anwesend ist, trägt die Verantwortung für den Patienten und die Therapiehundebegleiterin.
- Die Therapiehundebegleiterin trägt die Verantwortung für den Hund.
- Die inhaltliche Durchführung und Gestaltung der Therapiestunde liegt in der Verantwortung der Therapiehundebegleiterin.
- Die Beobachtungen und Erkenntnisse aus der Therapiestunde werden von den Pflegefachpersonen nach jeder Therapieeinheit dokumentiert.
- Die Therapiestunden sind fest im Stationsprogramm verankert.

Begegnung und Berührung: Christoph K. und Nozsa

Herr K. hielt selbst viele Jahre lang Hunde. Seit mehreren Monaten darf er nun auf der forensischen Abteilung der psychiatrischen Klinik Königsfelden in die sogenannte Hundetherapie. Solange Herr K. die Abteilung nicht ohne Begleitung der Fachleute verlassen darf, findet die Begegnung mit der Vizsla-Hündin Nozsa im großzügigen Therapieraum der Abteilung statt. Nozsa verfügt über die für die Rasse der Magyar Vizsla bekannte rassetypische Kommunikationsfreudigkeit. Nozsa, ihre Besitzerin und Herr K. begrüßen sich freudig. Herr K. ist einverstanden damit, dass ich bei der Therapie anwesend bin. Er streichelt die Hündin ausgiebig, spielt mit ihr und gibt ihr ein Leckerli. In einem angeregten Gespräch tauschen wir „Hundeerfahrungen" aus, und Herr K. erweist sich als jemand, der sehr viel über Hunde und ihre Bedürfnisse weiß.

Nach einiger Zeit glaube ich, den Patienten fragen zu müssen, was für Gefühle die Begegnung mit Nozsa in ihm auslöse. Herr K. reagiert ungehalten: „Gefühle? Ich hab's nicht so mit den Gefühlen! Ich habe einfach Freude, wenn ich mit dem Hund zusammen sein kann." Ich unterdrücke ein Schmunzeln und nicke bestätigend.

Herr K. wurde in seinem Leben, soweit er sich zurück erinnern kann, immer von Hunden begleitet. Er berichtet mit strahlenden Augen von seinen Tieren. „Meine Hunde waren immer lieb, selbst die bösesten", meint er. Man glaubt es ihm aufs Wort. Die wöchentliche Stunde mit dem Therapiehunde-Team ist für Herrn K. ein Höhepunkt seines Therapieprogrammes. „Wenn ich rauskomme", beteuert er hoffnungsvoll, „hole ich den ärmsten aller Hunde aus dem Tierheim. Ich weiß ja jetzt selber, wie es ist."

Tiergestützte Interventionen wären auch in forensischen Ambulatorien oder in Praxen von niedergelassenen forensisch tätigen Therapeuten eine sinnvolle Ergänzung, und das Interesse am Einsatz von Tieren in der ambulanten Psychotherapie ist steigend. Verschiedene Therapeuten nehmen ihre Hunde zur Arbeit mit oder halten in ihrem Therapieraum Fische oder Vögel. Konkrete Projekte gibt es noch nicht, aber verschiedene Ideen, wie Tiergestützte Aktivitäten im ambulanten forensischen Therapiealltag tierschutzgerecht und effektiv eingesetzt werden können.

6.5.4 Schlussbetrachtung

Gerade für psychisch kranke Straftäter stellt die Tiergestützte Therapie eine hervorragende Möglichkeit zur physischen, psychischen und sozialen Entwicklung dar, da die Tiere durch ihre vorurteilsfreie Akzeptanz einem Menschen ihre Zuneigung schenken, auch wenn er schwere Straftaten begangen hat. Tiere sind unbefangen hinsichtlich physischer oder psychischer Beeinträchtigungen von Menschen. Die oft problematische Vergangenheit zählt nicht, nur die Gegenwart. Tiere urteilen nicht nach menschlichen Maßstäben.

Forensische Patienten haben oft schlechte Erfahrungen mit Menschen gemacht, und andere Menschen mit ihnen. Einem Tier können sie eher Zuneigung schenken, und sie lassen die Zuneigung eines Tieres leichter zu als die eines Menschen. Grenzüberschreitungen körperlicher oder psychischer Art waren bei einem Teil der Betroffenen ein wichtiger Teil der Delinquenz. Im Umgang mit Tieren in der Therapie müssen die eigenen Grenzen und diejenigen des Tieres bewusst erlebt und respektiert werden. Für viele psychisch kranke Straftäter spielten Tiere früher eine wichtige Rolle als Weg- und Spielgefährten und konstante, das Leben strukturierende Begleiter. In der Tiergestützten Therapie werden positive Erinnerungen und Emotionen geweckt.

In der Tiergestützten Therapie erlernte Fähigkeiten wie das Setzen von Grenzen, Rücksichtnahme oder Selbstkontrolle können mit der Zeit auf andere Lebensbereiche übertragen werden und dienen damit der Verminderung des Risikos weiterer Delinquenz. Die Betroffenen lernen, Verantwortung für das eigene Handeln und für andere Lebewesen zu übernehmen, und können, vielleicht zum ersten Mal in ihrem Leben, Erfolg erleben.

Eine gründliche und umfassende Einschätzung der Eignung der jeweiligen Patientinnen und Patienten und der allfälligen Risiken ist unabdingbar. Eine rücksichtsvolle Behandlung der Tiere hat oberste Priorität. Wünschenswert ist die wissenschaftliche Begleitung und Evaluation der Tiergestützten Therapie in der Forensik.

6.6 Humanmedizin mit Schwerpunkt Rehabilitation

Andreas Meyer Heim, Arzt, und
Berit Saupe, Leiterin Therapien Rehabilitation

Die folgenden Ausführungen basieren auf der klinischen Erfahrung und der praktischen Anwendung von tiergestützten Rehabilitationsmaßnahmen bei Kindern und Jugendlichen. Im Rehabilitationszentrum für Kinder und Jugendliche in Affoltern am Albis werden verschiedene Formen der Tiergestützten Therapie im Rahmen einer umfassenden Rehabilitation von Patienten mit angeborenen oder erworbenen Hirnschädigungen angewendet. Im Jahre 2012 erarbeiteten erfahrene Fachpersonen ein Konzept der Tiergestützten Therapien, das Grundlage für diesen Beitrag ist. Dieses Konzept wurde auf der Basis des derzeit aktuellen Wissensstandes und der Erfahrungen der Arbeitsgruppe TGT erstellt (Balzer et al., 2012). Aus Sicht der evidenzbasierten Medizin sind weitere Forschungsarbeiten notwendig, um eine statistisch erwiesene Wirksamkeit der tiergestützten Methoden zu belegen (Tseng et al, 2013).

6.6.1 Die Bedeutung der Tiergestützten Therapie für die Rehabilitation

Die Tiergestützte Therapie stellt für die medizinisch-therapeutische Rehabilitation eine wesentliche Ergänzung zu den gängigen konventionellen Therapieformen dar. Die Ziele der TGT sind dabei ganz unterschiedlich je nach Patient und Therapieangebot. Nach unserer Erfahrung zeigt sich, dass die Arbeit mit dem Therapiepferd und Therapiehund einen berechtigten therapeutischen und pädagogischen Ansatz in der Rehabilitation darstellt.

Insbesondere auf emotionaler Ebene ist ein Zugang zu den Patienten durch die Tiere leichter möglich, vor allem bei denen, die positive Vorerfahrungen im Umgang mit Tieren gemacht und bei denen Tiere bisher eine wichtige Rolle im Leben gespielt haben. Ein weiterer wichtiger Vorteil besteht darin, dass sich die Motivation der Patienten für den Rehabilitationsalltag durch den Einsatz von Tieren erhöhen lässt. Die Patienten sind aktiver in der Therapie dabei (nicht primär im Sinne der körperlichen Aktivität, sondern eher im Sinne der vollen Aufmerksamkeit und Konzentration) und unterstützen damit die Erreichung der gemeinsamen Rehabilitationsziele.

Da die Patienten in der Rehabilitation medizinisch weitgehend stabil sind, ist der Schutz vor Ansteckung durch die Tiere ein untergeordnetes Thema. Dennoch müssen die geltenden Hygienevorschriften in der Arbeit mit dem Patienten und dem Tier eingehalten werden. Zudem werden die Patienten beim Eintritt im Hinblick auf eine mögliche Durchführung von TGT zu bestehenden Allergien (z.B. Pferde- oder Hundehaarallergie) befragt. Besteht eine Tierallergie, wird zum Schutz des Patienten keine TGT durchgeführt. Wie bei jeder anderen Therapieform muss die Indikationsstellung immer individuell vorgenommen werden.

Im folgenden Abschnitt wird detaillierter auf die Ziele und Wirkungen der TGT eingegangen.

6.6.2 Die TGT im Rehabilitationszentrum Affoltern am Albis: Ziele und Wirkgefüge

Die Hippotherapie-K® (HTK) ist eine physiotherapeutische Therapiemethode, bei der das Pferd als therapeutisches Therapiemittel genutzt wird, um die Bewegungsübertragung des Pferdeschrittes auf den Patienten zu nutzen. Somit stehen die Bewegungen des Pferdes und nicht der Kontakt zum Pferd im Vordergrund. Des Weiteren ist zu erwähnen, dass HTK kein aktives Reiten ist, sondern dass der Patient locker auf dem Pferd sitzt (s. Abb. 6-11) und dadurch die Bewegungen des Pferdes aufnehmen kann.

Zur Erklärung der Wirkungsweise der Hippotherapie-K® stützt man sich auf die Erkenntnisse und Erfahrungen des entwicklungsneurologischen Behandlungskonzeptes nach Bobath und auf die Funktionelle Bewegungslehre Klein-Vogelbach. Durch den abgespreizten Sitz (Reitsitz) auf dem Pferd werden die Beine als tragender Körperabschnitt ausgeschaltet. Somit wirkt die Hippotherapie auf funktioneller Ebene primär auf den Rumpf, das Becken und die Hüften. Auf kortikaler Ebene wird durch den dreidimensionalen (sagital, transversal, frontal) gangtypischen Schritt des Pferdes an der Sitzbalance gearbeitet. Ziel ist es dabei, die Sitzbalance in einer aufrechten Haltungsreaktion des

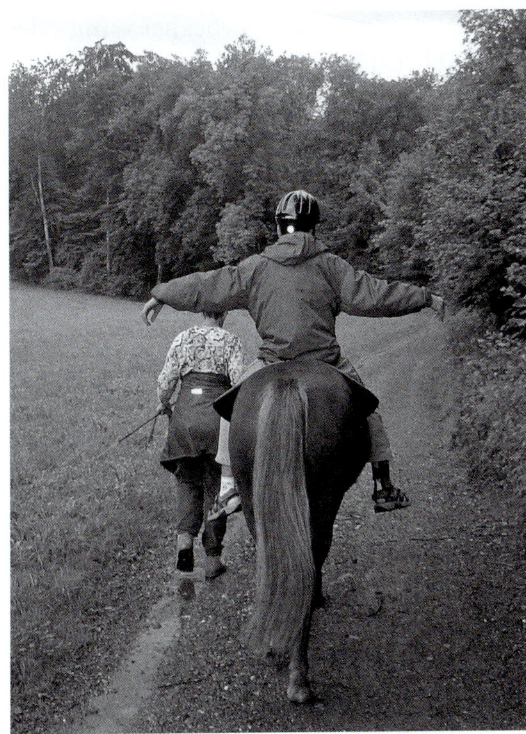

Abbildung 6-11: Hippotherapie-K®: freier Sitz. © Rehabilitationszentrum Affoltern a. A.

Rumpfes (inkl. Becken und Kopf) zu provozieren, zu fördern und dann wieder in einer dynamischen Stabilisation zu kräftigen. Zusätzlich verlangt die Vorwärtsbewegung eine Widerlagerung des Oberkörpers und Kopfes. Die Beine und Arme stehen weniger im Vordergrund, geben aber wichtige Hinweise auf Fixationen und Kompensationen.

Auf der spinalen Ebene wird die Muskelspannung (Tonus) beeinflusst. Zudem geht es um die Förderung der Beweglichkeit primär der Lendenwirbelsäule und der Hüftgelenke. Zielgruppe der HTK sind Kinder und Jugendliche mit neurologischen Bewegungsstörungen (z.B. Zerebralparesen, Paraplegie). Voraussetzungen für eine sinnvolle Durchführung von HTK sind eine Hüftabspreizung beidseits von ca. 30 Grad (bei kleineren Kindern ist eine entsprechend größere Abspreizung nötig), eine minimale Kopf- und Rumpfaufrichtung sowie eine minimale Stabilisierung des Oberkörpers. Je nach Sitzbalance und den oben beschriebenen motorisch-funktionellen Fähigkeiten sitzt die

Hippotherapeutin mit auf dem Pferd oder geht nebenher – mit oder ohne taktile Unterstützung (s. **Abb. 6-12**).

Das *Heilpädagogische Reiten* (HPR) als pädagogisch-therapeutische Maßnahme unterscheidet sich von der Hippotherapie darin, dass der Kontakt des Patienten zum Pferd einen hohen Stellenwert einnimmt und nicht primär nur die Bewegung des Pferdes genutzt wird. HPR kommt somit nicht nur bei neurologischen Patienten zum Einsatz, sondern wird auch bei anderen Störungsbildern (z.B. Patienten mit psycho-sozialen Auffälligkeiten, Schmerzpatienten) angewendet. Im Umgang mit dem Pferd und beim Reiten wird der Patient ganzheitlich angesprochen: körperlich, emotional, geistig und sozial. Daher gehören der Beziehungsaufbau, das Pflegen und Führen des Pferdes und die Mithilfe im Stall als wichtige Bestandteile der Therapie dazu (s. **Abb. 6-13** und **6-14**). Weitere Therapieschwerpunkte können die Förderung der taktilen Wahrnehmung oder der Körper-Raum-Wahrnehmung bis hin zum aktiven Reiten oder spielerischem Turnen auf dem Pferd sein (Balzer et al., 2012).

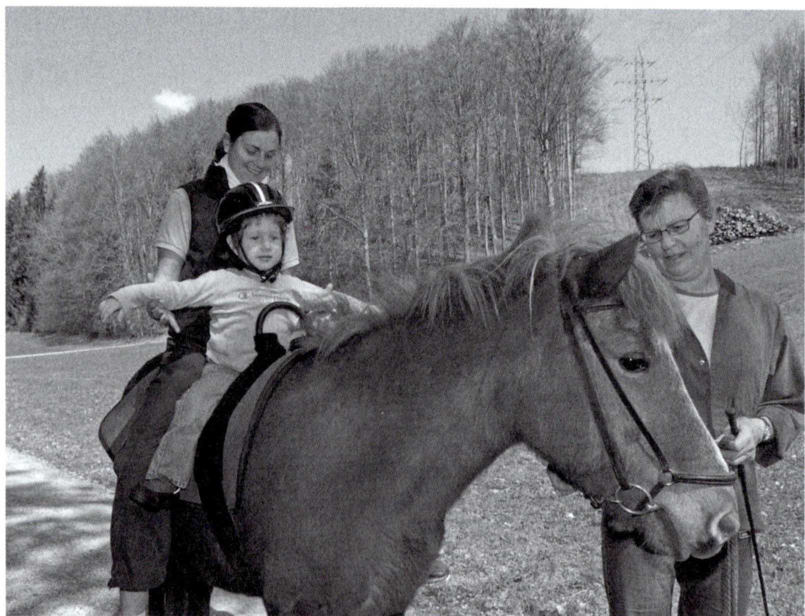

Abbildung 6-12: Hippotherapie-K®: gesicherter Sitz. © Rehabilitationszentrum Affoltern a.A.

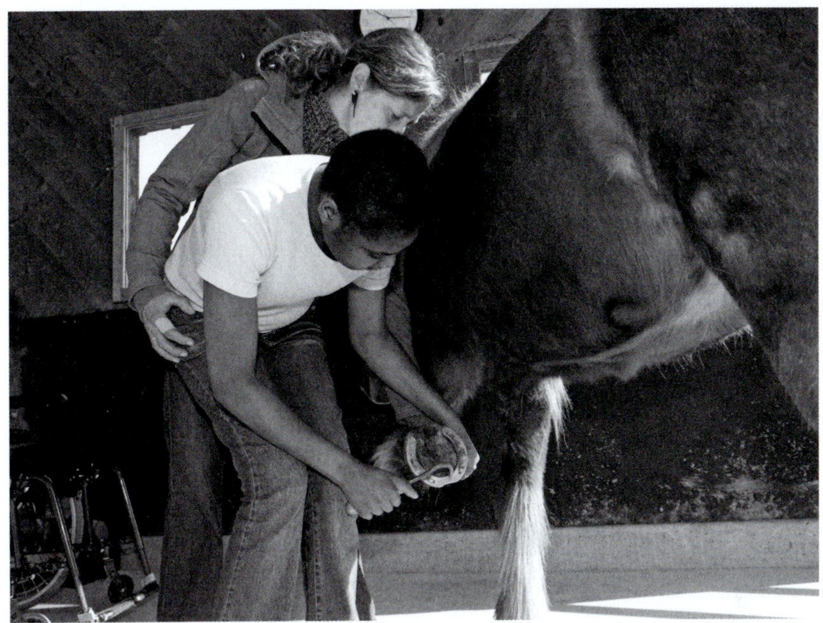

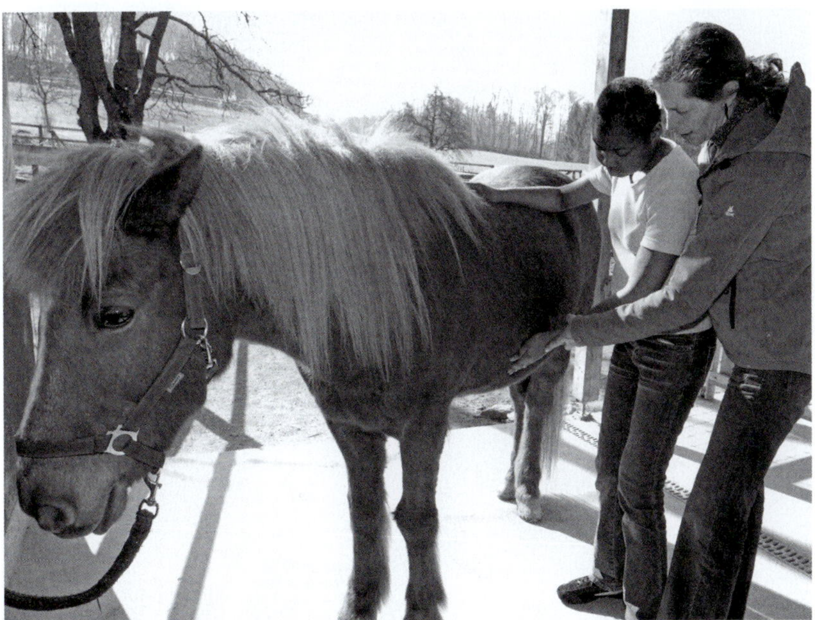

Abbildung 6-13 und **6-14:** Geführte Handlung beim Pflegen des Pferdes.
© Rehabilitationszentrum Affoltern a. A.

Ein ebenso bedeutsames Wirkungsfeld der HPR ist der Einsatz bei Kindern und Jugendlichen mit verminderter Aufmerksamkeit und Konzentration. So lernen sie das Fokussieren auf die aktuelle Aufgabe. Durch taktile Führung lenkt die Therapeutin die Aufmerksamkeit immer wieder zurück auf die zu erfüllende Aufgabe. Somit ist das heilpädagogische Reiten mit seinem breitgefächerten Leistungsspektrum ein wesentlicher Schwerpunkt der TGT in der Rehabilitation.

Als weiteres TGT-Angebot bietet das Rehabilitationszentrum Affoltern am Albis die *Therapiehundgestützte Ergotherapie* THg Ergotherapie an (s. **Abb.6-15**). Die THg Ergotherapie wird dort seit den 1980er Jahren durchgeführt. Ellen Steinegger, ehemalige Ergotherapeutin, hat diesbezüglich Pionierarbeit geleistet und wertvolle Erfahrungen über die Einsatzmöglichkeiten und Wirkungsweise eines Hundes innerhalb der Ergotherapie erlangt. Die THg Ergotherapie ist über die Jahre zu einem fest etablierten Bestandteil des therapeutischen Angebotes des Rehabilitationszentrums geworden. Das Ziel der THg Ergotherapie ist

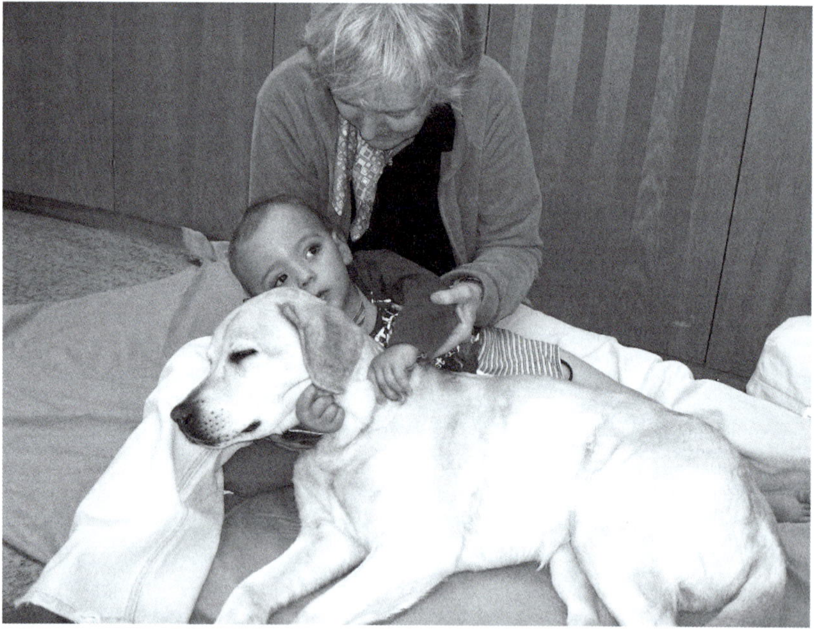

Abbildung 6-15: Kontaktaufnahme zum Hund mit Unterstützung durch die Therapeutin. © Rehabilitationszentrum Affoltern a. A.

die Förderung und Verbesserung von körperlichen, sozialen, emotionalen und/oder kognitiven Funktionen (Balzer et al., 2012).

Der Therapiehund unterstützt die zielgerichtete Arbeit des Therapeuten. Er soll dabei die Brücke zwischen Patient und Therapeut bilden und somit den Patienten zu einer aktiveren Teilnahme motivieren. Die Wirkprinzipien beruhen dabei auf verschiedenen theoretischen Ansätzen, wie zum Beispiel der Motivationstheorie (Otterstedt, 2001), der Bindungstheorie (Beetz, 2009) und den Spiegelneuronen (Gaschler, 2006). Neben dem positiven Einfluss der „Mensch-Tier-Interaktion" beziehungsweise der „Kind-Hund-Interaktion" auf der emotionalen und sozialen Ebene sind auch physische Wirkungen beobachtet worden. Einige Beispiele, wie die THg Ergotherapie wirkt, sollen hier aufgeführt werden, die in verschiedenen Studien beschrieben wurden (Balzer et al., 2012).

Es kann zum einen zur Blutdrucksenkung, zur Stabilisierung von Herzfrequenz, Puls und Kreislauf und zur Vertiefung der Atmung (Haase, 1995; Friedmann et al., 1983) kommen. Im Bereich der psychischen und mentalen Wirkungen wurde die Förderung des emotionalen Wohlbefindens (Beetz, 2009) oder auch Reduktion von Angst und Stress (Claus, 2000) beschrieben. Auf der sozialen Ebene wurde beispielsweise die Förderung der sozial-emotionalen Entwicklung (Olbrich und Otterstedt, 2003) und die Entwicklung von Empathie/Verantwortung (Gaschler, 2006; Beetz, 2009) aufgezeigt (Balzer et al., 2012).

Eine zugrunde liegende medizinische Diagnose sowie die körperliche und kognitive Leistungsfähigkeit des Patienten sind hierbei eher zweitrangig. Entscheidend ist, ob sich mit dem Einsatz des Therapiehundes die Rehabilitationsziele effektiver erreichen lassen (Balzer et al., 2012).

Unsere langjährige Erfahrung hat gezeigt, dass sich der Einsatz des Therapiehundes mit dem Patienten vor allem in der Stimulation und Förderung der Sinnesfunktionen (z.B. spüren, riechen), in der Förderung der kognitiven Funktionen (z.B. Aufmerksamkeit) und der interpersonellen Interaktionen bewährt hat. Insbesondere die Arbeit des Therapiehundes mit Patienten im Wachkoma kann unterstützend sein. Diese Patienten reagieren häufig bei kleinsten Veränderungen (z.B. Umlagerungen) mit vegetativen Reaktionen (z.B. Schwitzen, steigender Blutdruck). Zudem kann es sein, dass bei diesen Patienten die Orientierung des Körpers im Raum (Tiefenwahrnehmung) oder die taktile Wahrnehmung beeinträchtigt ist. Deshalb kann es beispielweise bei

Lageveränderungen zu Panikattacken oder Reaktionen wie vermehrtem Schwitzen oder einer Steigerung der Muskelspannung (Tonus) kommen. Bei diesen Patienten wird auf der Ebene der Basalen Stimulation gearbeitet mit dem Ziel, dass durch den engen Kontakt des Patienten mit dem Therapiehund eine vertiefte und ruhigere Atmung, Entspannung und erhöhte Aufmerksamkeit erreicht werden können.

Die folgende Darstellung soll einige Beispiele von Anwendungen der THg Ergotherapie in der therapeutischen Arbeit mit Patienten geben (Balzer et al., 2012).

THg Ergotherapie auf der Funktionsebene

1. Schwerpunkt: Förderung der Kopfkontrolle (s. **Abb. 6-16**)
   Der Patient wird durch den Hund angeregt, seinen Kopf aktiv anzuheben und zu stabilisieren.
2. Schwerpunkt: Basale Stimulation (s. **Abb. 6-17**)
   Die Patientin kann mit dem Hund zusammen entspannen. Alle ihre Sinne können durch die Begegnung mit dem Therapiehund positiv stimuliert werden.

THg Ergotherapie auf der Aktivitätsebene

1. Schwerpunkt: Geführte bimanuelle Aktivität (s. **Abb. 6-18**)
   Die Patientin wird durch den Hund motiviert, mithilfe der Ergotherapeutin eine geführte bimanuelle Tätigkeit auszuführen.
2. Schwerpunkt: Funktioneller Armeinsatz und Förderung von Handlungsabläufen (s. **Abb. 6-19**)
   Der Patient wird durch den Hund zum Einsatz seines hemiparetischen Armes motiviert. Er erteilt dem Hund mit seiner Hand Sichtzeichen, damit dieser ein bestimmtes Kommando ausführt.

Die *Therapiehundgestützte Physiotherapie* (THg Physiotherapie) wurde bis vor wenigen Jahren in der Rehabilitation unterstützend in der funktionellen Behandlung (z.B. Integration der hemiparetischen Körperseite) zur Bewegungsmotivation, Steigerung der Ausdauer, zum Koordinationstraining und Steh- und Gangtraining eingesetzt (s. **Abb. 6-20**). Es geht in erster Linie darum, physiotherapeutische Behandlungsmaßnahmen oder Schwerpunkte mit dem Einsatz des Therapiehundes zu verbinden (Balzer et al., 2012).

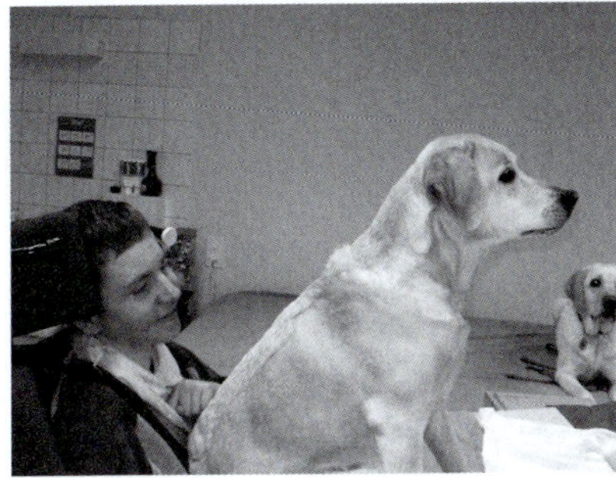

Abbildung 6-16: Verbesserung der Kopfkontrolle. © Rehabilitationszentrum Affoltern a. A.

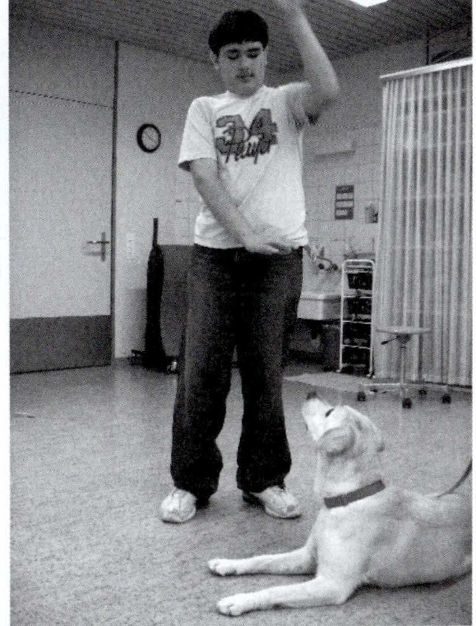

Abbildung 6-19: Funktioneller Armeinsatz. © Rehabilitationszentrum Affoltern a. A.

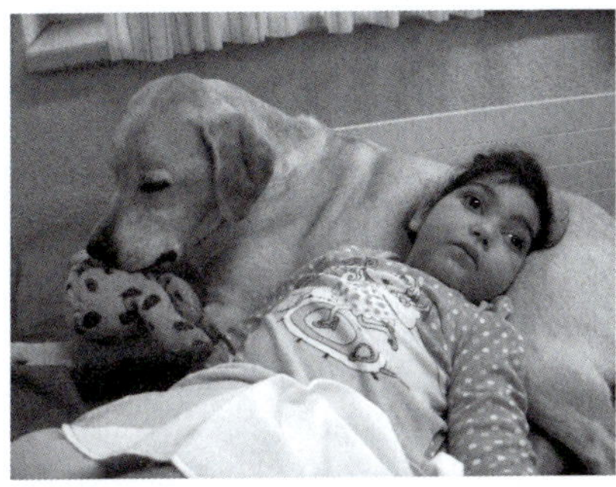

Abbildung 6-17: Basale Stimulation. © Rehabilitationszentrum Affoltern a. A.

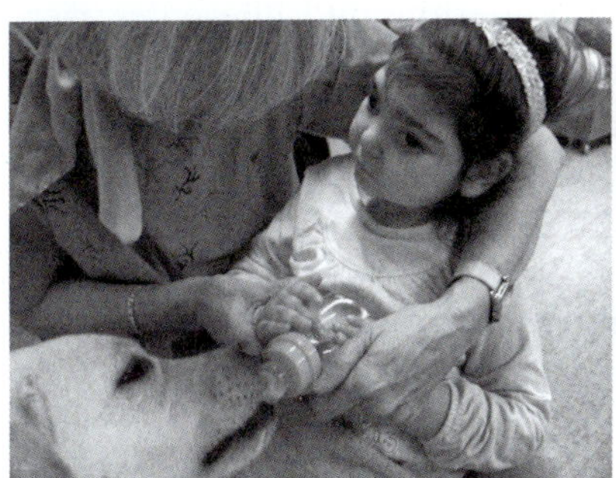

Abbildung 6-18: Geführte bimanuelle Aktivität. © Rehabilitationszentrum Affoltern a. A.

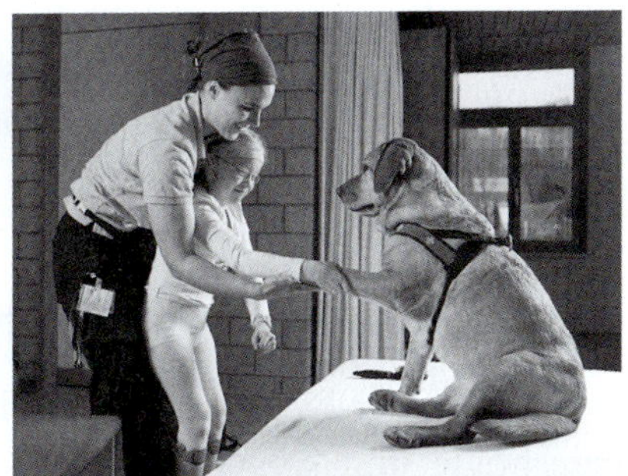

Abbildung 6-20: Einsatz des Hundes zur Unterstützung des aktiven Stehens. © Rehabilitationszentrum Affoltern a. A.

Die Zielgruppe der THg Physiotherapie lässt sich nicht auf einzelne Krankheitsbilder festlegen, sondern ist eher abhängig vom Ziel der Förderung und von den vorhandenen Möglichkeiten des Patienten.

Die therapeutische Erfahrung zeigt, dass gerade bei langen Rehabilitationsverläufen durch den Einsatz des Therapiehundes Motivationslosigkeit, Therapiemüdigkeit oder andere emotionale Stimmungslagen zum Teil aufgefangen werden können. Zum anderen ist es einfacher, den Patienten für das Wiederholen von Aktivitäten oder Bewegungen, die für das motorische Lernen von großer Bedeutung sind, zu motivieren. Zudem ist der Therapiehund auch eine dankbare Ablenkung für funktionelle Behandlungsmaßnahmen, in denen der Patient über eine längere Behandlungszeit ruhig auf der Bank oder auf dem Boden liegen sollte (z. B. Behandlung des Fußes) (Balzer et al., 2012).

Bei all den Tiergestützten Interventionen ist die Belastung des Hundes beziehungsweise des Pferdes nicht zu unterschätzen, sodass regelmäßige Pausen zwischen den Therapien und der gesamte Einsatz des Tieres über die Arbeitswoche sinnvoll geplant werden müssen. Hygienische Rahmenbedingungen, die artgerechte Haltung, die gesundheitlichen Voraussetzungen des Tieres und die Umgangsregeln für Therapeuten und Patienten müssen bei allen Tiergestützten Therapien strikt eingehalten werden. Ebenso wird eine abgeschlossene anerkannte Zusatzausbildung der Therapeuten, die die Tiergestützten Therapien mit Patienten durchführen, vorausgesetzt. Fütterung und Pflege der Tiere müssen auch während den Wochenenden und Ferien des Personals sichergestellt werden. Die Kosten hierfür sind beträchtlich und müssen in das Betriebskonzept einfließen.

6.6.3 Zusammenfassung und Schlussbetrachtung

Der Einsatz der Tiergestützten Therapien ist in der Rehabilitation eine berechtigte und sinnvolle therapeutische Ergänzung. Sie unterstützt den Rehabilitationsprozess darin, die gesetzten Ziele zu erreichen, und leistet somit einen wichtigen Beitrag zur erfolgreichen Rehabilitation. Die TGT hat Einfluss auf die Körperfunktions-, Aktivitäts- und Partizipationsebene und hilft gerade bei langen Rehabilitationsaufenthalten, die Motivation des Patienten aufrechtzuerhalten.

Danksagung
Wir danken der internen Arbeitsgruppe „Tiergestützte Therapien" namentlich Julia Balzer, Peggy Hug, Irene Perrotta, Sigrid Scharf, Irmi Schneider und Ellen Steinegger für die sorgfältige Ausarbeitung des Konzeptes „Tiergestützte Therapien" im Rehabilitationszentrum Affoltern am Albis. Ohne ihre Arbeit wäre dieser Beitrag nicht möglich gewesen.

6.7 Humanbiologie

Claudia Aschmann, Humanbiologin

Die wenigsten Leser werden wohl wissen, was sie sich unter der Arbeit eines Humanbiologen vorstellen sollen. Humanbiologie ist eine von diversen Vertiefungsrichtungen des Biologiestudiums an vielen Hochschulen, so auch an der Universität Zürich (2013a). Ein typischer Humanbiologe beschäftigt sich hauptsächlich mit der Komplexität des menschlichen Körpers. Die Physiologie, welche die biochemischen und physikalischen Vorgänge in den Zellen, Geweben und Organen untersucht und das Zusammenwirken aller Lebensvorgänge im Organismus beschreibt, spielt dabei eine wichtige Rolle (Universität Zürich, 2013b). Zum Beispiel wird der Einfluss von Hormonen analysiert (Endokrinologie), an Stammzellen geforscht, oder die Wirkung von Medikamenten untersucht (klinische Chemie, medizinisch-molekulare Genetik). Oft stehen dabei die molekularen Vorgänge im Mittelpunkt und insbesondere auch deren Veränderungen bei Krankheiten (Universität Zürich, 2013b).

6.7.1 Die Bedeutung der Tiergestützten Therapie für die Humanbiologie

Mein Forschungsgebiet ist eher untypisch für die Humanbiologie, hier ein kleiner Einblick in meinen Werdegang. Das generelle Interesse und die Neugier am menschlichen Körper haben mich zur Wahl des Biologiestudiums bewogen. Im zweiten Semester besuchte ich eine Lehrveranstaltung, welche von Dennis C. Turner gehalten wurde. Turner kann man als Vorreiter der Erforschung der Mensch-Tier-Beziehung in der Schweiz bezeichnen. Heute ist er unter anderem sowohl Inhaber als auch Direktor des privat-wirtschaftlich organisierten Instituts für angewandte Ethologie und Tierpsychologie (I.E.T.). Er erzählte vom positiven Einfluss von Tieren auf das menschliche Wohlbefinden. In meinem zweiten Studienjahr begann ich mit meinem Nebenfach Sozial- und Gesundheitspsychologie, und auch die Psychologie-Professoren erwähnten das Thema Tiergestützte Therapie. Zu diesem Zeitpunkt begann ich, mir Gedanken über das Potenzial dieser Therapieergänzung zu machen.

Ich interessiere mich vor allem für die Arbeit mit Therapiebegleithunden, denn meiner Meinung nach eignet sich diese Tierart am besten für den Einsatz in der Tiergestützten Therapie. Hunde kann man gut zuhause halten, und sie sind einfach zu sozialisieren. Darüber hinaus haben die meisten Hunde Freude am Kontakt mit Menschen, was alles Grundvoraussetzungen für eine erfolgreiche Intervention sind. Die Therapie mit Delphinen kann ich aus ethischer Sicht nicht gutheißen, da es sich um ein Wildtier handelt. Ich habe auch ein Problem damit, wenn mit Kaninchen und Meerschweinchen gekuschelt wird, das sind Fluchttiere und deshalb dafür ungeeignet. Pferde werden oft in der Hippotherapie eingesetzt (vgl. Kap. 8.3.1), was eher einer Physiotherapie gleicht, wo die Muskeln trainiert werden und so die Körperspannung gefördert wird. Mein primäres Interesse liegt aber eher darin, welchen psychologischen Einfluss Tiere auf uns Menschen haben. Es gibt zwar schon einen neuen Begriff für diese Art der Therapie mit Pferden, Equotherapie (Verein e.motion, o.J.), doch Pferde sind sicherlich aufwändiger und teurer in der Haltung als Hunde. Ein weiterer Vorteil von Hunden ist ihre Körpergröße und ihr Sinn für Gehorsam, was ein riesiges Anwendungsgebiet für Therapiebegleithunde eröffnet. Unterdessen gibt es unzählige Einsatzbereiche für Therapiebegleithunde; zum Beispiel werden sie in Kindergärten, Schulen, Spitälern, Gefängnissen oder Alterszentren eingesetzt. In diesem Kapitel wird weniger beschrieben, was die Tiergestützte Therapie für die Humanbiologie bedeutet, sondern ich führe vielmehr aus, welchen Beitrag die Humanbiologie zur Erforschung der Tiergestützten Therapie leisten kann.

6.7.2 Wirkgefüge und Studienbeispiel

Die Tiergestützte Therapie erhält von Jahr zu Jahr mehr Aufmerksamkeit, doch es gibt immer noch einen Mangel an Studien mit professionell strukturiertem Forschungsdesign. Die ersten Hinweise dafür, dass Hunde hilfreiche Unterstützer für Therapiezwecke sein könnten, waren anekdotisch. Es wird erzählt, dass der amerikanische Psychotherapeut Boris M. Levinson aus reinem Zufall seinen Hund Jingles in der Praxis hatte, als ein verhaltensgestörter Junge mit seinen Eltern verfrüht zum Termin erschien (Frömming, 2006). Der Junge lehnte jeglichen menschlichen Kontakt ab und weigerte sich sogar zu sprechen, doch durch die freudige Begrüßung des Hundes fühlte sich der Junge gleich zum Tier hingezogen und wünschte, wieder mit dem Hund spielen zu dürfen (Frömming, 2006). Nach diesem Erlebnis nahm Levinson immer seinen Hund zu denjenigen Sitzungen mit, in denen er schwer zugängliche Kinder erwartete (Frömming, 2006). Seit damals hat sich einiges getan, sowohl in den USA als auch in Europa. Neben den vielen Fallstudien, in denen der Behandlungsverlauf einer Person dokumentiert wird, hielten sich die meisten Studien an strikte Protokolle, was zwar den Vorteil der Standardisierung mit sich bringt, jedoch den Nachteil birgt, dass der therapeutische Bezug etwas verloren geht. In meiner Masterarbeit (Aschmann, 2012) hatte ich die Möglichkeit, die Tiergestützte Therapie in ihrer praktischen Anwendung zu analysieren. Dieses Unterkapitel beruht maßgeblich auf dieser Arbeit.

Im Rehabilitationszentrum Affoltern am Albis wurden die geeigneten Bedingungen für diese angewandte Untersuchung gefunden. Die Hundeführerin Peggy Hug (Präsidentin des Vereins Therapiehunde Schweiz) besucht mit ihren Therapiebegleithunden schon seit dem Herbst 1996 unentgeltlich die Ergotherapie dieses speziell auf Kinder ausgerichteten Rehabilitationszentrums. Zunächst war die Absicht, nur den Einfluss des Therapiebegleithundes zu untersuchen, doch aus methodologischen Gründen wurde der Hundehalter ebenfalls mit in die Fragestellung einbezogen. In der Praxis handelt es sich auch immer um ein Team, welches aus einem Therapiebegleithund und seinem Halter besteht. Beim Verein Therapiehunde Schweiz müssen beide Team-Mitglieder zusammen ein Schulungsprogramm besuchen und zwei Prüfungen erfolgreich absolvieren, bevor sie später gemeinsam als Therapiebegleithund-Team zum Einsatz kommen dürfen (VTHS, 2011).

Das Ziel der Studie war es zu vergleichen, ob sich Kinder in der Ergotherapie anders verhalten, wenn ein Therapiebegleithund-Team an- bzw. abwesend ist. Die Studie legte das Interesse erstens auf die Mitmachbereitschaft, und zweitens sollte auch das Kommunikationsverhalten untersucht werden. Die Erwartungen waren, dass die Kinder in Anwesenheit des Therapiebegleithund-Teams öfters adäquat reagieren und dass sie mehr Wörter benutzen würden.

Mithilfe der Durchsicht von früheren Studien wurden Voraussagen über die zu erwartenden Resultate gemacht. Die Erwartungen bezüglich der Mitmachbereitschaft lassen sich durch folgende Quellen begründen: Nach dem Spielen mit dem Hund sind die meisten Kinder fröhlicher (Caprilli und Messeri, 2006; Prothmann et al., 2006; Martin und Farnum, 2002). Kinder schauen den Therapiebegleithund häufiger und länger an im Vergleich zu Kontrollgegenständen (Martin und Farnum, 2002; Limond et al., 1997). In einem Klassenzimmer können Hunde eine Konzentrations- und Aufmerksamkeitssteigerung bei den Schülern auslösen und darüber hinaus ebenfalls eine Autoritätssteigerung von Lehrpersonen hervorrufen (Kotrschal und Ortbauer, 2003). Tiere können als Motivatoren dienen; zum Beispiel setzten Kinder Anweisungen genauer um (Gee et al., 2009) und Aufgaben werden schneller ausgeführt, ohne dabei an Präzision einzubüßen (Gee et al., 2007). Die Anwesenheit eines Hundes fördert selbstständiges Handeln (Hergovich et al., 2002) und bewirkt, dass positive Interaktionen zunehmen und negative Interaktionen seltener auftreten (Walters Esteves und Stokes, 2006). Hunde können helfen, Aggressionen (Kotrschal und Ortbauer, 2003; Hergovich et al., 2002; Brandill und Hutschinson, 1997) und Hyperaktivität (Casaulta und Leung-Zwicky, 2005; Kotrschal und Ortbauer, 2003) zu reduzieren. Außerdem werden die Atmosphäre als entspannter wahrgenommen (Brandill und Hutchinson, 1997), das Körper- und Eigenbewusstsein gestärkt (Casaulta und Leung-Zwicky, 2005; Hergovich et al., 2002) und die Empathie gefördert (Casaulta/Leung-Zwicky, 2005; Hergovich et al., 2002). Ferner sind Kinder nicht nur während der Interaktion mit dem Hund aktiver, sondern auch der allgemeinen Umgebung gegenüber aufgeschlossener (Caprilli und Messeri, 2006).

Die Erwartungen bezüglich der Kommunikation sind aufgrund folgender, in der Literatur beschriebener Effekte begründet: Kinder mit Artikulationsproblemen oder Sprechhemmungen haben weniger Sprachschwierigkeiten, wenn sie mit einem Hund sprechen (Casaulta und Leung-Zwicky, 2005). In Anwesenheit eines Hundes sprechen Kinder seltener über irrelevante Themen, ignorieren Fragen weniger oft und geben häufiger eine logische Antwort (Martin und Farnum, 2002). Es wurde beobachtet, dass Kinder deutlich häufiger eine positive Antwort geben auf Fragen oder Vorschläge, die den Hund betreffen (Limond et al., 1997) und dass sowohl verbale als auch nonverbale Interaktionen zunehmen (Walters Esteves und Stokes, 2006).

Die Studienpopulation bestand aus Patienten des Rehabilitationszentrums Affoltern am Albis, deren Alter in der Regel zwischen 1 und 18 Jahren liegt. Da die Kinder und Jugendlichen teilweise schwere Hirnverletzungen oder Behinderungen aufweisen, sind nicht alle ihrem Alter entsprechend entwickelt. Die Ergotherapeuten vergeben in gegenseitiger Absprache die sieben Plätze der Tiergestützten Ergotherapie an diejenigen Kinder, welche sich momentan in der Ergotherapie befinden und die ihrer Ansicht nach am meisten vom Hund profitieren könnten. Die Eltern von potenziellen Studienteilnehmern wurden schriftlich über die Studie informiert, und nach einigen Tagen wurde angefragt, ob Interesse an einer Teilnahme bestand. Falls dem so war, wurde ein persönliches Gespräch vereinbart, wo die Eltern die detaillierten Studieninformationen erhielten. Kinder bis zehn Jahre wurden vor Studienbeginn mündlich über die Studie informiert, Kinder zwischen 10 und 14 Jahren erhielten ein Informationsblatt für Kinder und diejenigen zwischen 14 und 18 Jahren bekamen das Informationsblatt für Jugendliche und mussten die Einverständniserklärung unterschreiben. Mindestens ein erziehungsberechtigter Elternteil musste ebenfalls die schriftliche Einwilligung zur Teilnahme des Kindes an der Studie geben. Weder die Studienteilnehmer noch die Ergotherapeuten und die Hundeführerin kannten die genauen Ziele und die Untersuchungsparameter der Studie. Als Einschlusskriterium zur Studienteilnahme galt die Zuteilung in die Hunde-Ergotherapie, die Ausschlusskriterien waren Angst vor Hunden, Allergie auf Hundehaare und/oder eine fehlende schriftliche Einverständniserklärung. Die Studie hätte auf Wunsch der Eltern oder der Studienteilnehmer jederzeit abgebrochen werden können, ohne irgendwelche Nachteile zu befürchten, was jedoch nicht eintrat. Jegliches potenziell schädigendes Verhalten auf Seiten des Therapiebegleithundes (in Bezug auf das Kind) oder der Kinder (in Bezug auf den Hund) galt ebenfalls als sofortiges Ausschluss- oder Abbruchskriterium. Auch dies kam nicht vor. Im Falle eines Widerrufes oder Abbruchs wären die bis zu diesem Zeitpunkt erhobenen Daten weiter verwendet worden. Vor Studienbeginn wurde bei der Kantonalen Ethikkommission Zürich ein Gesuch zur Durchführung der Studie eingeholt, wie es bei jedem Forschungsprojekt mit Menschen Pflicht ist. Hier mussten wir im Hinblick auf den Datenschutz und die Wahrung der Rechte besondere Sorgfalt walten lassen, da es sich bei der Studienpopulation nicht nur um Minderjährige, sondern zum Teil auch um körperlich und/oder geistig eingeschränkte Personen handelte.

An der Studie nahmen fünf Mädchen und drei Jungen teil (n = 8). Das Alter lag zwischen 3 und 17 Jahren, wobei das Durchschnittsalter 9,25 Jahre betrug. Die Diagnosen lautete in zwei Fällen Schädel-Hirn-Trauma, zweimal Hemiparese, einmal Hemisyndrom, in einem Fall genetisch bedingte Mehrfachbehinderung und zweimal Zerebralparese. Zwei Kinder erhielten bereits schon in einer früheren Institution eine Tiergestützte Intervention mit Hund, und vier Kinder hatten schon Erfahrung mit Hippotherapie. Außerdem besaßen vier der acht Familien einen Hund Zuhause. Die Studienteilnehmer können in zwei Gruppen eingeteilt werden: die Kinder, die sprechen konnten (zwei Mädchen und alle drei Jungen) und jene, die nicht sprechen konnten (alle drei waren Mädchen). Es fällt auf, dass die drei Kinder, die nicht sprachen, seit Geburt Behinderungen aufwiesen und während ihres Aufenthalts im Rehabilitationszentrum Affoltern am Albis keine oder nur eine geringe Genesung erfuhren. Beurteilt wurde dies anhand eines Tests, der die Unabhängigkeit misst (WeeFIM II®, Uniform Data System for Medical Rehabilitation). Dieser Test wird routinemäßig bei allen Patienten des Rehabilitationszentrums beim Ein- und Austritt durchgeführt.

Für die Masterarbeit wurde eine explorative Pilotstudie durchgeführt: Zur Beantwortung der Fragestellung wurden verhaltensbiologische Ansätze angewandt. Die Kinder wurden mehrmals unter den verschiedenen Bedingungen beobachtet, und ihr Verhalten wurde mit einer Videokamera aufgezeichnet. Solange ein Kind in die Ergotherapie mit Hunden eingeteilt war, wurde es beobachtet. Die Kinder erhielten – unbeeinflusst von der Studie – die ganz normale Ergotherapie, abgestimmt auf ihre Ziele und Bedürfnisse. Aufgrund der verschiedenen Krankheitsbilder und Altersgruppen dienten sich die Kinder in der anschließenden Auswertung selber als Vergleich. Ziel war es, pro Kind und Woche zwei Videos zu erheben (eines mit Therapiebegleithund-Team und eines ohne), was wegen Krankheit oder Ferien jedoch nicht immer möglich war. Die Kinder wurden über einen Zeitraum von 3 bis 21 Wochen begleitet, wobei pro Kind zwischen drei und neun gepaarte Videoaufnahmen unter den beiden Bedingungen gemacht wurden. Total ergab dies 48 Videos mit Hund und 46 Videos ohne Hund oder 44 gepaarte Videos und sechs Einzelvideos. Falls es von der Organisation her möglich war, wurden alle Videoaufnahmen am Morgen gemacht (was bei 89 der 94 Videos gelang). Da die Daten über eine längere Zeit (mehrere Wochen) erhoben wurden, kann angenommen werden, dass sich die Schwankungen der externen Bedingungen (z. B. physische und psychische Verfassung) in etwa die Waage hielten. Es fand bewusst keine Randomisierung statt. Alle Kinder erhielten einmal pro Woche die Versuchsbedingung (Ergotherapie mit Hund) und mehrmals pro Woche die Kontrollbedingung (Ergotherapie ohne Hund), wovon eine Therapielektion mit der Kamera begleitet wurde. In welcher Reihenfolge die Kinder untersucht wurden (bezüglich Tageszeit oder welche Therapiebedingung zuerst gefilmt wurde), entschied allein die Disposition des Rehabilitationszentrums Affoltern am Albis, um den regulären therapeutischen Ablauf möglichst nicht zu stören. Um die Kinder so wenig wie möglich abzulenken, wurde die Kamera, die auf einem Stativ stand, schon auf- und eingestellt, bevor das Kind das Zimmer betrat. Falls nötig, wurde die Kamera aber neu ausgerichtet oder gegebenenfalls umgestellt, sodass das Kind immer im Fokus blieb.

Eine Ergotherapie-Lektion mit dem Therapiebegleithund-Team dauerte im Durchschnitt 30 Minuten pro Kind. Unter dieser Bedingung waren der/die Ergotherapeut/-in, die Hundeführerin, das Kind und ich anwesend. Eines der acht Kinder der Studie war jeweils allein mit der Hundeführerin in der Hunde-Ergotherapie. Es waren total drei

Hunde an der Studie beteiligt, mindestens zwei Hunde waren immer gleichzeitig anwesend. Bei den zertifizierten Therapiebegleithunden handelte es sich um zwei beige Labradore Aischa (weiblich, seit 2002 ausgebildet) und Metti (männlich, seit 2006 ausgebildet) und einen schwarzen Labrador Namens Nera (weiblich, seit 2010 ausgebildet). Die Hundeführerin war aber immer die gleiche Person. Was die Kinder jeweils mit dem Hund machen, ist individuell abhängig von ihren Fähigkeiten und Bedürfnissen. Die Ergotherapeuten gaben der Hundeführerin durch Information über das Krankheitsbild oder die Therapieziele Anregungen, welche Tätigkeit durchgeführt oder welche Spiele eingesetzt werden könnten (s. Abb. 6-21 und 6-22).

Kinder mit extremeren Beeinträchtigungen (nicht fähig zur verbaler Sprache, keine komplexen, zielgerichteten Handlungen ersichtlich)

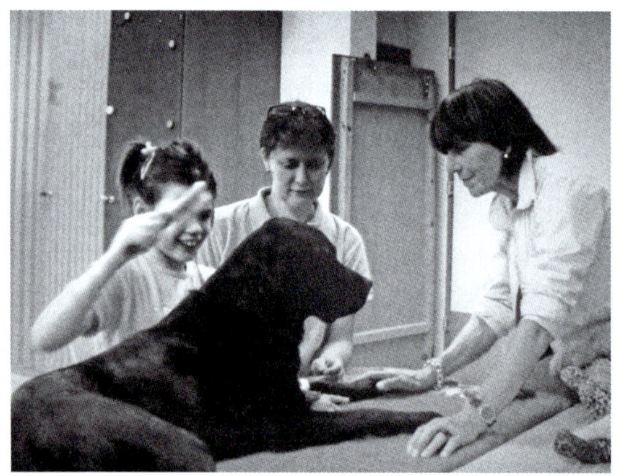

Abbildung 6-21: Bei der Fellpflege des Therapiehundes wird einerseits die Beziehung gefestigt, und andererseits werden multidimensionale Bewegungsabläufe trainiert. © Claudia Aschmann

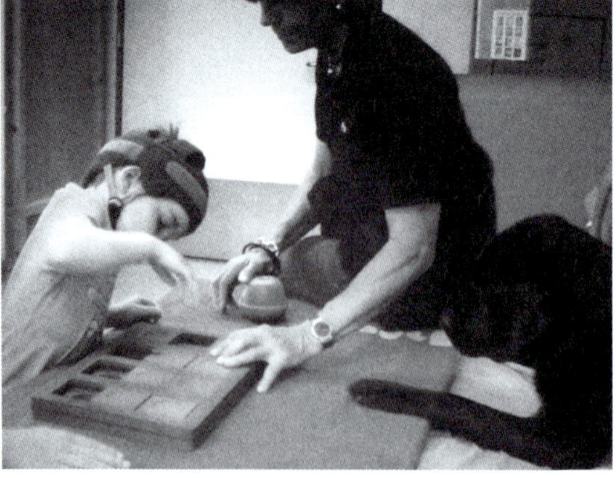

Abbildung 6-22: Leckerli verstecken: Bei dieser Übung wird die Feinmotorik geübt. © Claudia Aschmann

hatten mehr freie Interaktionen, wo sie einfach den Hund beobachten und erfühlen konnten. Beispielsweise lagen sie kuschelnd neben dem Hund, um dessen Körperwärme und Atmung zu spüren (s. Abb. 6-23).

Die Atmung der Kinder nahm nach meinen subjektiven Beobachtungen den Rhythmus des Hundes an, und die Kinder wurden ruhiger und entspannter. Doch auch bei diesen Kindern wurden gelenkte Übungen durchgeführt, wo sie zum Beispiel zusammen mit dem Ergotherapeuten den Hund gezielt streichelten oder bürsteten (einmal mit einer Hand und danach auch mit der anderen, um beide Körperseiten zu stimulieren). Diese Kinder neigen auch oft zu Spasmen, doch sobald sie das weiche Fell berührten, wurden die Verkrampfungen weniger und die Muskeln lockerer. Kinder mit einer höheren kognitiven Entwicklung machten mit den Hunden meistens Spiele. Großenteils ging es darum, Hundeleckerlis irgendwo zu verstecken, dies förderte ganz nebenbei die feinmotorischen Fähigkeiten der kleinen Patienten. Einige Kinder (je nach Alter und kognitivem Leistungsvermögen) mussten sagen, wie viele Leckerlis sie benötigten, um alle Verstecke zu füllen (sie mussten zählen und sich die Zahl im Kopf merken, mentales Training).

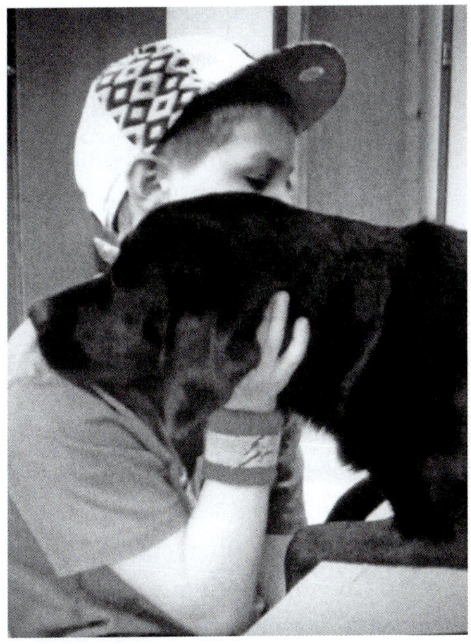

Abbildung 6-23: Auch körperliche Nähe ist nicht zu unterschätzen für eine ganzheitliche Heilung. © Claudia Aschmann

Diese Beispiele zeigen, wie verschieden die Therapiebegleithunde eingesetzt werden können.
Eine Ergotherapie-Lektion ohne Hund dauert 45 Minuten. Unter dieser Bedingung waren das Kind, der/die Ergotherapeut/-in (generell die gleiche Person wie in der Hunde-Ergotherapie) und die Schreibende anwesend. Auch hier war die Tätigkeit während der Therapie komplett auf die Bedürfnisse der Kinder eingestellt. Zum Beispiel wurden mit Fingerübungen die Feinmotorik trainiert, per Gymnastik das Gleichgewicht sowie der Muskelaufbau gefördert oder auch eher alltägliche Aufgaben gelöst wie zum Beispiel etwas gebastelt, gemeinsam gekocht oder Lernspiele gespielt. Jedes Kind hat in der Regel nur einen Ergotherapeuten, damit eine Beziehung aufgebaut werden kann.

Von jedem der 94 Videos wurde ein zehnminütiges Protokoll erstellt. In der Regel wurden die Minuten 5 bis 15 protokolliert. Der Grund für die Wahl dieses Zeitrahmens war, dass sich die Kinder bereits in die Therapielektion einleben konnten, aber noch nichts von der Aufbruchsstimmung bemerken sollten, die sich beim Aufräumen und Verabschieden breitmacht. Jede Aktion des Kindes wurde ins Protokoll aufgenommen und eingeteilt in:

1. Reaktionen auf Fragen
2. Reaktionen auf Aufforderungen oder
3. Aussagen des Kindes.

Die Reaktionen auf Fragen und Aufforderungen wurden kodiert (s. Tab. 6-1), und die Reaktionszeit wurde gemessen. Falls die Kinder ebenfalls Wörter gebrauchten, wurden diese auch gezählt. Bei den Aussagen konnte einfach die Anzahl Wörter notiert werden. Im Zuge der Auswertung wurde ebenfalls die Reliabilität kontrolliert. Da ein Großteil der gemessenen Variablen nominal kodiert und vor allem die Übereinstimmung der Reaktionen als besonders wichtig eingestuft wurde, bot sich für die Ermittlung der Reliabilität vorzugsweise der Konkordanz-Test an (Martin und Bateson, 2004). Um die Konstanz der Kodierung zu testen, wurde ein beobachterinterner Verlässlichkeitstest durchgeführt. Dazu wurden einige Videos nach über einem halben Jahr ein zweites Mal analysiert, was eine Übereinstimmung von 79,71 % ergab. Um die Objektivität zu überprüfen, wurden Zwischenbeobach-

Tabelle 6-1: Kodierungssystem. Einteilung der Verhaltensweisen bei Reaktionen auf Fragen und Aufforderungen.

Verhaltensreaktionen	Reaktionszeit	Anzahl Wörter	Adäquate Reaktion
ja	R	1	ja
ähän	R	0	ja
nein	R	1	ja
näghä	R	0	ja
detaillierte Antwort	R	W	ja
ignorieren	–	–	nein
Gegenfrage	R	W	ja
nicht interpretierbar	–	–	n. i.
ungünstige Kameraposition	–	–	n. i.
Kopf schütteln	R	–	ja
nicken	R	–	ja
stöhnen	R	–	ja
Wörter nachsprechen	R	W	ja
ausführen	R	–	ja
mit Hilfestellung ausführen	R	–	ja
verweigern	R	–	nein
Hand wegziehen	R	–	nein

R = Reaktionszeit bis eine Reaktion gezeigt wurde (in Sekunden, situationsabhängig)
W = Anzahl benutzter Wörter (situationsabhängig)
– = keine Messung möglich
n. i. = nicht interpretierbar (weder adäquat noch inadäquat)

ter-Verlässlichkeitstests durchgeführt. Dafür wurde ebenfalls ein Konkordanz-Index für die Kategorien, Reaktionen, Reaktionszeit und Anzahl Wörter berechnet. Über alle vier Kriterien gesehen entsprach dies einem Verlässlichkeitsniveau von 70,34 %. Zur Datenanalyse wurden linear gemischte Effektemodelle gerechnet, welche die wiederholenden Messungen der Probanden berücksichtigten. Die abhängigen Variablen waren das Verhältnis von adäquaten Reaktionen, die Reaktionszeit und die Anzahl an benutzten Wörtern. Die fixen Effekte waren die Bedingung (mit Hund, ohne Hund; Faktor mit zwei Ausprägungen) und die Zeit (Anzahl an beobachteten Sitzungen (Videos); kontinuierliche, numerische Variable). Um die Abhängigkeit in unseren Daten widerzuspiegeln, wurden die zufälligen Effekte hierarchisch aufgebaut, das heißt die Bedingung wurde in den Identitäten der Kinder geschachtelt. Die Annahmen der Modelle wurden anhand von graphischen Residuenanalysen (q-q-Plots, Turkey-Anscombe plot) überprüft. Resultate mit einem p-Wert kleiner oder gleich 0,05 wurden als signifikant interpretiert. Wenn das Signifikanzniveau kleiner oder gleich 0,1 war, galt es als Trend. Die Modelle wurden durch sukzessive Reduktion ermittelt. Falls die Interaktion von Bedingung und Video nicht signifikant war, wurde sie ausgeschlossen, und das Modell wurde erneut getestet.

Die Erwartungen waren, dass die Kinder in Anwesenheit des Therapiebegleithund-Teams öfter adäquat reagieren würden, doch dafür wurden keine Anzeichen gefunden; weder über alle Kategorien gesehen, noch separat bei den Reaktionen auf Fragen oder Reaktionen auf Aufforderungen. Die Ergotherapeuten, die an der Studie teilnahmen, sind sehr feinfühlig und gehen extrem gut auf die Patienten ein. Dies hatte zur Folge, dass die Kinder Freude an der Therapie hatten und unter beiden Bedingungen gerne mitmachten (mit dem Therapiebegleithund-Team waren 79,6 % aller Verhaltensreaktionen adäquat, ohne Therapiebegleithund-Team 76,2 %). Dieses Resultat wiederspiegelt auch meinen Eindruck. Einzig bezüglich der Variable Video wurde ein Trend festgestellt. Dies bedeutet, dass die Kinder mit der Zeit weniger adäquat auf Fragen reagierten. Hierfür sind zwei mögliche Erklärungen denkbar: Erstens hatten die Kinder Respekt vor der neuen Situation und benahmen sich deshalb zu Beginn der Studie adäquater als gegen Ende. Eine zweite Erklärung ist, dass die Kinder in Anwesenheit der Kamera sich anfänglich besonders Mühe geben wollten und deshalb so gut bei der Therapie mitmachten.

Bezüglich der Reaktionszeit wurde vermutet, dass die Kinder schneller reagieren würden, wenn ein Therapiebegleithund-Team anwesend ist. Doch es wurde sowohl bezüglich der Reaktionszeit auf Fragen und Aufforderungen als auch in Bezug auf Aufforderungen alleine keine signifikanten Unterschiede festgestellt. Bei der Reaktionszeit auf Fragen wurde hinsichtlich der Bedingung ein Trend gefunden und die Interaktion von Bedingung und Zeit fiel signifikant aus. Dies bedeutet, dass die Kinder zwar dazu tendieren, in Anwesenheit des Therapiebegleithund-Teams schneller auf Fragen zu reagieren, doch in Abwesenheit des Hundes zeigten sie eine größere Abnahme der Reaktionszeit (s. **Abb. 6-24a** und **6-24b**).

Die Analyse der Reaktionszeit war ein spannender Ansatz, um das Verhalten zu beschreiben, jedoch sehr schwierig genau zu messen. Die Reaktionszeit wurde wie folgt ermittelt: Sobald der/die Ergotherapeut/-in eine Frage oder Aufforderung gestellt hatte, begann die Zeit zu laufen, bis das Kind eine Reaktion zeigte, egal ob verbal oder nonverbal. Es kam aber öfters vor, dass die Therapeuten kurz nacheinander mehrere Fragen oder Aufforderungen stellten oder diese umformulierten und somit das Kind gar nicht Zeit hatte, zu reagieren. Es wurde entschieden, wenn eine Frage/Aufforderung innerhalb zwei Sekunden erneut gestellt wurde, dies als ein Ereignis in die Auswertung aufzunehmen. Die Reaktionszeit wurde erst nach Beenden der erneuten Frage/Aufforderung gezählt. Vielleicht wäre hier ein Protokoll von Vorteil gewesen, damit die Kinder immer eine bestimmte Zeit zum Reagieren gehabt hätten. Doch wie schon erwähnt, war das Ziel dieser Studie, die normale Ergotherapie zu untersuchen, ohne irgendwelche künstliche Eingriffe.

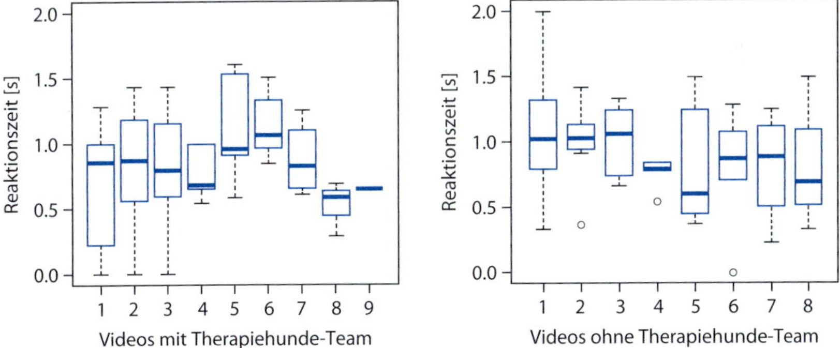

Abbildung 6-24a und **6-24b:** Reaktionszeit auf Fragen aufgeteilt nach Bedingung und Videos: Die Kinder tendieren dazu, in Anwesenheit des Therapiehund-Teams schneller auf Fragen zu reagieren, doch ohne das Therapiehund-Team zeigen sie eine größere Abnahme der Reaktionszeit im Verlauf der Videoaufnahmen. © Claudia Aschmann

Da nur fünf der acht Kinder verbal kommunizieren konnten, war die Stichprobe für die Analyse der benutzten Wörter auf fünf reduziert. Es wurde angenommen, dass die Kinder mehr Wörter gebrauchen würden, wenn das Therapiebegleithund-Team anwesend ist, doch das Gegenteil wurde gefunden und dies auch nur betreffend der Aussagen (s. **Abb. 6-25**). Hinsichtlich der anderen Kategorien (Fragen, Aufforderungen und Aussagen zusammen; sowie separat auf Fragen bzw. Aufforderungen) war kein Unterschied bezüglich der Bedingung feststellbar. Martin und Farnum (2002) fanden bei ihrer Studie ebenfalls, dass Kinder weniger detailliert auf Fragen antworteten, wenn ein Therapiebegleithund anwesend ist. Die Erklärung von Martin und Farnum (2002) war, dass die Kinder mehr direkt mit dem Hund sprechen würden und deshalb gar keine Zeit hätten, die Fragen des Therapeuten zu beantworten. Diese Erklärung kann aber nicht in Bezug auf unsere Studie angewendet werden, da wir nicht unterschieden, zu wem ein Kind sprach. Eine mögliche Erklärung könnte aber bei den verschiedenen Therapiebedingungen liegen. Die Tiergestützte Intervention mit

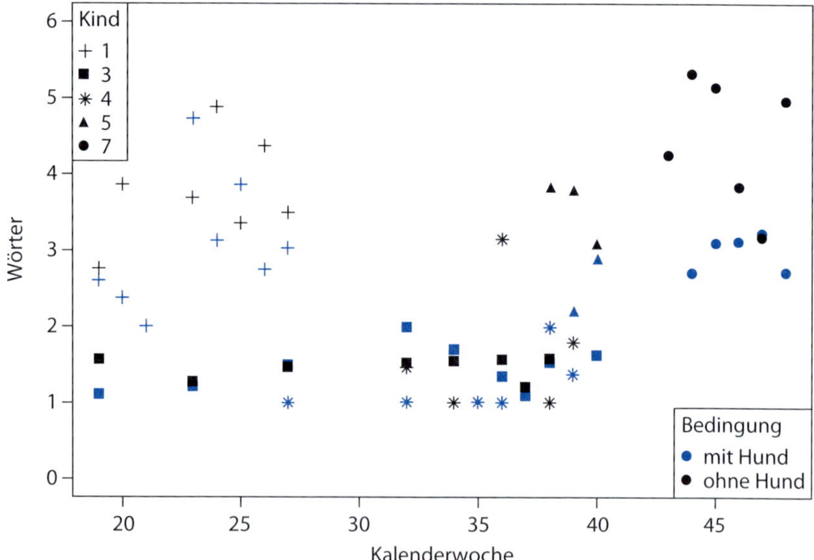

Abbildung 6-25: Durchschnitt der benutzten Wörter für Aussagen: Die fünf sprechenden Kinder benutzten in der Regel mehr Wörter pro Aussage, wenn kein Therapiehund-Team anwesend war. © Claudia Aschmann

Hund wirkt strukturierter als die Ergotherapie ohne Therapiebegleithund-Team, bedingt durch die kürzere Therapieeinheit (30 anstatt 45 Minuten) und beschränktere Aufgabenvielfalt (entweder wurden die Hunde gestreichelt oder gebürstet oder die Kinder versteckten Hundeleckerli in einem der verschiedenen, für Hunde entwickelten Spiele). Da wir bloß Unterschiede bei den benutzten Wörtern für Aussagen fanden, liegt die Vermutung nahe, dass die Tiergestützte Intervention mit Hund einfach so aufgebaut ist, dass die Kinder gar keine Zeit hatten, spontane Aussagen zu machen. Sie konzentrierten sich auf die zu lösenden Aufgaben und reagierten einfach auf die gestellten Fragen und Aufforderungen. Die Hundehalterin war nicht überrascht über dieses Resultat; ihrer Meinung nach ist es gar nicht nötig, verbal zu kommunizieren, da die Hunde die menschliche Körpersprache sehr gut lesen können (Peggy Hug, persönliche Mitteilung). Bis heute wurde meines Wissens noch nie die Anzahl der benutzten Wörter untersucht, zumindest nicht im Zusammenhang mit der Tiergestützten Therapie, somit ist auch kein Vergleich mit bisherigen Studien möglich. Die Resultate zeigen, dass die Kinder im Verlauf der Zeit mehr Wörter gebrauchten, was mit ihrer Genesung erklärt werden kann. Dies war auch mein Eindruck. Obwohl bei allen Patienten des Rehabilitationszentrums Affoltern am Albis routinemäßig bei Klinikeintritt sowie Klinikaustritt ein Test der Unabhängigkeit (WeeFIM II®, Uniform Data System for Medical Rehabilitation) durchgeführt wurde, kann die Genesung der Kinder nicht genauer analysiert werden, da der Klinikein- und -austritt teilweise mehrere Monate vor beziehungsweise nach der Studienteilnahme erfolgte.

Die drei Kategorien (Reaktionen auf Fragen, Reaktionen auf Aufforderungen und Reaktionen auf Aussagen) schienen ein geeignetes Mittel, um das Verhalten der Kinder zu beschreiben, auch wenn es nicht immer einfach war, zwischen Fragen und Aufforderungen zu unterscheiden. Aufforderungen kann man gut auch als Fragen formulieren. Da für uns aber der Tonfall wichtiger erschien als die konkrete Wortwahl, wurde entschieden, diese Situationen als Fragen zu kodieren. Bezüglich Aufforderungen wurden bei keinen der drei abhängigen Variablen (Verhältnis von adäquaten Reaktionen, Reaktionszeit und Anzahl benutzter Wörter) Unterschiede gefunden. Als Begründung könnte man vermuten, dass die Kinder Aufforderungen eher als

Befehl interpretieren und deshalb immer ähnlich darauf reagieren, egal unter welchen Bedingungen. Aus diesem Grund war es gut, dass die verschiedenen Kategorien sowohl zusammen als auch separat untersucht wurden.

Die gewählten abhängigen Variablen (Verhältnis von adäquaten Reaktionen, Reaktionszeit und Anzahl benutzter Wörter) waren sehr interessant für einen ersten Überblick. Bis heute wurde keine vergleichbare Studie durchgeführt. Anstatt dem Verhältnis von adäquaten Reaktionen hätte man das Verhalten auch in verbal und nonverbal einteilen können, so wie bei den am ehesten vergleichbaren Studien von Limond und Mitarbeitern (Limond et.al., 1997; Martin und Farnum, 2002; Walters Esteves und Stokes, 2006). Da aber das Ziel dieser Studie war, die Motivation der Kinder zu untersuchen, schien uns das Verhältnis von adäquaten Reaktionen geeigneter. Der Grund, weshalb das Verhältnis gewählt wurde, anstatt die konkrete Anzahl an Reaktionen, war die variierende Anzahl an Fragen und Aufforderungen pro Therapieeinheit. Martin und Farnum (2002) hatten ein striktes Protokoll und untersuchten jede Reaktion der Kinder (zum Teil ziemlich ähnliche Verhaltensweisen wie in dieser Studie), doch ihr Problem war, dass einige Reaktionen so selten auftraten, dass man sie nicht mehr statistisch auswerten konnte.

Die Stichprobe der Studie umfasste acht Kinder, was zu wenig ist, um den Einfluss von Geschlecht, Alter, Diagnose, Fähigkeit zu sprechen, Erfahrung mit Tiergestützter Therapie mit Hund, Erfahrung mit Hippotherapie und der Frage, ob die Familie einen Hund besitzt, zu untersuchen. Der Grund für diese kleine Stichprobe war der beschränkte Zeitrahmen im Rahmen des Master-Studienganges. Die Interpretation der Resultate wäre aussagekräftiger bei einer größeren Stichprobe. Generell sollte bereits vor Studienbeginn festgelegt werden, welche Art von Stichprobe untersucht wird, um das Studiendesign bestmöglich an die Anforderungen anzupassen. Speziell, wenn die Stichprobe Personen enthält, die nicht sprechen können, sollten mehr nonverbale Verhaltensreaktionen ins Kodierungssystem aufgenommen werden (wie z.B. lächeln oder die Blickrichtung). Für zukünftige Untersuchungen wird empfohlen, dass die Stichprobe in Bezug auf Diagnose und Alter einheitlicher sein sollte. Grundsätzlich sollte vielleicht doch mehr in die zeitliche Planung des therapeutischen Ablaufs eingegriffen werden, damit die Datenerhebung sowohl hinsichtlich der Tageszeit als auch der Reihenfolge der Bedingungen kontrollierter stattfindet. Außerdem sollte unterschieden werden, ob eine Aktion den Hund betrifft oder nicht. Eine weitere Möglichkeit ist der Einsatz von nicht invasiven Messmethoden. Zum Beispiel wäre es spannend zu untersuchen, ob Kinder mit Behinderungen in den Therapie-Lektionen mit einem Therapiebegleithund tatsächlich weniger Verkrampfungen aufweisen, da sowohl die Hundehalterin als auch einige Ergotherapeuten und ich den Eindruck hatten, dass die Kinder in Anwesenheit des Therapiebegleithundes entspannter waren.

6.7.3 Schlussbetrachtung

Da ich als Biologin weder einen therapeutischen noch einen sozialen oder einen pädagogischen Beruf ausübe, kommt für mich der aktive Einsatz mit Therapiebegleithunden nicht in Frage. Ich denke aber, es steckt ein großes, noch unerforschtes Potenzial in diesem jungen Therapiegebiet. Mein Ziel ist es, diese Wissenslücke weiter zu schließen, in der Hoffnung, dass diesem Thema mehr Aufmerksamkeit geschenkt wird. Meine Motivation war und ist es, die Tiergestützte Therapie aus einer unabhängigen Sicht objektiv zu dokumentieren. Rein aus methodologischen Gründen sollten im optimalen Fall alle Personen, die an einer Studie teilnehmen, hinsichtlich der Untersuchungsabsichten verblindet sein. Das bedeutet, dass sowohl die Probanden als auch die Therapeuten und im Idealfall auch die Tierbesitzer und Personen, die bei der Auswertung der Daten mithelfen, unwissend über die Untersuchungshypothesen sein sollten, damit die Ergebnisse auch nicht unterbewusst beeinflusst werden können. Für diese neutrale Dokumentationsarbeit ist ein Humanbiologe bestens geeignet. Die Ausbildung in Biologie vermittelt die Grundlagen in Chemie, Biochemie und Physik, was eine Voraussetzung für das Verständnis der physiologischen Vorgänge im menschlichen Körper ist. Außerdem müssen auch mathematische Pflichtfächer belegt werden, dieses Wissen ist später für die statistischen Analysen unerlässlich. An der Universität Zürich besteht nach dem Grundstudium die Möglichkeit, sich zu spezialisieren (Universität Zürich, 2013b). Ich besuchte unter anderem Vorlesungen, welche die ethischen Aspekte der biologischen Forschung am Menschen diskutierten, die Funktionen des menschlichen Körpers erläuterten und unser Gesundheitssystem behandelten. Zusätzlich habe ich mich auch mit dem Verhalten von Tieren beschäftigt. Ich besuchte Lehrveranstaltungen, die spezifisch die Mensch-Tier-Beziehungen erörterten, aber auch Module, die das Verhalten von Kleintieren oder Verhaltensstörungen bei Kleintieren thematisierten. Als Humanbiologin möchte ich künftig einen Beitrag zur wissenschaftlichen Analyse der Tiergestützten Therapie leisten. Der Auszug aus meiner Abschlussarbeit zeigt exemplarisch auf, dass die Tiergestützte Therapie ein Thema ist, das sehr gut in die Humanbiologie passt.

6.8 Ethologie

Claudia Mertens, Dipl. Biologin/Ethologin

Die modernen Tiergestützten Therapieformen gehen zurück auf die 1960er Jahre. Damals stellte der Kinderpsychotherapeut Boris Levinson die therapiefördernde Wirkung seines Hundes mehr oder weniger zufällig fest. Levinson erkannte das therapeutische Potenzial von Tieren dennoch in seiner ganzen Tragweite und publizierte seine Erkenntnisse in diesem Sinne (Levinson, 1969). Damit war der Samen für eine reiche Ernte gesät, der Einsatz von Tieren als therapeutisches „Agens“ (sozialer Katalysator) erlebte in der Folge einen fast schon kometenhaften Aufschwung. Tiere wurden zu sogenannten Co-Therapeuten (heute Begleittiere oder Begleittherapeuten) gemacht, sie bekamen gewissermaßen einen neuen Beruf (z. B. Therapiebegleithund) und damit eine wichtige Mission im Dienste des Menschen. Ihr Image wuchs dadurch stark in positiver Richtung – jedenfalls in westlichen Kulturen. Kaum ein Bereich menschlichen Lebens, in dem ein Tier nicht Gutes bewirken konnte und auch tatsächlich bewirkte, wie zahlreiche Beweise belegten. Diese Beweise fußten allerdings nicht auf wissenschaftlich stringent erhobenen Daten, vielmehr handelte es sich um vielfältige Fallbeispiele aus der Praxis und um Datenmaterial mit weitgehend anekdotischem Charakter. Am Anfang stand also die Praxis, konkret die Tiergestützte Therapie. Ein theoretisches Fundament, das sowohl Menschen als auch Tiere als Akteure einschloss und die Wirkungsmechanismen interspezifischer Mensch-Tier-Beziehungen zu erklären vermochte, fehlte.

6.8.1 Die Forschung rannte hinterher

Die Forschungsgemeinschaft musste sich quasi im Schlepptau der Praxis formieren, ein neuer Wissenschaftszweig wurde geboren. Dabei war unklar, welche bestehende Disziplin am ehesten in der Lage ist, für Fragen zur Mensch-Tier-Beziehung sowie zu deren Nutzung im therapeutischen Kontext ein theoretisches und ein methodisches Fundament zu liefern. So stand das Thema als neues „Tummelfeld" fast allen herkömmlichen Forschungsdisziplinen offen, und auch die Ethologie „mischte" alsbald mit.

Die 1977 gegründete US-Vereinigung Delta-Society (www.petpartners.org) war von Anfang an interdisziplinär ausgerichtet und wollte explizit Fachleute aus Forschung und Praxis unter einem Hut vereinen. Ein europäisches Pendant war das im gleichen Jahr gegründete Institut für interdisziplinäre Erforschung der Mensch-Tier-Beziehung in Wien (IEMT Österreich, www.iemt.at). Diese Organisation war unter der Schirmherrschaft des österreichischen Nobelpreisträgers Konrad Lorenz gegründet worden, einem herausragenden Zoologen und Ethologen, der unter anderem mit Studien an seiner Graugans Martina Weltruhm erlangt hatte.

Heute vereint die 1992 gegründete International Association of Human-Animal Interaction Organizations (IAHAIO) als weltweite Dachorganisation etwa 60 internationale und nationale Organisationen jeglicher Ausrichtung, von Vereinigungen für Tiergestützte Therapie über reine Forschungsinstitutionen bis hin zum organisierten Tierschutz. Die Ethologie ist vertreten, wenn auch eher marginal. Erwähnenswert ist die International Society for Anthrozoology (ISAZ, www.isaz.net). Denn einerseits gibt sie dem neuen Wissenschaftszweig einen Namen – Anthrozoology (Anthrozoologie) – und eine Definition: the study of the interactions between human and non-human animals (die Untersuchung von Interaktionen zwischen menschlichen und nichtmenschlichen Tieren). Anderseits ist die ISAZ die Herausgeberin der multidisziplinären Zeitschrift Anthrozoos (www.isaz.net/anthrozoos.html), in der seit 1987 wissenschaftliche Arbeiten über Mensch-Tier-Interaktionen publiziert werden, darunter auch Arbeiten aus der Ethologie (z.B. Mertens und Turner, 1988; Mertens, 1991).

6.8.2 Ethologie – eine naturwissenschaftliche Disziplin und Methode

Die Ethologie oder Verhaltensbiologie ist ein Teilgebiet der Biologie und damit eine naturwissenschaftliche Disziplin. Sie befasst sich weitgehend mit der Beobachtung und Analyse des Verhaltens von Tieren, es gibt aber auch die Humanethologie, die den Menschen (oftmals Kinder) im Fokus hat und zum Teil ähnliche Fragestellungen wie die Psychologie, die Psychiatrie oder die Anthropologie untersucht. Ursprünglich wurde die Ethologie als vergleichende Verhaltensforschung betrieben, als reine Grundlagenforschung. Man interessierte sich etwa für angeborenes und erworbenes Verhalten oder für Verhaltensähnlichkeiten und -unterschiede zwischen verschiedenen Spezies.

Die moderne Verhaltensbiologie geht sehr viel weiter, sowohl im theoretischen Ansatz als auch hinsichtlich der methodischen Werkzeugkiste. Viele Spezialisationsrichtungen sind entstanden wie beispielsweise die Verhaltensphysiologie, -ökologie, -pharmakologie, -genetik, Soziobiologie, Neuroethologie, Ethoendokrinologie, Lernethologie, Ethomedizin oder die Angewandte Ethologie. Diese breite Auffächerung zeigt deutlich, wie stark Verhalten mit inneren und äußeren Faktoren kausal verknüpft ist und wie sehr sich Verhalten – als sichtbarer Ausdruck innerer wie äußerer Zustände und Prozesse – zur Untersuchung vielfältiger Fragestellungen eignet. Das akribische Studium des Verhaltens bietet die Möglichkeit, Dinge (Befindlichkeiten, Motivationen, Bestrebungen) zu visualisieren und zu quantifizieren. Grundlegende Mechanismen kommen zutage, Theorien können erstellt, korrigiert und verfeinert werden.

War die Ethologie in ihren Anfängen primär deskriptiv, so wird sie heute mehrheitlich experimentell betrieben. Innere und/oder äußere Wirkfaktoren (unabhängige Parameter) werden gezielt modifiziert, der Effekt wird anhand des resultierenden Verhaltens (abhängige Parameter) erfasst, kausale und funktionale Zusammenhänge werden entschlüsselt.

Hauptinstrumente der Verhaltensbiologie sind a) das Ethogramm, mit dem Verhalten protokolliert wird, und b) statistische Verfahren, mit denen die gesammelten Daten ausgewertet und mit unabhängigen Parametern in Relation gesetzt werden. Das Ethogramm ist eine Liste aller beobachtbaren Verhaltenselemente, die Motorik (z.B. stehen, gehen, liegen), Mimik (z.B. Ohrstellung, Schwanzstellung), Distanzverhalten (z.B. annähern, entfernen, berühren), Vokalisationen (z.B. bellen) etc. aufführt, möglichst präzise definiert, kurz beschreibt und wenn möglich mit einem Bild/Film (Sonogramm) vervollständigt. Ein auf die jeweilige Fragestellung angepasstes, das heißt eingeschränktes, aber aussagekräftiges Ethogramm ist die Grundvoraussetzung, um Verhalten „fehlerfrei" zu erfassen. Auch muss sichergestellt werden, dass zwei oder mehrere Personen dasselbe Verhalten auch gleich protokollieren (inter-observer reliability). Werden subtile Verhaltensmuster und Verhaltensänderungen untersucht, ist es von Vorteil, Verhaltenssequenzen (Experimente, Therapiesitzungen etc.) auf Video aufzuzeichnen und hinterher zu protokollieren, beispielsweise mit Zeitlupe oder Einzelbildanalyse. Videoaufnahmen (und Einwegscheiben) dienen auch dazu, dass das Verhalten durch die Anwesenheit des Beobachters nicht beeinflusst wird.

Heute werden gleichzeitig oder ergänzend zum Verhalten gerne auch weitere abhängige Parameter erhoben (beispielsweise Stressindikatoren wie Puls und Blutdruck) und diese mit dem Verhalten korreliert. Werden Menschen beobachtet, können Verhaltensdaten mit Interview- oder Fragebogendaten ergänzt werden, um das Bild zu vervollständigen.

6.8.3 Die Bedeutung der Ethologie für die Erforschung der Mensch-Tier-Beziehung

Die Ethologie ist sehr gut geeignet, um Sozial- und Kommunikationsverhalten zu beschreiben und die dahinterliegenden Mechanismen und Funktionen zu ergründen. Gemeinhin werden Tiere und ihre innerartlichen Beziehungen zwar untersucht, aber auch für das Studium der interspezifischen Beziehung zwischen Mensch und Tier eignet sich die Ethologie als Theorie und Methode bestens, denn der Mensch ist ja „auch nur ein Tier" (s. **Abb. 6-26**). Außerdem bietet es erhebliche

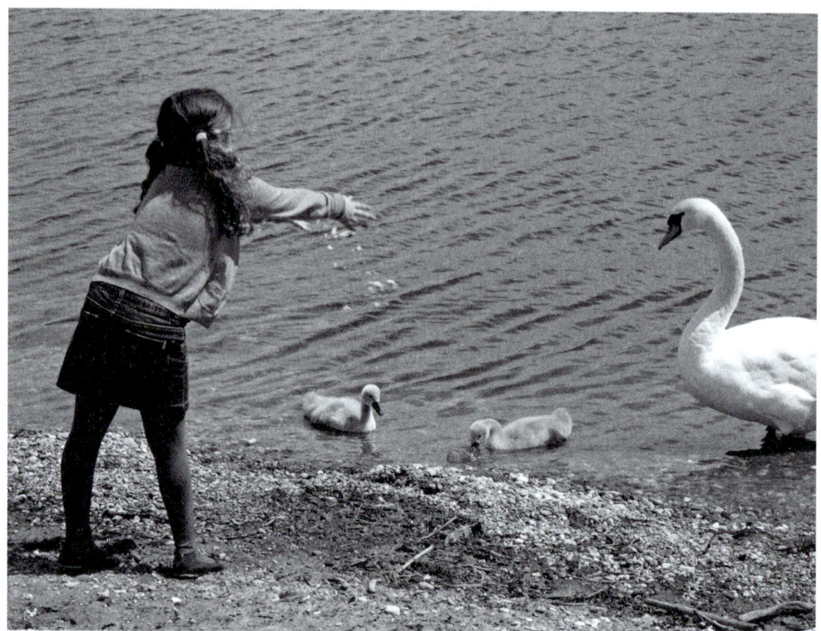

Abbildung 6-26: Auch eine Form der zwischenartlichen Beziehung: Schwäne füttern. © Claudia Mertens

Vorteile, wenn Mensch und Tier mit ein und derselben Methode untersucht werden können. In Bezug auf den Menschen liefert sie Erkenntnisse für die Psychologie, die Psychiatrie und Psychotherapie, die Pädagogik und weitere Anwendungsfelder. In Bezug auf das Tier liefert sie Erkenntnisse über arttypische sowie individuelle Eigenschaften und – sehr wichtig in der Beziehung zum Menschen – arttypische Tierbedürfnisse.

6.8.4 Die Bedeutung der Ethologie für die Tiergestützte Therapie

Aus der ursprünglichen Ethologie als reiner Grundlagenforschung hat sich wie gesagt die moderne Verhaltensbiologie entwickelt, die unter anderem auch die Angewandte Ethologie beinhaltet. Ethologische Erkenntnisse werden nicht mehr nur zum Zweck des Erkenntnisgewinns angestrebt, sondern auch, um sie im gelebten Alltag fruchtbar anzuwenden. Zwei Anwendungsformen sind besonders wichtig: Tierschutz und Tiergestützte Therapie.

Tierschutz: Schon länger wird die ethologische Forschung als wissenschaftliches Instrument eingesetzt, um arttypische und individuelle Bedürfnisse von Tieren zu ermitteln und um mit diesem Wissen das Wohlergehen von Tieren zu schützen (art- und tiergerechte Haltung, Erkennen und Behandeln von gestörtem Wohlbefinden wie z.B. „Langeweile“, d.h. fehlende Beschäftigung). Anfänglich ging es mehr um landwirtschaftliche Nutztiere, später erkannte man, dass auch im Heimtierbereich Missstände herrschen und die wachsende Zahl von Heimtierhaltern mit fundiertem Wissen aufgeklärt werden müssen. Auch mit Blick auf das Management von Wildtieren in freier Wildbahn (gefährdete Arten), auf die Haltung von Wildtieren in Gefangenschaft (Zoos) und von Versuchstieren im Labor liefert die Ethologie seit längerem wertvolles Wissen (artgerechte Gruppengröße und -zusammensetzung, Größe und Strukturierung von Lebensräumen, Beschäftigungs- und Rückzugsmöglichkeiten etc.).

Tiergestützte Therapie: Der jüngste Bereich, in dem es Tiere zu schützen gilt, ist der Bereich ihrer professionellen Nutzung im Rahmen Tiergestützter Therapien (Animal-Assisted Therapy, AAT) und Aktivitäten (Animal-Assisted Activity, AAA). Denn auch hier gibt es Risiken für den Tier-Partner, die es zu kennen und zu minimieren gilt (Otterstedt und Rosenberger, 2009; s. auch Kap. 7).

In allen Bereichen, in denen ethologisches Wissen in den Dienst des Tieres respektive des Tierschutzes gestellt wird, geht es grundsätzlich darum, die Anpassungsfähigkeit von Tieren nicht zu überfordern, und zwar wo immer möglich präventiv. Eine dennoch auftretende Überforderung muss wiederum mit vertiefter Artkenntnis und Verhaltensbeobachtung erkannt und durch art- und tiergerechte Maßnahmen behoben werden.

Für die Tiergestützte Therapie kommt ein wichtiger Beitrag der Ethologie hinzu, der sich mit Qualitätssicherung umschreiben lässt und das Wohlergehen von Mensch und Tier einschließt. Denn letztendlich geht es um die Sicherheit und das Wohlbefinden des Klienten und um das Tierwohl. Die Ethologie kann wie folgt zur Qualitätssicherung oder gar Qualitätssteigerung beitragen:

- Indem sie das grundsätzliche Wesen einer Mensch-Tier-Beziehung wissenschaftlich erforscht (quantitative und qualitative Beschreibung von Interaktionen, Erhellung von Verhaltens-Mechanismen und -Funktionen durch Variation unabhängiger Parameter), liefert sie Fachleuten anderer Disziplinen wichtige Grundlagen zur Entwicklung und Gestaltung wirksamer Therapiekonzepte.
- Die Verhaltensbeobachtung von Menschen in nichttherapeutischen und therapeutischen Situationen dient der Ermittlung von Verhaltensparametern, die für den Therapieerfolg aussagekräftig und gleichzeitig gut zu beobachten sind.
- Aufgrund artspezifischer Eigenschaften und Bedürfnisse eignet sich nicht jede Tierart gleichermaßen für bestimmte Einsatzbereiche und Interaktionsformen. Die Ethologie liefert wichtige Hinweise zur Wahl der in einer bestimmten Therapieform eingesetzten Tierart sowie zu möglichen Interaktionstypen wie beobachten, füttern, berühren (streicheln), sprechen (singen), pflegen, spielen, Tricks beibringen etc.
- Sie liefert ebenfalls Kriterien zur Wahl eines individuellen „Therapietieres". Diese basieren auf Tiereigenschaften wie Rasse, persönlichem Charakter (Prägung), Ausbildung und Alter. Auswahlkriterien berücksichtigen aber auch die krankheitsbedingten oder individuellen Eigenheiten und Bedürfnisse der Klientinnen und Klienten. Manche Menschen fürchten sich beispielsweise vor bestimmten Tieren, was zu berücksichtigen ist. Anderseits gilt: Nur „zufriedene" Tiere können den erhofften therapeutischen Nutzen bringen (s. Abb. 6-27).

6.8.5 Schlussbetrachtung

Die Ethologie ist eine von vielen Disziplinen, die zum Verständnis von Mensch-Tier-Beziehungen und zum Erfolg tiergestützter Interaktionen und Interventionen beitragen können (Otterstedt und Rosenberger, 2009). Insbesondere ihre Hauptmethodik – quantitative Verhaltenserfassung und bio-mathematische Datenanalyse – hat das Potenzial, eine wertvolle Hilfe für die wissenschaftlich abgestützte Nutzung der Mensch-Tier-Beziehung in der therapeutischen Praxis zu sein. Ist sie es auch im wünschbaren Ausmaß?

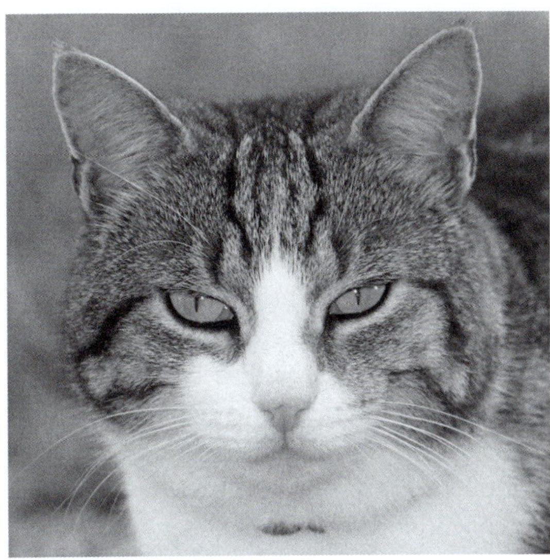

Abbildung 6-27: Nur zufriedene Tiere können therapeutischen Nutzen bringen. © Lily Merklin

Die Inter- oder Multidisziplinarität Tiergestützter Aktivitäten und Therapien ist längst erkannt und zumindest theoretisch akzeptiert, was in Fachzeitschriften wie „Anthrozoos" und „Animals & Society" und in Fachbüchern zur Tiergestützten Therapie zum Ausdruck kommt. Ethologinnen und Ethologen kommen darin regelmäßig zu Wort, wenn auch als klare Minderheit (Turner, 2003). Bei aller Interdisziplinarität vertreten Kruger und Serpell (2006) jedoch die Meinung, dass Tiergestützte Interventionen immer noch damit zu kämpfen haben, ihren (Mehr-) Wert, ihre Effektivität und ihre Nachhaltigkeit glaubhaft zu demonstrieren (Kruger und Serpell, 2006). Nach Ansicht dieser zwei Autoren wurde bislang keine einzige der vielen zugrunde gelegten Theorien auf befriedigende Weise empirisch verifiziert. Kruger und Serpell postulieren, dass sich die Glaubwürdigkeit solcher wie auch anderer Alternativ- und Komplementärmethoden einzig und allein durch sorgfältig kontrollierte klinische Studien und durch stichhaltige Wirksamkeitsstudien erreichen lasse. Solche Studien sind noch heute Mangelware, und für solche Studien wären ethologische Arbeitsmethoden und Messgrößen gewiss hilfreich.

Woran es schwergewichtig fehlt, ist Transdisziplinarität als Forschungs- und Wissenschaftsprinzip an der Schnittstelle zwischen

Gesellschaft und Wissenschaft (Bergmann und Schramm, 2008; Bergmann et al., 2010). Damit ist eine integrative Forschung gemeint, bei der verschiedene Forschungszweige nicht nur parallel einhergehen und sich bestenfalls ergänzen, sondern bei der sich Konzepte und Arbeitsmethoden verschiedener Disziplinen eng verbinden und einander durchdringen. Transdisziplinarität geht weit über „Interdisziplinarität" hinaus. Sie ist problem- und lösungsorientiert, was für die Tiergestützte Therapie besonders interessant ist. Konkret bedeutet es, dass Theorien wie auch Methoden der einen Disziplin in eine andere übernommen werden. Es bedeutet weiterhin, dass wissenschaftlich erlangtes Wissen mit praktisch erworbenem Wissen kombiniert und zielorientiert umgesetzt wird. Alle Interessenvertreter – selbst Behörden und Politiker – sind involviert und ziehen idealerweise am selben Strick. So entstehen weit mehr Synergien als durch ein bloßes Nebeneinander, und Tiergestützte Therapien können sich mittel- und langfristig besser etablieren.

6.9 Fazit

Unsere Gastautorinnen und -autoren präsentieren einen bunten Strauß von Tiergestützten Interventionen. Dabei erheben sie nicht den Anspruch, dass zwischen Tiergestützter Therapie, Tiergestützter Aktivität oder einer Mischform unterschieden wird. Von der wissenschaftlichen Studie über Praxisprojekte bis hin zum Engagement für das Tierrecht innerhalb des Fachgebietes wird die Interaktion mit Therapiebegleittieren und Haustieren als Chance für die Betroffenen wahrgenommen und beschrieben: mehr Normalität trotz Krankheit und Schmerzen; Lebensqualität und Wohlbefinden erhalten und steigern, trotz physischer und psychischer Einschränkung; Sozialisation trotz Defiziten und Isolation; Umgang mit Emotionalität trotz schwieriger Umstände und biografischer Prägungen; Gesundheitsförderung und Gesundheitsprävention trotz krankmachender technischer Entwicklung in unserer Gesellschaft und Motivation für die nonverbale Form der Therapie trotz Therapieresistenz. Bei all diesen verheißungsvollen Aspekten dürfen wir aber nie das Therapiebegleittier mit seinen Rechten vergessen. Der multiprofessionelle Ansatz und das unausgeschöpfte Potenzial im Feld der tiergestützten Tätigkeit kommen durch die Beiträge der verschiedenen Fachdisziplinen deutlich zum Ausdruck. Alle Mitautorinnen und -autoren sind sich einig, dass Tiergestützte Interventionen künftig an Wichtigkeit in der Gesellschaft und im Sozial- und Gesundheitswesen zunehmen werden. Viele von ihnen plädieren für mehr wissenschaftlich kontrollierte Studien, die stichhaltige Nachweise über die Wirkung und Effektivität der Tiergestützten Therapie erbringen. Dazu wäre, so schreibt Claudia Mertens in Abschnitt 6.8, die Transdisziplinarität als Forschungs- und Wissenschaftsprinzip sinnvoll und wünschenswert. Sie würde an der Schnittstelle zwischen Praxis und Wissenschaft eine integrative Basis für ein konstruktives Miteinander schaffen. In der transdisziplinären Forschung würden sich die Konzepte und Arbeitsmethoden von verschiedenen Fachdisziplinen im Gesundheits- und Sozialwesen verbinden und einander durchdringen. Abschließend sind wir Autorinnen der Ansicht, dass die Praxis so mit der Wissenschaft und die Wissenschaft mit der Praxis kombiniert und verwoben würde. Das wiederum wäre für die Professionalisierung förderlich, indem das Gegeneinander zunächst zum Nebeneinander und schließlich zum Miteinander führen würde.

7. Tierschutz – Tierwohl – Tierausbildung

Tiere können nicht für sich selbst sprechen. Und deshalb ist es so wichtig, dass wir als Menschen unsere Stimme für sie erheben und uns für sie einsetzen.
Gillian Anderson

Zu lange wurde im Rahmen der Tiergestützten Interventionen dem Tierschutz und dem Tierwohl zu wenig Beachtung geschenkt. Aktuell wird zwar der Aspekt immer mehr betont, aber nach unserer Auffassung sind die Tierrechte noch nicht genügend bekannt und in der Gesellschaft verankert. Die Sensibilisierung, dass das Tier aus rechtlicher Sicht nicht mehr als Sache, sondern einfach als Tier bezeichnet und wahrgenommen wird, muss weiter gehen.

Aus Sicht der Autorinnen sind die Fachbereiche Veterinärmedizin, Kynologie und Tierpsychologie integrale Bestandteile im multiprofessionellen Gefüge. Sie gehören als Fachgebiete zur Interdisziplinarität im Wissenschaftszweig der Tiergestützten Interventionen. Auch sie sind dem Tierschutz und Tierwohl verpflichtet.

In Abschnitt 7.8 „Kynologie“ stellen wir am Beispiel des Hundes ausführlich dar, was in Bezug auf Auswahl, Aufzucht und Ausbildung eines Therapiebegleittieres zu beachten ist. Sinngemäß gelten entsprechende Punkte natürlich auch für alle anderen Tierarten.

7.1 Begriffsdefinition Tierschutz und Tierschutzrecht

Der Tierschutz ist in der Schweiz auf der Ebene der Bundesverfassung BV verankert: Art. 80 BV weist dem Bund die Kompetenz zu, Vorschriften zum Schutz von Tieren zu erlassen.

Als Tierschutz bezeichnet werden sämtliche Bestrebungen und Maßnahmen zur Sicherung des Lebens und Wohlbefindens von Tieren vor vermeidbaren Eingriffen und Verhaltensweisen, die ihnen Schmerzen, Leiden, Schäden oder Ängste zufügen bzw. sie in ihrer kreatürlichen Würde verletzen.
(Goetschel und Bolliger, 2003: 197)

Der Schwerpunkt im Tierschutz und den dazugehörigen Regelungen im Tierschutzrecht liegt auf der sach- und artgerechten Haltung und Nutzung von Tieren durch den Menschen beziehungsweise auf dem sach- und artgerechten Umgang mit Tieren.

Zu regeln seien laut Steiger und Schweizer (2008) insbesondere die Tierhaltung und die Tierpflege, die Tierversuche und die Eingriffe am lebenden Tier, die Verwendung von Tieren, die Einfuhr von Tieren und tierischen Erzeugnissen, der Tierhandel, die Tiertransporte und das Töten von Tieren. Diesem Verfassungsauftrag sei der Gesetzgeber mit dem Erlass des Tierschutzgesetzes TSchG und der darauf basierenden Tierschutzverordnung TSchV nachgekommen. Auch die Würde der Kreatur genieße seit 1992 den Schutz der Bundesverfassung, so Steiger und Schweizer (2008) weiter. In Art. 1 TSchG heißt es hierzu: „Zweck dieses Gesetzes ist es, die Würde und das Wohlergehen des Tieres zu schützen."

Am 1. September 2008 ist das komplett revidierte Tierschutzrecht der Schweiz in Kraft getreten. Seither wurde das Tierschutzgesetz in einer weiteren Revision angepasst und ist in der aktuellsten Fassung seit dem 1. Januar 2013 in Kraft. Seit 2003 gilt das Tier aus rechtlicher Sicht nicht mehr als Sache, sondern einfach als Tier.

Im Buch „Tier im Recht Transparent" schreiben die Autoren, „dass für die therapeutische Verwendung von Tieren keine ausdrückliche gesetzliche Regelung existiert" (Bolliger et al., 2008: 312). Auch eine spezielle Ausbildung wird nicht verlangt, obwohl das für Tier und Halter von Bedeutung wäre. Damit zum Beispiel Mensch-Hund-Teams auf ihre Einsätze vorbereitet sind, muss der Halter Stresssymptome bei seinem Tier erkennen, beobachten, wann die Grenzen seines Tieres erreicht sind, wann es sich nicht mehr wohl fühlt, und entsprechend situativ handeln. Wichtig dabei ist, dass das Tier immer Tier bleiben darf und wiederkehrend Freude an seiner Arbeit zeigt. Goetschel und Bolliger (2003) schreiben dazu, dass Leiden durch Einwirkungen verursacht werde, die der Wesensart, dem Instinkt sowie dem Selbst- und

Erhaltungstrieb eines Tieres entgegenstehen. Wenn dies der Fall ist, soll die Tiergestützte Intervention überdacht beziehungsweise abgebrochen werden. Tierwohl und Sicherheit für alle Beteiligten müssen bei Therapieeinsätzen an oberster Stelle stehen. Art. 26 Abs. 1 lit. a des TSchG besagt: „Mit Gefängnis oder mit Buße wird bestraft, wer vorsätzlich ein Tier misshandelt, vernachlässigt, es unnötig überanstrengt oder dessen Würde in anderer Weise missachtet." (Schweizerische Eidgenossenschaft, 2005/2013). Gemäß Bolliger und Mitarbeiter dürfen Therapiebegleittiere nicht als Wohlfühl- oder Belustigungsobjekt eingesetzt werden, auch wenn das nicht explizit im Gesetz erwähnt ist (Bolliger et al., 2008).

Therapieeinsätze sind für Therapiebegleittiere anstrengend und oft mit Stress verbunden. Deshalb muss darauf geachtet werden, dass eine Therapiesitzung nie zu lange dauert, dass das Tier innerhalb der Sitzung Pausen hat und dass es nicht zu oft zum Einsatz kommt. Das ist nicht immer leicht, wie auch Ingrid Stephan, Leiterin des Instituts für soziales Lernen mit Tieren in der Wedemark, Deutschland, betont: „Es wird eine Herausforderung sein, auch bei steigender Nachfrage jeden Einsatz tiergerecht durchzuführen. Das ‚Tierwohl' geht vor. Finanzielle sowie andere menschliche Interessen sollten sich dem immer unterordnen." (Stephan, 2013: 198)

7.2 Richtlinien und Organisationen zum Schutz und Wohlergehen des Therapiebegleittieres

Ein Therapiebegleittier fühlt sich vor allem als Tier, was bedeutet, dass es primär sein artengerechtes Tierleben führen möchte (Röger-Lakenbrink, 2006). Dieses Recht auf artgerechtes Leben muss im Sinne des Schweizer Tierschutzrechtes für den Einsatz von Tieren in der Therapie präzisiert werden. Das ist vor allem wichtig, weil keine explizite gesetzliche Regelung für den Einsatz von Tieren zu therapeutischen Zwecken existiert. Die folgenden Deklarationen (Abschnitte 7.2.1 bis 7.2.3) wurden zu diesem Zweck aufgestellt und durch den Dachverband International Association of Human-Animal Interaction Organisation (IAHAIO) sowie durch Mensch-Tier-Organisationen für die Mitglieder als verbindlich erklärt. Für alle anderen sollten sie als Orientierung dienen.

Der internationale Dachverband IAHAIO wurde 1990 gegründet und umfasst viele Organisationen, die sich mit der Erforschung der Mensch-Tier-Beziehung und den damit verbundenen Konsequenzen für die Gesundheit und das Wohlbefinden der Betroffenen befassen. Der Verband ist von der WHO anerkannt, sein Sitz befindet sich in Renton (USA). Die Mehrheit der Mitglieder der IAHAIO haben drei wichtige Dokumente (die Genfer Deklaration, die Prager Richtlinien und die Deklaration von Rio) zum Schutz von Therapiebegleittieren verabschiedet. Im Folgenden werden die drei Dokumente ausführlich vorgestellt, da sie unserer Meinung nach die Basis jeglicher Tiergestützten Intervention bilden.

7.2.1 Die Genfer Deklaration, 1995

Um die Tierhaltung zu ermöglichen und ein harmonisches Miteinander von Mensch und Tier in der Gesellschaft zu gewährleisten, müssen sowohl die Tierhalter als auch die Regierungen ihrer Verantwortung gerecht werden. Auf ihrer Generalversammlung vom 5. September 1995 in Genf haben die Mitglieder der IAHAIO die nachfolgend angeführten fünf grundlegenden Resolutionen beschlossen:

1. das universelle, diskriminierungsfreie Recht auf Heimtierhaltung anzuerkennen, überall dort, wo vernünftige Bedingungen dafür gegeben sind, unter der Voraussetzung, dass die Tierhaltung artgerecht erfolgt und die Rechte von Nichttierhaltern dadurch nicht beeinträchtigt werden
2. sicherzustellen, dass bei der Planung und Gestaltung des menschlichen Lebensraums auf die Bedürfnisse von Heimtieren und deren Haltern Rücksicht genommen wird
3. die geordnete Präsenz von Heimtieren in Schulen und Lehrplänen zu fördern sowie Lehrern und Erziehern in entsprechenden Ausbildungsprogrammen den Nutzen dieser Präsenz zu vermitteln
4. Heimtieren den kontrollierten Zugang zu Krankenhäusern, Alters- und Pflegeheimen sowie anderen Institutionen zu ermöglichen, in denen pflegebedürftige Menschen jeden Alters von solchen Kontakten profitieren können
5. die therapeutische Funktion von Tieren, die speziell für die Unterstützung und Rehabilitation von Behinderten ausgebildet sind, offiziell anzuerkennen; Programme zu fördern, die solche Tiere hervorbringen, und sicherzustellen, dass der richtige Einsatz dieser Tiere in den Ausbildungsprogrammen für Gesundheits- und Sozialberufe gelehrt wird.

(IEMT, 1995)

7.2.2 Die Prager Richtlinien zum Einsatz von Tieren bei TA und TGT, 1998

Die IAHAIO-Mitglieder sind der Auffassung, dass die Ausbilder von Therapiebegleittieren und jene, die die Fähigkeiten dieser Tiere anderen Menschen als Dienstleistung anbieten, in besonderem Maße für die Lebensqualität der Tiere verantwortlich sind. Programme, die zum Nutzen anderer den Einsatz von Tieren bei Tiergestützten Aktivitäten und Therapien anbieten, sollten sicherstellen, dass qualifizierte Therapeuten eingesetzt und bestimmte Regeln eingehalten werden, die einer regelmäßigen Kontrolle unterliegen.

Vor diesem Hintergrund haben die IAHAIO-Mitglieder auf ihrer Vollversammlung in Prag im September 1998 vier grundsätzliche Richtlinien festgelegt. Die IAHAIO appelliert eindringlich an alle Personen und Organisationen, die beim Einsatz von Tieren in helfender oder therapeutischer Funktion beteiligt sind – einschließlich aller Institutionen, die entsprechende Programme anbieten – die nachstehenden Richtlinien einzuhalten.

1. Es werden nur Heimtiere eingesetzt, die durch Methoden der positiven Verstärkung ausgebildet wurden und artgerecht untergebracht und betreut werden.
2. Es werden alle Vorkehrungen getroffen, damit die betroffenen Tiere keinen negativen Einflüssen ausgesetzt sind.
3. Der Einsatz von Tieren in helfender bzw. therapeutischer Funktion sollte in jedem Einzelfall begründete Erfolgsaussichten haben.
4. Es sollte die Einhaltung von Mindestvoraussetzungen garantiert sein, und zwar im Hinblick auf Sicherheit, Risiko-Management, körperliches und psychisches Wohlbefinden, Gesundheit, Vertraulichkeit sowie Entscheidungsfreiheit. Ein angemessenes Arbeitspensum, eine eindeutig auf Vertrauen ausgerichtete Aufgabenverteilung sowie Kommunikations- und Ausbildungsmaßnahmen sollten für alle beteiligten Personen klar definiert sein.

(IEMT, 1998)

7.2.3 Die Deklaration von Rio mit dem Thema „Heimtiere in Schulen“, 2001

Im Bewusstsein, dass Heimtiere in Unterrichtsplänen die moralische, geistige und persönliche Entwicklung der Kinder fördern, der Schulgemeinschaft Nutzen bringen und neue Möglichkeiten für sinnvolles

Lernen in verschiedenen Unterrichtsgegenständen eröffnen, haben die Mitglieder der IAHAIO im September 2001 in Rio de Janeiro die nachfolgenden Richtlinien zum Thema „Heimtiere in Schulen“ verabschiedet.

Die IAHAIO appelliert an alle Schulbehörden, Lehrkräfte und Personen, die an Heimtierprogrammen für Schulen beteiligt sind, die folgenden Richtlinien zu berücksichtigen und einzuhalten:

1. Programme über Heimtiere sollten, zu einem geeigneten Zeitpunkt, den Kindern direkten Kontakt mit solchen Tieren in der Klasse ermöglichen. Abhängig von den jeweiligen Schulbestimmungen und den verfügbaren Einrichtungen können diese Tiere:
   a. unter geeigneten Bedingungen in der Klasse gehalten werden oder
   b. von der Lehrkraft in die Schule mitgebracht werden oder
   c. im Rahmen eines Besuchsprogramms mit ihren BesitzerInnen zu Besuch kommen oder
   d. als Partnerhund für Behinderte ein Kind mit speziellen Bedürfnissen begleiten.

2. Jedes Programm, das direkten Kontakt von Kindern mit Tieren vorsieht, muss sicherstellen, dass
   a. die beteiligten Tiere
      - sicher sind (speziell ausgesucht und/oder ausgebildet),
      - gesund sind (mit tierärztlicher Bestätigung),
      - auf die Schulsituation vorbereitet sind (z. B. an Kinder und, im Falle von Besuchstieren, auch an Ortsveränderungen gewöhnt),
      - ordnungsgemäß untergebracht sind (in der Schule oder zuhause) und
      - unter ständiger Aufsicht eines sachkundigen Erwachsenen stehen (Lehrkraft oder BesitzerIn);
   b. auf die Sicherheit, die Gesundheit und die Gefühle jedes einzelnen Kindes in der Klasse Rücksicht genommen wird.

3. Vor der Anschaffung von Tieren für die Klasse oder der Durchführung eines Besuchsprogramms mit Heimtieren, die den oben genannten Anforderungen gerecht werden, müssen sowohl die Schulverantwortlichen als auch die Eltern informiert und vom Wert solcher Kontakte überzeugt werden.

4. Es gilt, präzise Lernziele zu definieren, welche die folgenden Anforderungen erfüllen:
   a. Verstärkung des Wissens und der Lernmotivation in verschiedenen Unterrichtsgegenständen,

b. Förderung des Respekts und des Verantwortungsbewusstseins gegenüber anderen Lebewesen,
c. Berücksichtigung des Ausdrucksvermögens und des Engagements jedes einzelnen Kindes.

5. Sicherheit und Wohlbefinden der beteiligten Tiere müssen zu jedem Zeitpunkt gewährleistet sein.

(IEMT, 2001b)

7.3 Die International Society for Animal-Assisted Therapy (ISAAT)

Im November 2006 wurde die *International Society for Animal-Assisted Therapy* (ISAAT) in Zürich durch Vertreter von Universitäten und Privatinstitutionen aus Japan, Deutschland, Luxemburg und der Schweiz offiziell gegründet.

Die ISAAT hat sich betreffend Tierschutz der Genfer Deklaration, der Prager Richtlinien zum Einsatz von Tieren in der TGA und TGT und der Deklaration von Rio mit dem Thema „Heimtiere in Schulen" verschrieben. Zudem hat sie anspruchsvollere Standards für die berufsbegleitenden Ausbildungen von Menschen mit einem sozialen, pädagogischen oder therapeutischen Grundberuf formuliert, denen sich 2011 auch die European Society for Animal Assisted Therapy (ESAAT; s. Abschnitt 7.4) weitgehend angeschlossen hat. Beide Organisationen arbeiten heute zusammen.

Die oben aufgeführten Deklarationen und Richtlinien führen uns deutlich vor Augen, dass kein Tier im Einsatz für den Menschen übermäßig instrumentalisiert werden darf. Das Wohl des Tieres muss in jeder Tiergestützten Intervention an oberster Stelle stehen.

7.4 Die European Society for Animal Assisted Therapy (ESAAT)

Die *European Society for Animal Assisted Therapy* (ESAAT) wurde im Oktober 2004 als Verein zur Erforschung und Förderung der therapeutischen, pädagogischen und salutogenetischen Wirkung der Mensch-

Tier-Beziehung mit Sitz in Wien an der Veterinärmedizinischen Universität Wien gegründet. Jede Organisation oder Privatperson, die im Rahmen von ESAAT tiergestützte Arbeit anbieten und durchführen möchte, verpflichtet sich, folgende Grundsätze als verbindlich anzuerkennen:

> Unabdingbare Voraussetzung für tiergestützte Arbeit ist, dass die Haltung der eingesetzten Tiere sowie der Umgang mit ihnen den Anforderungen des europäischen Übereinkommens zum Schutz von Heimtieren, sowie dem Tierschutzgesetz des jeweiligen Landes entsprechen. Der/Die TierhalterIn trägt die Verantwortung für die tierschutzkonforme Unterbringung und Betreuung des Tieres. Die Person, die tiergestützt arbeitet, ist für das umfassende Wohlergehen des Tieres während des tiergestützten Einsatzes verantwortlich. Sie hat Häufigkeit, Dauer und Intensität des Einsatzes so zu bestimmen, dass das Wohlbefinden des Tieres nicht beeinträchtigt wird; insbesondere ist sie verpflichtet, den Einsatz bei den ersten Anzeichen von Distress zu unterbrechen. *(ESAAT, 2013)*

7.5 Veterinärmedizin

Caroline Lengweiler, Tierärztin und Verhaltensmedizinerin

In meiner Tätigkeit als praktizierende Tierärztin und Verhaltensmedizinerin begegne ich oft Hundebesitzern, die den Wunsch haben, ihren Hund als Therapiebegleithund auszubilden, dies schon getan haben oder ihren Vierbeiner bereits ohne Ausbildung in die Schule, eine sozialpädagogische Institution oder ein Altenheim mitnehmen. Nicht alle diese Hunde würde ich nach den kurzen Kontakten in der Praxis als geeignet für eine solche Ausbildung und für spätere tiergestützte Einsätze bezeichnen.

Die Umgebung Tierarztpraxis kann das Verhalten der Hunde aufgrund von negativen Erfahrungen oder durch falsches Verhalten der Besitzer negativ beeinflussen. Allerdings erwarte ich von einem Hund, der künftig im Bereich Tiergestützter Therapien eingesetzt werden soll, nicht nur, dass er sich nicht aggressiv verhält. Ebenso wichtig ist, dass er gerne Kontakt aufnimmt, Interesse zeigt und nicht nur duldet. Leider erlebe ich oft, dass sich viele Besitzer nicht bewusst sind, dass sie ihre Tiere einem großen Stress aussetzen, wenn sie als Therapiebegleithund zum Einsatz kommen. Deshalb ist eine seriöse Abklärung und Aufklärung im Vorfeld der Ausbildung enorm wichtig.

Um die Entscheidung zu treffen, ob ein Hund und sein Besitzer als Therapiebegleithund-Team geeignet sind beziehungsweise eine Ausbildung zum Therapiebegleithund in einem der verschiedenen Einsatzgebiete (Beispiele: Pädagogik, Geriatrie, Rehabilitation, Sozialpädagogik, Psychiatrie, Forensik, Seelsorge) antreten können, müssen verschiedene Faktoren berücksichtigt werden. Nicht in jedem Umfeld sind dieselben Eigenschaften gefragt. Enger Körperkontakt, ein hoher Geräuschpegel oder ein nicht erfülltes hohes Aktivitätsbedürfnis können einige Hunde belasten. Andere sind gerade für solche Aufgaben speziell geeignet.

Im Verlauf der Ausbildung und mit der wachsenden positiven Erfahrung können weitere Einsatzgebiete hinzukommen.

7.5.1 Auswahl des Welpen

Grundsätzlich kann es bei allen Rassen Vertreter geben, die sich für eine spätere Ausbildung eignen könnten. Allerdings wurden viele Rassen auf Merkmale selektiert, die den Ansprüchen eines späteren Therapiebegleithundes entgegengesetzt sind. So wurde bei vielen Hüte-, Treib- und Wachhunden jahrzehntelang darauf geachtet, dass eine gewisse Schärfe vorhanden ist. Das bedeutet, dass sich die Hunde in Bedrängnis nicht zurückziehen, sondern nach vorne gehen, also mit aggressivem Verhalten reagieren. Dies beschränkt sich nicht auf Beißen. Auch durch Bellen oder Anspringen kann ein Hund versuchen, Distanz zu schaffen. Fremden gegenüber war eine gewisse Skepsis erwünscht. Es sind Charaktereigenschaften, die heute in der Zucht nicht mehr gefördert werden, Ansätze dazu sind aber noch immer zu spüren. Obwohl alle anerkannten Rassenhunde in der Schweiz vor dem Zuchteinsatz bei der Wesensprüfung ihre Umweltverträglichkeit beweisen müssen, heißt dies nicht, dass jeder Hund gerne von Fremden angefasst wird.

Gebrauchshunderassen wie Schäferhunde, Riesenschnauzer oder Airdale Terrier werden seit 100 Jahren nicht mehr zu ihrem ursprünglichen Gebrauch gezüchtet. Sie sind zu Diensthunden geworden und werden für Arbeiten gezüchtet, bei denen schnelle Reaktion auf Umweltreize gefordert ist, also eine eher tiefe Reizschwelle. Dulden und Abwarten sind nicht gefragt. Jagdhunde müssen sehr selbstständig arbeiten. Deshalb stellt sich bei ihnen das Problem, dass sie nicht primär die Zusammenarbeit mit dem Menschen suchen, also mit dem Besitzer oder dem Klienten.

Der Jagdtrieb selber stellt bei guter Sozialisierung mit dem Menschen kaum ein Problem dar, sind doch freilaufende Tiere in einem geschlossenen Umfeld nicht vorhanden.

Bereits bei der Aufzucht der Welpen werden die ersten entscheidenden Erfahrungen mit Mensch und Umwelt gemacht. Die genetischen Veranlagungen bringt der Hund mit, in den ersten Monaten werden dann die Weichen für das spätere Verhalten gestellt. Während der Aufzucht müssen bereits verschiedene optische und akustische Eindrücke auf den Welpen einwirken. Dabei werden die Mutter, andere erwachsene Tiere sowie der Mensch als Vorbild angesehen. Reagiert die Mutterhündin verunsichert auf neue Reize, werden ihre Welpen dies mitbekommen und ebenfalls vorsichtig werden. Neben der vielfältigen Gestaltung der Umwelt ist der Züchter aufgefordert, dem jungen Hündchen einen vertrauensvollen Umgang mit dem Menschen zu ermöglichen. Auch eigenständiges Lösen von Problemen stärkt das Selbstvertrauen. Gleichzeitig fördert eine vielfältige Umfeldgestaltung auch die motorische Entwicklung. Durch den täglichen Umgang mit dem Wurf kennt ein seriöser Züchter jedes einzelne Tier und sollte auch bei der Auswahl des Welpen wichtige Hinweise geben können.

7.5.2 Junghundeerziehung

Besteht das Ziel, den Hund später im Therapiebereich einzusetzen, kann der Junghund bereits entsprechend gefördert werden. Ziel ist nicht das Erlernen von Signalen, sondern das geeignete Verhalten im Alltag und in speziellen Situationen. Eigentlich sind das Anstandsregeln wie Gehen an der Leine ohne ständiges Zerren, ruhiges Abwarten, beherrschte Kontaktaufnahme ohne Rempeln und Lecken oder feinfühlige Futteraufnahme aus der Hand. Es sollte für den Hund möglich sein, diese Regeln zu befolgen, ohne dass dazu Gehorsam abverlangt werden muss.

Die Kommunikation und die Bindung zwischen Hund und Besitzer sind dabei entscheidender als der absolute Gehorsam. Der Hund sollte den Besitzer nie ganz aus den Augen verlieren und gut ansprechbar sein, ohne völlig von ihm abhängig zu sein.

7.5.3 Eignungstest und Alter

Jeder Hundebesitzer kennt das Auf und Ab im Verlauf des Erwachsenwerdens unserer Schützlinge. Wechselnde Hormonspiegel beeinflussen die Beziehung zum Menschen und die Verarbeitung von Erlebnissen. Glaubt man heute, man kenne seinen Hund, sieht am nächsten Tag wieder alles anders aus. Es wechseln sich konstante Zeiten der stillen Übereinkunft mit solchen der unvermittelten Selbstständigkeit ab, dann folgen wieder Phasen von plötzlicher Verunsicherung. Einige Rassen gelten mit zwei Jahren, andere, vor allem die größeren, erst mit vier Jahren als erwachsen. Hündinnen sind früher ausgeglichen als Rüden, nichtkastrierte Tiere sind ein Leben lang gewissen emotionalen Schwankungen unterworfen.

Aufgrund der oben aufgeführten Aspekte ist es meist wenig sinnvoll, Tiere vor dem zweiten Geburtstag auf ihre Eignung zu überprüfen. Auch wenn ein Hund den Besitzer wechselt, braucht es viele Monate, um die entsprechende Beziehung im Team zu etablieren und um Verpasstes betreffend Verhalten im Alltag nachzuholen und zur Routine zu machen.

7.5.4 Erwünschte Eigenschaften beim Eignungstest

Eine Ausbildung ist nur mit einer funktionierenden Kommunikation im Team möglich. Sie ist damit unabdingbare Voraussetzung für das Bestehen des Eignungstests. Grundsätzliche Verhaltensregeln muss der Hund verinnerlicht haben. Unarten wie unmotiviertes Bellen, Anspringen, Lecken, Einsatz des Mauls und der Krallen am Körper sind ihm abzugewöhnen, bevor mit der eigentlichen Ausbildung begonnen werden kann.

Die Grundlage für die Ausbildung bildet ein eingespieltes Team aus einem für den Einsatz geeigneten Hund und einem Menschen. Durch konsequenten und emotional ausgeglichenen Umgang seitens des Menschen lernt der Hund, sich auf Abläufe zu verlassen. Kann der

Mensch die Signale des Hundes lesen, kann er ihn bei Unklarheiten unterstützen. Daraufhin wird der Hund mit der Zeit Vertrauen und Sicherheit erhalten. Ein Team ist entstanden.

Das Verhalten spiegelt stets eine Mischung von genetischer Veranlagung, Verarbeitung von Erfahrungen und der Kommunikation mit dem Besitzer wider. Geprüft werden folgende Bereiche:

Kontaktfreudigkeit/Interesse

Der Hund sollte ein ihm eigenes Interesse an Menschen zeigen. Ein freier Wunsch nach Kontakt zu Menschen muss ersichtlich sein. Allerdings sollte zum Zeitpunkt des Eignungstests bereits eine Kontrolle über die Emotionen sichtbar sein.

Belastbarkeit

Reaktionen auf optische und akustische Einflüsse sollten gering sein, dabei ist die Kumulation und die Dauer der Stimuli zu berücksichtigen.

Weiter ist eine gute Toleranz von räumlichen und körperlichen Drucksituationen nötig.

Entscheidend ist nicht nur, wie hoch die Schwelle zum Unwohlsein ist, genauso wichtig ist, wie der Hund mit der für ihn unangenehmen Situation umgeht. Der Hund muss Gefühle gut lesbar vermitteln. Gesteigertes Unwohlsein soll nicht primär erduldet werden, auch zu versuchen, der Situation zu entweichen, ist eine erwünschte Reaktion. Nach dem Auflösen der Drucksituation muss sich der Hund sofort wieder beruhigen und erneut Interesse zeigen. Eine nachhaltige Verunsicherung bedeutet eine große Belastung, sprich Stress.

Motorische Kontrolle

Eine gut geschulte Feinmotorik ist wichtig, um Unfälle zu vermeiden. Dazu gehört nicht nur eine gute Beißhemmung bei Futterbelohnung und Spiel. Auch Rempeln und Treten sind nicht gewünscht. Die motorischen Voraussetzungen dafür zeigen sich in der kontrollierten Fortbewegung und bei der Überwindung von Hindernissen.

Aggressionspotenzial

Ein Risiko aggressiven Verhaltens ist bei keinem Hund vollständig auszuschließen. Beim Eignungstest werden deshalb jegliche Anzeichen auf aggressives Verhalten zu Ausschlusskriterien. Die größte Gefahr besteht bei zu starkem Bedrängen ohne Möglichkeit zur Flucht. Eine Neigung, in entsprechenden Situationen mit Aggression (drohende Mimik, Knurren, Beißen) zu reagieren, macht einen Hund ungeeignet für den Einsatz in der Therapie. Mehr Duldsamkeit ist zwar erlernbar, jedoch unsicher und nicht im Sinne des Hundes.

Spielerisches Zupfen und Festhalten an der Kleidung gehören vor dem Eignungstest abgewöhnt.

Beißunfälle aufgrund von Überforderung oder Schmerzen sind trotz allem niemals hundertprozentig auszuschließen.

Beziehung zum Besitzer

Der Hund sollte stets kontrollierbar sein. Er muss in Kontakt mit dem Besitzer bleiben, ohne dass er ständig auf Anweisungen angewiesen ist, also fortlaufend unter Signalen steht.

Besitzer

Führer eines Therapiebegleithundes müssen auf jeden Fall über Kenntnisse und Fähigkeiten im Umgang mit den jeweiligen Klienten im spezifischen Berufsfeld haben. Darüber hinaus ist aber auch Erfahrung und Wissen bezüglich des Verhaltens von Hunden nötig. Die Zeichen, die der Hund zeigt, müssen richtig interpretiert werden, um adäquat darauf reagieren zu können. Das gilt auch, wenn die Ausbildung abgeschlossen ist.

7.5.5 Ablauf Wesensabklärung/Abklärung Mensch-Hund-Team

Bei der Abklärung vor der Ausbildung versucht der Verhaltensmediziner, das Mensch-Hund-Team in verschiedenen Situationen zu beobachten. Der Besitzer wird angewiesen, sich möglichst so zu verhalten, wie er es im Alltag tun würde. Es ist selbstverständlich, dass dabei keine Drittpersonen in Gefahr gebracht werden dürfen.

Das Verhalten des Hundes wird von Faktoren wie Rasse, Aufzucht und Erziehung beeinflusst. Es ist wichtig, diese Faktoren zu kennen, allerdings dürfen sie keine Rechtfertigung für unerwünschtes Verhalten sein.

Die Kontaktfreudigkeit und das Interesse an Menschen werden bei der Begrüßung und während eines Umwelt-Spaziergangs beobachtet. Es sollte nicht nötig sein, den Hund zur Kontaktaufnahme schicken oder auffordern zu müssen. Temperamentvolle Hunde müssen gelernt haben, sich zu kontrollieren, damit die Begrüßung nicht zu stürmisch ist. Auf dem Umwelt-Spaziergang sollen möglichst verschiedene Menschentypen in verschiedenen Situationen angetroffen werden. Der Besitzer ist angehalten, bei solchen spontanen Begegnungen den jeweiligen Personen Instruktionen zum Verhalten gegenüber dem Hund zu geben, wie er es auch sonst tun würde. Dabei ist zu erkennen, wieweit der Besitzer sein Tier kennt, lesen kann und ob er Verantwortung für sein Wohlergehen übernimmt.

Um auf dem Spaziergang im Freien keine unliebsamen Überraschungen zu erleben, wird die Belastbarkeit zuerst in einem geschlossenen Umfeld, zum Beispiel in der Tierarztpraxis, getestet. Dabei ist darauf zu achten, dass nur der Besitzer oder Führer des Hundes gefährdet würde und die äußeren Einflüsse kontrollierbar sind.

Es wird die Reaktion auf Berührungen an verschiedenen Körperteilen beobachtet. Körperlicher und räumlicher Druck werden in dem Maß ausgeübt, wie sie auch in natürlichen Situationen vorkommen können. Dabei ist ersichtlich, ab welchem Moment und wie der Hund Unwohlsein signalisiert. An diesem Punkt ist es wichtig abzuwarten, um zu sehen, wie der Hund das Problem löst. Die idealste Reaktion wäre, wenn er sich abwenden würde. Die Möglichkeit dazu wird immer offen gelassen. Hunde, die die Situation trotz Beschwichtigungssignalen weiter tolerieren, sind anspruchsvoller in der Ausbildung. Es steht in der Verantwortung des Führers, solche Situationen zu erkennen, den Hund herauszunehmen und ihn auch dabei zu bestätigen.

Sehr wichtig ist auch, wie schnell der Hund nach einer Belastung wieder zur Ruhe kommt, ob er nachhaltig beeindruckt ist oder ob er bald wieder Kontakt aufnehmen möchte.

Da jeder Hund auf andere Situationen reagiert, ist ein fixer Ablauf des Tests nicht im Detail zu planen. Der Prüfende muss fortlaufend entscheiden und auf jeden Hund anders eingehen, um seine Stärken und Schwächen zu erfassen. Dies ist neben der Dauer des Tests auch der Grund, wieso die Hunde einzeln zur Abklärung kommen.

Weiter werden einzelne akustische und optische Stimuli bewusst während der Ruhe im geschlossenen Raum simuliert. Es sind vor allem Körperbewegungen und bewegte Gegenstände, zum Teil kombiniert mit Geräuschen wie dem Lärm beim Fallenlassen von Objekten. Sie kommen hier mehr zur Geltung und stellen einen anderen Reiz dar als ein ganzer Vorhang von Eindrücken, wie zum Beispiel an einem kompletten Parcours mit gestellten Alltagssituationen oder den Geräuschkulissen beim zweiten Teil des Tests.

Draußen treffen verschiedenen Umweltreize gleichzeitig auf das Team. Der Hund wird dabei an der lockeren Leine geführt, um frei seine Distanzen wählen zu können und um ihm Zeit zu geben, Eindrücke zu verarbeiten. Es ist nicht falsch, wenn der Hund zeigt, dass er gewisse Stimuli wahrnimmt. Aber Geräusche und optische Wahrnehmungen sollten ihn nicht verunsichern. Das heißt er soll weder gehemmt sein noch nervös werden und er sollte sich schnell wieder erholen.

Wieder ist auch zu beobachten, wie der Führer die Reaktionen zu interpretieren weiß und welche Lösungsansätze oder Strategien er für das Team wählt.

Die Körperkontrolle kann während des ganzen Tests beobachtet werden, beim Kontakt mit Menschen, beim Bewältigen von Hindernissen. Der Hund sollte bis zu dem Zeitpunkt der Eignungsabklärung gelernt haben, sein Gebiss nicht einzusetzen, wenn er Futter annimmt. Beim Spielen mit Gegenständen muss der Hund ebenfalls sofort einen verirrten Finger erkennen. Auch die Krallen gehören weder in die Füße der Menschen noch an deren Beine.

Aggressives Verhalten ist nicht zu tolerieren. Dies beginnt mit der entsprechenden Mimik, nicht erst beim Knurren oder gar Zuschnappen.

Eine Ausnahme kann aggressives Verhalten an der Leine gegenüber anderen Hunden darstellen. Dies ist meist das Resultat von fehlgeschlagener Erziehung und nicht einfach zu korrigieren. Solange solche Situationen im späteren Einsatz zu vermeiden sind, bedeuten sie keine Gefahr für die spätere Arbeit. Allerdings ist zu bedenken, dass das Schema, nach vorne zu gehen, bei diesen Tieren genetisch verankert ist oder als erlernte Möglichkeit abgespeichert wurde. Es ist genauer hinzusehen, ob andere, ähnliche Situationen ebenfalls dieselbe Antwort auslösen könnten. Einige der Hunde, die verunsichert sind und sich gezwungen sehen, andere Hunde durch aggressives Verhalten abzuschrecken, könnten dies auch in anderen Situationen der Bedrängnis versuchen. Beobachtet man, dass ein Hund auf ein Problem mit hoher Körperhaltung reagiert, ist es möglich, dass er die Taktik „Angriff ist die beste Verteidigung“ auch auf andere Situationen anwenden könnte als nur gegenüber Artgenossen. Solche Hunde sollten nicht als Therapiebegleithunde eingesetzt werden.

Weiter gefasst wird auch Jagen zur erweiterten Form von Aggression gezählt. Bei schlecht sozialisierten Hunden können auch schnelle Fluchtbewegungen oder hohes Kreischen zum Zuschnappen verführen. Aber ein mit Menschen gut sozialisierter und erzogener Katzenjäger kann Kinder von „Opfern“ unterscheiden. Auch hier stellt sich das Problem nur, wenn der Hund im Einsatz durch Beutetiere abgelenkt werden könnte. Wenn ein Hund im Gefängnis therapeutisch eingesetzt wird und als einziges Tier dort arbeitet, wird er gar nicht in den Jagdtrieb verfallen. Oder wenn ein Therapiebegleithund alleiniger Hund im Schulhaus ist, wird sich das Problem auch nicht stellen. Und an diesem Punkt soll nochmals festgehalten werden, dass es während und nach der Ausbildung die Aufgabe des Hundehalters ist, seinen Hund zu kennen, seine Reaktionen richtig zu erfassen und einschätzen zu können, wo und wie der Hund eingesetzt werden darf und kann.

Während der gesamten Überprüfung wird die Kommunikation im Mensch-Hund-Team beobachtet. Werden einfache Signale ausgesprochen, sollten sie vom Hund gut aufgenommen und gerne befolgt werden. Wird dem Hund seine freie Entscheidung gelassen, darf der Kontakt aber auch nicht völlig abreißen. Genauso wenig darf das Tier immer von den Anweisungen des Führers abhängig sein und bereits in den alltäglichen Umweltsituationen in eine Hilflosigkeit fallen, die es belastet. Wie nahe der Hund sich mit Menschen oder auch Objekten einlässt, muss das Tier selber entscheiden können. Fühlt es sich bedrängt, soll es sich frei fühlen einen Ausweg zu suchen, und nicht auf Anweisung seines Menschen warten.

Sind dem Besitzer Probleme des Hundes bekannt, wiegen diese weniger schwer, wenn sie vom Besitzer erkannt wurden und als Bestandteil bei der Eignungsabklärung ehrlich zur Sprache gebracht werden.

Wann und wie der Mensch in den verschiedenen Situationen eingreift, zeigt, wie gut er seinen Hund lesen kann und ob er sich genügend kynologisches Wissen angeeignet hat. Schlussendlich wird er nicht nur während der Ausbildung, sondern auch während des späteren Einsatzes entscheidend für den Schutz und das Wohl seines Vierbeiners verantwortlich sein.

Selbstverständlich achte ich als Tierärztin auch auf den Gesundheitszustand des Tieres. Schmerzen, aber auch andere Krankheiten können das Tier belasten und seine Leistungsfähigkeit einschränken. Zudem kann Unwohlsein auch die Beteiligten durch aggressives Verhalten gefährden. Es ist keine gute Idee, einen Hund, der wegen Arthrose nicht mehr sportlich geführt werden kann, stattdessen als Therapiebegleithund auszubilden.

Auch während seiner späteren Einsätze muss sich der Besitzer der körperlichen und psychischen Belastung des Hundes bewusst bleiben und eine gute, regelmäßige Gesundheitsvorsorge betreiben. Hygienische Maßnahmen wie Parasitenbekämpfung sind eine Selbstverständlichkeit.

7.5.6 Ausbildung

Aufgrund dieses Tests entscheidet sich, ob der Hund für die Ausbildung geeignet und vorbereitet ist. Es kann eine Empfehlung für bestimmte Einsatzgebiete gegeben werden. Beispiele dafür sind: Regel- oder Sonderschule in verschiedenen Stufen und unterschiedlichen Klassengrößen, Altersheim, Psychiatrie, Gefängnis, Einzel- oder Gruppentherapien.

Für eine größere Gruppe Kinder eignen sich Hunde mit großer Toleranz gegenüber Lärm und optischen Reizen. Für die Arbeit mit Einzelpersonen kann ein aktiver, kontaktfreudiger Hund idealer sein. Sind die Menschen schwer steuerbar (Verhaltensstörungen, motorische Störungen) muss große Toleranz gegenüber Drucksituationen vorhanden sein. Hier wird jeder Hund an Grenzen kommen, es obliegt dem Besitzer, seinen Hund zu schützen.

Es gibt Hunde, die erkennen lassen, dass sie grundsätzlich die erforderlichen Eigenschaften besitzen, aber noch nicht zur Ausbildung in ihrem Einsatzgebiet bereit sind. Es fehlt zum Beispiel die gewünschte Kommunikation mit dem Führer, oder allgemeine Verhaltensregeln sind noch nicht verinnerlicht. Es ist mit dem Besitzer zu besprechen, ob er bereit ist, weiterhin an den Schwachpunkten zu arbeiten. Die Zielsetzungen sollten festgelegt und zu einem späteren Zeitpunkt wieder überprüft werden, bevor die eigentliche Ausbildung beginnt.

Für die Ausbildung in einem bestimmten Fachgebiet muss mindestens mit einem Jahr gerechnet werden. Die Pläne und Ziele sind individuell gemäß Hund, Besitzer und Einsatz zu erstellen und je nach Erfolg anzupassen. Die Begleitung durch eine Fachfrau für Tiergestützte Therapie und eine Verhaltenstrainerin/Hundeinstruktorin sind Voraussetzung dazu. Die regelmäßigen Alltagstrainings und die Supervision vor Ort ermöglichen eine individuelle und seriöse Ausbildung. Ein Team und sein Ausbilder entscheiden individuell, wann sie zur Verhaltensprüfung im Fachgebiet bereit sind.

Die Einsatzprüfung soll eine bisher erarbeitete Lektion oder eine Sitzung mit dem Hund sein. Soweit möglich sollte alles, das heißt auch Ankunft und Abschluss, so ablaufen wie gewohnt. Natürlich ist bei der Arbeit mit Menschen immer ein Einfluss auf die spezielle Prüfungssituation zu spüren. Dies wird auch die Arbeit des Hundes beeinflussen. Hier ist wiederum der Führer gefragt, der adäquat auf die neue Situation reagieren soll. Dazu sollte er bei diesem Ausbildungsstand fähig sein. Während der Prüfung werden Begrüßungs- und Abschiedsrituale, aktive Phasen und Ruhezeiten bei jedem Hund anders sein. Die Belastung durch Lärm, Bewegungen und räumlichen und körperlichen Druck werden beachtet, wobei es wiederum nicht nur darauf ankommt, ob der Hund Zeichen von Stress zeigt, sondern auch, wie er damit umgeht.

Die Abläufe müssen bei Mensch und Hund klar verinnerlicht sein, damit keine Verunsicherung entsteht. Auch sollte es nicht nötig sein, Übermotiviertheit zu bremsen. Die Aufgaben sind den Veranlagungen des Hundes anzupassen.

Die Ruhephasen während der Lektion oder der Sitzung sind wichtig für die Erholung des Therapiebegleittieres, insbesondere damit der Hund danach wieder konzentriert und freudig motiviert arbeiten kann. Die Ruhesequenzen sind ein Bestandteil in der Therapieplanung und sollen als solche akzeptiert werden. Dem Tier muss es möglich sein, tatsächlich von der Aktivität abzuschalten und sich zu entspannen.

Eine bestandene Prüfung gilt für das entsprechende Fachgebiet. Je nachdem kann empfohlen werden, die Ausbildung zu einem späteren Zeitpunkt auf ein anderes Feld zu erweitern. Diese Ausbildung sollte aber wiederum nach den gleichen Spielregeln wie die Erstausbildung begleitet und überwacht werden, wobei meistens eine Verkürzung der Ausbildung normal ist.

Bleibt der Hund im gleichen Einsatzgebiet tätig, gehört es zur Pflicht, dass das Mensch-Hund-Team mit Supervision und Intervision im Sinne der Qualitätssicherung seine Arbeit regelmäßig überprüfen lässt.

7.6 Kynologie

Petra Sommer, Verhaltenstrainerin und Tierpsychologin

Die Kynologie (griechisch *kýon* „Hund" und *lógos* „Wort", „Lehre") ist die Lehre von Rassen, Zucht, Pflege, Verhalten, Erziehung und Krankheiten der Haushunde (Wikipedia, 2013). Als Verhaltenstrainerin und Tierpsychologin bilde ich seit drei Jahren in Zusammenarbeit mit einer Verhaltensmedizinerin und einer Fachfrau für Tiergestützte Therapie und Pädagogik Mensch-Hund-Teams zu Therapiebegleithund-Teams (Fachbereich Pädagogik, Heilpädagogik, Forensik, Geriatrie, etc.) aus. Hunde sind die einzigen domestizierten Tiere, die sich an Stelle ihres Rudels dem Menschen anschließen können und diesen als vollwertiges Mitglied ihres Rudels betrachten. In Zusammenarbeit mit ihrem Menschen eignen sie sich für vielfältige Aufgaben sehr gut. Somit favorisieren viele den Hund für die Tiergestützten Therapien. Die Aufgabe der Verhaltenstrainerin ist es, das Team Mensch-Hund so zu fördern, dass eine verlässliche Zusammenarbeit stattfinden kann, in der sich alle Beteiligten wohlfühlen. Der Schwerpunkt liegt einerseits auf dem Bindungsaufbau des Teams, andererseits auf der Förderung des gegenseitigen Vertrauens. Verlässlichkeit und nicht absoluter Gehorsam bilden die Basis für diese anspruchsvolle Arbeit als Team. Manchmal sind zu Beginn des Alltagstrainings seitens der Besitzer bereits Ideen oder Hoffnungen für den späteren Therapieeinsatz des Hundes vorhanden. Auf diese versuche ich grundsätzlich einzugehen und in der Ausbildung darauf Rücksicht zu nehmen. Wird der Hund künftig bei Kindern eingesetzt, werden in der Sozialisierungsphase zum Beispiel wiederholt Kontakte mit Kindern hergestellt. Dabei ist zu beachten, dass der Hund nur positive Erfahrungen sammelt. Sein Nervenkostüm wird so gefördert, dass er trotz erhöhtem Lärmpegel, speziellen Geräuschen, unkoordinierten, schnellen Bewegungen, emotionalen Hoch- und Tiefflügen immer wieder in die Entspannung kommt.

Die Einsatzbereiche in der Tiergestützten Therapie mit ihren Fachbereichen im Sozial- und Gesundheitswesen sind äußerst vielseitig. Daher bestimme ich jeweils zusammen mit dem Besitzer den möglichen Ausbildungsweg für den entsprechenden Hund. Dabei setze ich den Schwerpunkt bei der Individualität des Hundes und des Menschen. Jedes Mensch-Hund-Team ist einzigartig. Es ist nicht immer gewährleistet, dass ein Hund später dann auch wirklich im gewünschten Fachbereich eingesetzt werden kann. An dieser Stelle möchte ich ausdrücklich erwähnen, dass immer das Wohl des Hundes im Vordergrund stehen soll. Die körperliche und seelische Verfassung des künftigen Therapiebegleittieres ist ausschlaggebend für einen positiven Einsatz. Auftretende gesundheitliche Schwierigkeiten müssen ernst genommen werden und Grund genug sein, den Hund reduziert oder gar nicht einzusetzen. Ein Hund ist, genau wie wir Menschen, täglich anders gelaunt und manchmal auch nicht fit. Daher ist es meinerseits ein Muss, den Besitzer so zu schulen, dass er anhand der Körpersprache des Hundes erkennen kann, wenn es dem Hund plötzlich unwohl wird, oder ob er bereits am Morgen beim Aufstehen zu erkennen gibt, das er heute nicht einsatzfähig ist. Genau wie der Mensch hat auch jeder Hund unterschiedliche Verhaltenseigenschaften und Vorlieben. Daraus geht die Wichtigkeit der sehr differenzierten, individualisierten Ausbildung hervor. Bevor mit der eigentlichen Ausbildung begonnen werden kann, muss der Hund sich mit zirka zwei Jahren einem Eignungs- und Wesenstest durch eine Verhaltensmedizinerin unterziehen, um in die Ausbildung einsteigen zu können.

Der Veterinärmediziner klärt die Belastbarkeit, die möglichen Einsätze für das jeweilige Team und die generelle Eignung des Hundes zu Therapiezwecken ab. Nach der Abklärung wird ein Gutachten erstellt, das Auskunft über den möglichen Einsatzbereich des Hundes und die möglichen Schwerpunkte der Ausbildung gibt. Bei den Einsatzbereichen wird differenziert, in welchem Kontext der Hund eingesetzt werden kann. Nicht jeder Einsatzort hat die gleichen Voraussetzungen. Einsätze in einem Altersheim sind anders als Einsätze in Schulen. Die Arbeit mit Gruppen unterscheidet sich von der Arbeit mit Einzelpersonen. Eine solche Abklärung kann nicht als eine endgültige Beurteilung gesehen werden, sondern wird in vereinbarten Abständen wiederholt. Faktoren wie Entwicklungsphasen des Hundes und wechselnde

Einsatzsituationen sollten immer wieder neu geprüft werden; ähnlich einer beruflichen Standortbestimmung und Fortbildung der Teams.

Das Gutachten gibt der Verhaltenstrainerin Aufschluss über die Ausbildungsmöglichkeit, Festigung, Belastbarkeit beim Hund und die Zusammenarbeit, sowohl im Aufbau des Alltagstrainings als auch in der Arbeitssituation des Mensch-Hund-Teams. Die Absprache und Zusammenarbeit mit den involvierten Fachpersonen ist äußerst wichtig und entscheidend für die weitere Ausbildung und Unterstützung des Teams. Im Folgenden gehe ich ausführlich auf die verschiedenen Aspekte im Zusammenleben mit Hunden im Alltag, in der Gesellschaft und die spezifische Situation im Therapiebegleithunde-Team ein. Sie bilden die Basis für den Weg und die Ausbildung zum Therapiebegleithunde-Team.

7.6.1 Wissenswertes rund um den Hund

Die Lehre vom Hund beinhaltet sowohl die Geschichte des Wolfes als auch die Kenntnis über seine Domestikation (Zähmung und Gewöhnung an den Menschen, jahrzehntelange genetische Isolierung von der Wildform).

Die Kenntnis über Hunderassen, Verhalten und Eigenschaften muss man sich über entsprechende Erfahrungen aneignen. Nicht die Theorie, sondern vor allem das Zusammenleben mit Hunden als Rudel in familiären Strukturen Zuhause gibt Aufschluss und bringt Erkenntnisse. Heute existieren viele Bücher zum Thema Hund, doch für einen Laien ist nicht erkennbar, welche von Bedeutung sind und welche nicht. In Rassebüchern wird fast jeder Hund als guter Familienhund und treuer Begleiter beschrieben. Ja, hoffentlich ist er das, denn seine ursprünglichen Aufgaben wie das Jagen, Schafe hüten, Hof und Haus bewachen, Zurückbringen erlegter Beute, Mithilfe bei der Großwildjagd usw. sind zum großen Teil verschwunden. Ein sehr geringer Prozentsatz aller heute in der Gesellschaft integrierten Hunde hat noch eine für sie auslastende Aufgabe zu erfüllen. Alle anderen werden in der Regel als sogenannte Familienhunde gehalten. Von diesen Hunden wird verlangt, dass sie sich anpassen, uns begleiten, gerne spazieren gehen, aufs Wort gehorchen und im besten Fall keine Macken haben – schon gar nicht solche, die aus Sicht des Menschen unerwünscht in unserer Gesellschaft sind. „Normales“ Hundeverhalten wird bei mir im Kurs oft als peinlich beschrieben – zum Beispiel, wenn der eigene Hund Nachbars Katze bis in dessen Garten verfolgt.

Nach der Fédération Cynologique Internationale (FCI, 2010) wird jede Hunderasse einer bestimmten Rassengruppe zugeordnet. Es existieren zehn dieser Gruppen, wovon die meisten sich so zusammensetzen, dass alle Hunderassen, die ursprünglich gleiche oder ähnliche Aufgaben und Eigenschaften erfüllten, gemeinsam in einer Gruppe zusammengefasst werden. Die Gruppe 9 zum Beispiel, sogenannte Gesellschafts- und Begleithunde, umfasst die ehemaligen Hunde der Adeligen und Hofdamen. Diese meist eher kleinen Hunde (z. B. Pekinesen, Coton de Tuléar, Französische Bulldogge, usw.) wurden als Begleithunde der Familien gezüchtet und gehalten. Ihnen wurden keine Aufgaben zuteil. Andere Gruppen jedoch, wie die Gruppe 1 (Hüte- und Treibhunde) wurden hauptsächlich zu Arbeitszwecken gezüchtet und eingesetzt. Heute werden viele solcher Gebrauchshunderassen fast ausschließlich als Gesellschafts- und Begleithunde gehalten. Probleme im Zusammenhang mit den lange benötigten Eigenschaften und der heutigen Unterbeschäftigung solcher Arbeitstiere sind vorprogrammiert. Veränderungen in der Beschäftigung unserer Hunde sind notwendig und sinnvoll. Kaum jemand kann einem in der Wohnung gehaltenen Hund mit Spaziergängen allein die angemessene Beschäftigung und den notwendigen Auslauf bieten. Hunde nur aufgrund ihrer Schönheit auszuwählen, sie nur als Zierde zu halten oder einfach weil es gerade „zum guten Ton gehört“, einen Hund in der Familie zu halten, wäre eine total falsche Einstellung. Auch das Anschaffen von in Mode gekommenen Rassen wie Belgischen Schäferhunden, Border Collies, Jack Russell Terriern und vielen anderen Kleinrassehunden ist wenig sinnvoll. Auch schöne, intelligente, arbeitswillige und folgsame Hunde brauchen Beschäftigung. Ja, Intelligenz ist toll, denn ein intelligenter Hund ist lernfreudig, kann schnell und einfach erzogen werden. Doch ist er häufig auch selbstständig. Falls ein solcher Hund nicht oder zu wenig konsequent erzogen wird, zeigt er bald einmal Eigenschaften, die in der heutigen Gesellschaft unerwünscht sind. Er beginnt vielleicht, Katzen hinterherzurennen, treibt andere Hunde zusammen, bewacht das Haus so konsequent, dass sich kein fremder Mensch mehr hin traut, oder er verschwindet aus unerklärlichen Gründen laut bellend im Wald. Die Möglichkeiten sind grenzenlos. Denn diesem intelligenten Hund ist es langweilig, er hat zu wenige Aufgaben, die ihn auslasten.

Im Sachkundetheoriekurs weise ich immer wieder daraufhin, dass die Hundehaltung einer Lebenseinstellung wie einer Familiengründung gleichkommt. Hunde binden sich so stark an den Menschen wie sie es im Rudel auch an ihre Artgenossen tun. Daher eignen sie sich insbesondere als Begleiter in fast allen Lebenslagen und für unterschiedliche Lebensformen. Nur bedeutet dies noch lange nicht, dass man sich als Zweibeiner nicht auch dem Hund anpassen sollte. Die „Zehn Bitten eines Hundes an seinen Menschen" (s. Anhang) sollten meiner Meinung nach sehr ernst genommen werden. Diese Bitten befassen sich mit dem Leiden des Hundes bei Verlust seines Besitzers, der Wichtigkeit der Beziehung, die unser Hund mit uns eingeht, dem Verständnis für den Hund im Alter und weiteren sehr wichtigen Themen rund um die Haltung und Pflege eines Hundes.

Hunde wurden von uns Menschen durch Zucht und Selektion zu ihrer heutigen Rassenvielfalt entwickelt. Daher sollten auch wir zu ihnen stehen und mit ihnen Höhen wie Tiefen durchleben. Wenn ich mir im Voraus bewusst bin, welchen Typ Hund ich anschaffe, besonders, wenn es ein Rassehund ist, sind viele Eigenschaften von vornherein gegeben. Das setzt jedoch voraus, dass ich mir Kenntnisse und Wissen aneignen muss. Das lohnt sich, da dieses Wissen das Zusammenleben massiv vereinfacht.

7.6.2 Hunde in der Gesellschaft

In den letzten Jahren hat sich im wissenschaftlichen Bereich rund um Wolf und Hund genau wie im praktischen Umgang und Einsatz des Hundes, somit auch in der jeweiligen Ausbildung, vieles verändert. Für Hundeinstruktoren und Hundehalter wird es immer schwieriger, den Überblick zu behalten. Wie bereits erwähnt, wird die Beschäftigung und Auslastung unserer Hunde in der heutigen Gesellschaft schwieriger. Die Menschen wollen sich nach der Anspannung und dem Stress am Arbeitsplatz mit ihrem Hund in der Natur erholen. Der Hund hatte im Büro oder zuhause noch nicht genügend Bewegung und wenig geistige Auslastung und verlangt nun, dass er auf seine Rechnung kommt.

Bietet der Hundebesitzer nicht genügend Aktion und Abwechslung, verselbstständigt sich der Hund bald einmal. Das davonrennende Kaninchen ist viel spannender als das Frauchen, das seinen Gedanken nachhängt. Der Hund verfolgt nun das Kaninchen, und die Besitzerin muss reagieren. Der Hund wird sich erst dann wieder dem Menschen zuwenden, wenn dieser spannendere und lustvollere Aktivitäten bieten kann als die Umgebung. Dies führt häufig beim Hundehalter zu Missmut, zusätzlichem Stress und Ärger. Der Mensch lebt in einer Gesellschaft, die in kürzerer Zeit immer mehr Leistung verlangt. Der Hund sollte als Ausgleich, Hobby, Erholung herhalten. Doch plötzlich wird deutlich, dass er auch „Forderungen stellt", zusätzliche Arbeit mit sich bringt und versorgt werden muss. Der Aufwand nebst Job und sozialem Umfeld scheint zu groß, die Trennung vom Hund einfacher zu bewerkstelligen, als die Umgestaltung der Lebensgewohnheiten. Als Konsequenz davon werden Hunde in Heime abgegeben, weil sie unzumutbar sind, Gegenstände zerstören, Kinder oder Erwachsene beißen, Tiere töten etc. Doch viele solcher Hunde sind/waren nicht ausgelastet und handeln aus einer Art Verzweiflung heraus. Hier stellen sich meist Fragen wie: Wurden sie als Junghunde genügend sozialisiert oder sind sie den Umgang mit fremden Menschen gar nicht gewohnt? Was wird aus diesen Tieren, wenn sie weitervermittelt werden und ein zweites oder gar mehrere Male platziert und nicht verstanden werden? Viel zu selten wird die Frage gestellt, welche Anteile der Schwierigkeiten wirklich beim Hund liegen und der Mensch zu verantworten hat. Aus meiner Sicht werden Beziehungen in der heutigen Zeit viel zu schnell aufgegeben, sei es zu Tieren oder zu anderen Menschen. Ich möchte nicht abstreiten, dass es sehr schwierige Hunde gibt, aber lange nicht so viele wie es den Anschein macht. Schwierig ist häufig nicht der Hund, sondern sein Zweibeiner und das Umfeld, in dem die beiden leben.

7.6.3 Alltagstraining für Hunde und ihre Besitzer

Gerade weil das Zusammenleben in unserer Zivilisation hohe Ansprüche an Hunde stellt, kommt dem Verhaltenstraining immer mehr Bedeutung zu. Als Verhaltenstrainerin für Mensch-Hund-Teams führe ich Menschen und ihre Hunde in das Zusammenleben und -arbeiten ein. Erläutert werden beispielsweise rassebedingte Eigenschaften des

Vierbeiners. Bereits sehr früh wird begonnen, den Hund in individuellem Maß auszulasten. Das bedeutet, dass ein Hund mit sehr ausgeprägt funktionierender Nase wie zum Beispiel der Beagle, der Cocker Spaniel oder ein Retriever in die Sucharbeit eingeführt wird. Gegenstände dürfen als Ersatz für die Beute gezielt mitgetragen werden usw. In der Ausbildung gewichte ich das Verständnis für entsprechende Verhaltensweisen des Hundes und somit auch die Fähigkeit, Signale zu lesen und einzuordnen, sehr stark. Gleichzeitig muss der Hund auch sein Herrchen oder Frauchen verstehen lernen dürfen. Die Hunde sind ausgesprochen gute und trainierte Beobachter. Daher fällt es ihnen leichter, menschliche Signale zu lesen als umgekehrt. Einerseits ist der Hund in der Beobachtung geübter, als wir Menschen es heute noch sind, und andererseits hat der Hund auch mehr als genügend Zeit, uns zu beobachten. Da diese hoch entwickelten Tiere vor allem über ihre Körpersprache kommunizieren, sind sie auch sehr begabt in der Wahrnehmung körperlicher Signale sowohl der innerartlichen Gestik und Mimik als auch der menschlichen (Feddersen-Petersen, 2006).

Fairness in der Hundeausbildung sollte heute, so hoffe ich, unumstritten sein. Meine Aufgabe besteht darin, das Mensch-Hund-Team an seine zukünftigen Aufgaben heranzuführen. Die Hauptarbeit besteht für jedes Team in der guten Sozialisierung des Hundes.

7.6.4 Ausbildung und Tiergestützte Therapie

Das Alltagstraining für Hunde, die in der Tiergestützten Therapie tätig sein werden, unterscheidet sich kaum von allgemeinem Alltagstraining für andere Hunde. Die Sozialisierung mit Tieren, Menschen, Fahrzeugen, Geräuschen, usw. findet während der Trainingslektionen und auch im gesellschaftlichen Umfeld (Familie usw.) statt. Sozialisierung kann nicht ausschließlich auf den Hundetrainingsplatz oder auf das Alltagstraining beschränkt werden. Sozialisierung findet rund um die Uhr statt und muss vom Hundebesitzer als seine Aufgabe gesehen werden. Der Hund muss den Hundehalter in die Stadt, an den Bahnhof, auf den Bauernhof, in den Wald und an viele weitere Orte begleiten dürfen. Er soll generalisieren können. Er lernt, ähnliche Reize verschiedener Umgebungen zu verknüpfen, und stuft diese als bekannt ein (Feddersen-Petersen, 2006). Ich unterstütze die Mensch-Hund-Teams in neuen unbekannten Situationen, aber auch in der Festigung, Generalisierung, Verlässlichkeit und im Aufbau von Bindung. Die Unterrichtseinheiten beziehen sich neben allgemein wichtigen Themen wie Lerntheorie, nonverbale Kommunikation, Beschwichtigungssignale vor allem auch auf aktuelle Ausbildungsschwierigkeiten, Neuheiten oder Unsicherheiten des Hundes und des Teams.

Die Hundeführer lernen, den Hund zu verstehen, indem theoretisches Wissen gemeinsam erarbeitet und anschließend in praktischen Übungen veranschaulicht und indem integrativ während den praktischen Übungen auf theoretisches Fachwissen zurückgegriffen wird. Fragen tauchen häufig erst bei der Umsetzung und Anwendung auf und werden dann in der konkreten Situation behandelt. Alle Lektionen werden individuell vorbereitet und gestaltet. Ich arbeite mit den Teams einzeln oder in Zweier- bis maximal Vierergruppen. Die nicht mit dem Hund arbeitenden Teilnehmer erhalten von mir einen Beobachtungsauftrag entweder zum Verhalten des Hundes oder zur Ausführung der Aufgabe durch den Hundeführer. Sie funktionieren auch als Ersatzhundeführer, da ja die Hunde in ihrem künftigen Arbeitsfeld häufig Aufgaben zusammen mit den zu therapierenden Personen ausführen werden. Ein praktisches Beispiel dazu:

Richie (zu diesem Zeitpunkt drei Jahre alt), Labradoodle in Ausbildung zum Therapiebegleithund an einer heilpädagogischen Schule, soll lernen, sich von den Kindern an der Schule über nonverbale Signale, also Aufmerksamkeitssignale herbeirufen zu lassen. Darauf wird er im Alltagstraining vorbereitet, indem er von anderen Trainingsteilnehmern und mir über Gesten angelockt und anschließend belohnt wird. Wenn er diese Übung bereits kennt, ist es nicht mehr so wichtig, wie genau die Kinder die Signale geben. Der Hund hat bereits gelernt, verschiedene ähnliche Varianten zu generalisieren.

Eine weitere Lerneinheit beinhaltet die Futtergabe durch Fremdpersonen. Der Hund sollte nicht aufdringlich oder fordernd reagieren und nicht knabbern, sondern muss sich ruhig, freundlich, eher zurückhaltend, abwartend verhalten. Da das Timing für die zu therapierenden Menschen bei der Futtergabe häufig schwierig einzuhalten ist, ist es wichtig, dass ein Hund neue Übungen zuerst in Situationen erlernt, in welchen die Belohnung zum richtigen Zeitpunkt erfolgt. Andernfalls könnten Fehlverknüpfungen entstehen. Die Hundeführer werden auf die individuellen Stärken und Schwächen ihrer Hunde bezüglich der Rasse, des Charakters oder der Umweltsituationen hingewiesen. Sie sollen lernen, die Stärken zu fördern und mit den Schwächen umzugehen. Das Verständnis für den Hund und seine Bedürfnisse wird soweit gefördert, dass in verschiedensten Situationen sehr schnell und äußerst individuell auf ihn und sein Verhalten eingegangen werden kann.

7.6.5 Körpersprache des Hundes

Das Verstehen und Interpretieren der Hundekörpersprache nimmt bei der individuellen Ausbildung am meisten Zeit in Anspruch. Meiner Meinung nach ist dies aber auch einer der wichtigsten Lerninhalte für die in Ausbildung stehenden Personen. Jedes Blinzeln, jedes Gähnen, jede Ohr- oder Rutenbewegung, ein steifer werdender Gang usw. haben ihre Bedeutung und sind ähnlich unseren Buchstaben im Alphabet Grundlage für die nonverbale Kommunikation des Hundes. Ohne das Verständnis für dieses Ausdrucksverhalten sind wir in der Zusammenarbeit mit dem Hund sehr eingeschränkt beziehungsweise von den Reaktionen und Verhaltensmustern des Tieres sogar überfordert. Der Hund würde versuchen sich mitzuteilen, und seine „Worte" kämen bei uns nicht oder vielleicht mit falscher Entschlüsselung an. Missverständnisse, die verschiedene Konsequenzen beinhalten, sind somit programmiert. Die Kommunikation der einzelnen Rassen kann durchaus mit unterschiedlichen Dialekten verglichen werden. Hunde mit Stummelrute, Hängeohren oder Fell über den Augen sprechen zwar genau die gleiche Sprache wie Hunde mit langer Rute, stehenden Ohren und freiem Blick, können sich jedoch nur begrenzt ausdrücken. Dazu kommt, dass abhängig vom jeweiligen Gegenüber das Tier nicht genau gelesen und verstanden wird. Daher sind die sehr individuellen Beobachtungen und Erkenntnisse bezogen auf das Ausdruckverhalten des Hundes, die wir gemeinsam in den Trainingslektionen erarbeiten, äußerst wichtig für die Aus- und Weiterbildung des Hund-Mensch-Teams. Der Therapeut/Pädagoge muss seinen Hund so gut kennen und lesen lernen, dass Konfliktsituationen sofort erkannt und sowohl für den Hund als auch für die zu therapierende Person entschärft werden können.

7.6.6 Strategieverhalten bei Hunden

Die folgenden Ausführungen bilden die Grundlage für die Zusammenarbeit des künftigen Therapiebegleithund-Teams bezüglich nonverbaler Kommunikation. Sie umfassen zugleich die Basis für das Tierwohl sowie für die Sicherheit des Klienten/Patienten. Der Hund handelt immer nach dem „4F-Prinzip" der vier Hauptverhaltens- und Bewältigungsstrategien. Sobald er in eine Kommunikation mit einem Gegenüber (Mensch oder Tier) tritt, entscheidet er sich entweder für:

- Freeze (einfrieren): erduldendes Verhalten, abwarten
- Flirt: Spielaufforderung, aktive Unterwerfung
- Flight (fliehen): Flucht bei defensivem Hund, erschrecken
- Fight (kämpfen): entsteht aus Drohverhalten heraus – entweder weil es keinen anderen Ausweg gibt oder bei klarer Absicht, stärker zu sein als das Gegenüber (z. B. Ressourcen verteidigen)

Die Ausgangslagen, um eine dieser Strategien zu zeigen, können total unterschiedlich sein und ändern sich von einer Sekunde auf die andere. In derselben Situation zeigen vier Hunde unter Umständen vier unterschiedliche Bewältigungsstrategien. Die Körpersprache und Ausdrucksweise der Hunde verstehen zu lernen, ist ähnlich wie das Einüben einer Fremdsprache. Einzelne Signale müssen erkannt und in einen Zusammenhang mit der Situation gebracht werden. Je mehr Übung man hat, desto leichter fällt das Einordnen. Tatsache ist, dass Hunde wahre Meister der Kommunikation sind und uns immer um Längen voraus sein werden. Die Kommunikation unter Hunden läuft so schnell ab, dass wir Menschen ohne technische Hilfsmittel wie Video oder Fotos nur Bruchstücke wahrnehmen können.

Persönlich ist es mir über die Jahre immer wichtiger geworden, die körpersprachliche Ausdrucksweise des Hundes zu verstehen – sicher auch, weil es mir immer leichter fällt, die Hunde zu lesen. Ich wünsche mir, dass möglichst viele Hundehalter ihren Hund besser lesen und verstehen lernen, damit sie ihrem Vierbeiner gerechter werden.

7.6.7 Gestik und Mimik beim Hund

Um sich ihrer Umwelt lautlos mitzuteilen, benutzen Hunde zwei verschiedene Arten der Kommunikation: Gestik und Mimik. Erstere eignet sich besonders zur Verständigung über größere Distanzen, da sie bereits von weit her erkennbar ist. Für die Verständigung über kurze Distanzen nutzen Hunde dagegen mimische Signale, zum Beispiel die Ausrichtung ihrer Ohren.

Bereits von Weitem kann das Gegenüber erkennen, in welcher Stimmung der Sender ist. Anhand von Ruten-, Ohren- und Beinstellung zeigt ein Hund, ob er freudig, erregt, imponierend, demütig, ängstlich, aggressiv usw. ist. In bestimmten Situationen sendet der Hund seinen Allgemeinzustand aus Distanz. Beim näheren Betrachten erkennt ein zweiter Hund anhand der Miene seines Gegenübers die entsprechende Gefühlswelt des anderen.

Die Mimik bedeutet laut Duden (1997: 441) „Veränderung der Miene als Ausdruck von Empfindungen, Gedanken oder Wünschen". Sie dient dem Hund, um sich dem näher kommenden Kommunikationspartner mit kleinen Veränderungen des Gesichtes (zum Beispiel Ohren anlegen) mitzuteilen. Werden Mimik und Gestik falsch oder gar nicht verstanden, kann dies fatale Folgen für das Gegenüber haben.

Ausdruckselemente, die für die Gestik wichtig sind, wie Ohrenstellung, Rutenstellung, Körperspannung, -ausrichtung und das Sträuben des Nacken- und Rückenfells geben erst im Zusammenspiel mit dem gesamten körperlichen Ausdruck einen klaren Sinn. Diese Gesten und Mienen in den richtigen Kontext zu bringen, darin liegt die Kunst des Empfangens.

7.6.8 Auswahl des Hundes, Eignung und Ausbildung

Meldet sich ein Pädagoge, der einen Welpen auswählen möchte, würde ich ihm folgende Kriterien mit auf den Weg geben: Ich würde grundsätzlich keine Rassen oder Rassengruppen ausschließen, möchte aber darauf hinweisen, dass in bestimmten Rassen aufgrund ihrer ursprünglichen Aufgabe in Zusammenarbeit mit dem Menschen Hunde anzutreffen sind, die sich ganz sicher nicht für künftige Tiergestützte Therapien eignen. Es wird sicherlich viel schwieriger, das gewünschte

Ziel Therapiebegleithund in Angriff zu nehmen, wenn der auserwählte Hund von Natur aus keine starken Bindungen zu Menschen eingeht. Das gilt beispielsweise für eine Herdenschutzhunderasse, die gezüchtet wurde, um sich Tierherden anzuschließen und fremde Menschen als Gefahr wahrzunehmen. Bevor ich jedoch zu sehr in die Rassenkunde abschweife, möchte ich auf die bei der Auswahl eines Hundes für die Tiergestützte Therapie wichtigsten Kriterien eingehen.

Der auszuwählende Hund sollte sich bereits als Welpe der Umwelt gegenüber offen und interessiert zeigen, Menschen gerne mögen und trotzdem eine gesunde Portion Vorsicht besitzen. Kopfloses Handeln kann ebenso unnütz sein wie Ängstlichkeit. Die Bindungsfreude muss anschließend vom Besitzer gefördert werden. Sie ist aber meiner Meinung nach bereits im Wurf der Welpen nach den ersten zirka fünf bis sechs Wochen erkennbar. Eine Bindung zum Menschen ist eine emotionale Angelegenheit. Der Hund sucht die Nähe zu seiner Bezugsperson zum Beispiel bei Unsicherheit oder Angst. Er vertraut seinem Menschen und verlässt sich in schwierigen Momenten auf dessen Unterstützung.

Gleichzeitig weise ich darauf hin, dass sich bestimmte Hunde in ihrer Umwelt, außerhalb der bekannten Räumlichkeiten, im Umgang mit Menschen zum Teil massiv anders verhalten können. Oftmals bin ich erstaunt, welche Eigenschaften diese Hunde in vertrauter Umgebung an den Tag legen. Ich nenne als Beispiel eine Hündin, zwei Jahre alt, Jagdhundmischling. Diese Hündin ist, sobald sie mit ihren Besitzern den Garten verlässt, absolut selbstständig und scheinbar ungehorsam. Man könnte gar annehmen, sie habe weder eine Hundeschule besucht, noch jemals ihren eigenen Namen verstehen gelernt. Die Besitzer sind total überfordert. Zur Besprechung des erkannten Problems treffen wir uns in der Wohnung wieder. Die Hündin ist total anhänglich, lässt sich überall streicheln, zieht sich selbstständig auf ihren Platz zurück und verhält sich allgemein sehr ruhig. Der Hund von draußen ist nicht wiederzuerkennen. Sobald sie in der vertrauten Umgebung gerufen wird, ist sie gehorsam und führt sogar mehrere Signale aus. Was ist da geschehen? Hunde sind Gewohnheitstiere wie wir Menschen auch. Die Hündin hat sich angewöhnt, in der Wohnung ruhig und ausgeglichen zu sein. Es sind hier keine Reize vorhanden, die diesen Hund ablenken. Draußen jedoch hört sie auf kein Signal und macht, was ihr gefällt. Der Jagdinstinkt ist äußerst ausgeprägt. Dieser Hund würde sich für eine Einzeltherapie in geschlossenen Räumen ohne Ablenkung unter Umständen trotzdem hervorragend eignen.

Dieselben rassetypischen Merkmale und Eigenschaften sind natürlich bei erwachsenen, älteren Hunden ebenfalls anzutreffen. Wird die Ausbildung mit einem Hund gestartet, der schon etwas älter ist, beeinflussen bisherige Haltung, Sozialisierung, Beschäftigung und Gewöhnung diese maßgeblich.

Einer der wichtigsten Punkte für das Absolvieren der Ausbildung ist, dass ein Hund ausgeglichen, klar im Kopf und gut vom Besitzer beeinflussbar ist. Ist während der Sozialisierungsphase (zwischen der ca. 4. bis max. 20. Lebenswoche) etwas schief gelaufen oder hat der Hund in dieser Zeit wesentliche Dinge nicht gelernt, kann es zu enormen Defiziten kommen. Hunde ohne ausreichende Sozialisierung mit Menschen werden sich nie mit dem gleichen Vertrauen, der gleichen Ruhe und Ausgeglichenheit mit Menschen beschäftigen können wie ausreichend sozialisierte Hunde. In der Gegenwart von für ihn fremden Menschen würde sich ein solcher Hund nie richtig wohlfühlen. Da Hunde schnell generalisieren, verknüpfen sie schlechte Erlebnisse sofort mit ähnlichen Kontexten. Ein fünf Wochen alter Welpe verspürt zum Beispiel Schmerzen, wenn ihn ein Kind nicht korrekt anfasst oder hochhebt. Wird dieses Erlebnis nicht durch viele gute Erlebnisse mit Kindern in den nächsten Wochen relativiert, kann es sein, dass dieser Hund später ein Problem mit Kindern haben wird: Er wird Kindern entweder ausweichen, also defensives Verhalten zeigen, oder Kinder von sich distanzieren, sich also offensiv aggressiv verhalten.

Meine Hauptaufgabe in den ersten Ausbildungswochen von Hunden, die die 20. Alterswoche überschritten haben, liegt darin herauszufinden, ob überhaupt und wo Defizite vorhanden sind. In dieser Zeit muss ich zusammen mit dem Besitzer herausfinden, was dem Hund keine Mühen bereitet und was unbedingt noch geübt und vertieft werden muss. Es spricht auch nichts gegen eine Ausbildung eines bereits erwachsenen Hundes, aber der Hund muss sich in den geforderten Situationen sichtlich wohlfühlen, gelassen sein können und darf auf keinen Fall überfordert werden.

Weder beim Welpen noch beim bereits älteren Hund kann zu Beginn der Ausbildung bereits gesagt werden, ob sich der Hund schlussendlich für die tiergestützte Arbeit eignen wird. Das Wohl des Hundes muss jeder Entscheidung vorangestellt werden. Dabei liegt ein großer Teil der Verantwortung beim Hundebesitzer, der jedoch durch Verhaltenstrainer, Tiermediziner und Fachpersonen für Tiergestützte Therapie angeleitet und unterstützt wird.

7.7 Tierpsychologie mit Schwerpunkt Hund

Petra Sommer, Tierpsychologin und Verhaltenstrainerin

> Der Begriff Tierpsychologie hat im 20. Jahrhundert einen äußerst wechselhaften Wertewandel durchlebt. Im deutschen Sprachraum erlangte er Ende des 19. Jahrhunderts in bewusst gesetzter Analogie zur „Menschen-Psychologie" zeitweilige wissenschaftliche Bedeutung, als Forscher sich verstärkt darum bemühten, das innere Erleben von Tieren zu analysieren, zu verstehen und darauf praktisch einzugehen.
> *(Wikipedia, 2013)*

Zum konkreten Verständnis nachfolgend die Erläuterung und Umschreibung des Studienganges bei der Akademie für Tiernaturheilkunde (ATN) zur Tierpsychologie des Hundes (ATN, 2013):

> Das zentrale Lernziel des Studienganges ist die Vermittlung von verhaltensbiologischen und lernpsychologischen Themen, insbesondere Themen der allgemeinen Ethologie und speziellen Ethologie Hund, Lernverhalten, Rassekunde, Ontogenese/-Entwicklungsphasen, Fragen der Erziehung und des Umgangs mit Hunden.

Es geht somit um das Lernverhalten des Hundes, die Hundesprache und das Verständnis für unsere vierbeinigen Begleiter sowie um die Verhaltensforschung.

Als Ethologie wird im deutschen Sprachraum traditionell die vergleichende Verhaltensforschung bezeichnet, gelegentlich aber auch ganz generell die Verhaltensbiologie. Vergleichende Verhaltensforschung bedeutet so viel wie aus Beobachtungen logische, klare, möglichst eindeutige Schlussfolgerungen zu ziehen. Diese Folgerungen sind immer sehr stark geprägt von der eigenen Vorstellung und den Interpretationen der Beobachter. Da in der Psychologie lange nicht alles bewiesen werden kann, ist auch die eindeutige Definition von Verhalten und Fühlen schwierig. Meine Vorstellung von Tierpsychologie beinhaltet das Denken und Fühlen der Vierbeiner, das ich unter dem Begriff Psychologie ansiedle. Viele Tiere verhalten sich in unterschiedlichen Umfeldern komplett anders. Die Umwelt und die Gegebenheiten beeinflussen somit das Verhalten stark. Gefühle wie Angst, Frustration, Freude und Aufregung sind ebenfalls Gegenstand der Psychologie. Durch Gewöhnung zum Beispiel an eine Situation, an Abläufe und Rituale können sich die Gefühle und somit auch das Verhalten völlig verändern.

Wohlbefinden, Wohlfühlen und dergleichen sind Begriffe, die ganz unterschiedlich interpretiert werden können. Häufig wird Wohlbefinden mit Gesundheit gleichgesetzt. Doch meiner Ansicht nach kann nicht aus körperlicher Gesundheit automatisch geschlossen werden, dass ein Tier sich auch wohlfühlt in seiner Haut.

Ich möchte dies an Beispielen aus meiner Erfahrung und Beobachtung erläutern. Häufig haben spätere Verhaltensweisen meine Interpretationen unterstrichen oder gar belegt. Ich erhebe jedoch nicht den Anspruch, mit meinen Interpretationen immer richtig zu liegen.

7.7.1 Allgemeine Tierpsychologie

Am Beispiel von Kühen versuche ich, die Wichtigkeit und Anwendung der Tierpsychologie aufzuzeigen. Kühe begleiten mein Leben seit meiner Kindheit. Nebst meiner Hundeschule führe ich zusammen mit meinem Mann einen Bauernbetrieb. Als wir unseren Bauernbetrieb vor einem Jahr übernommen haben, war klar, dass wir die Haltung der Kühe im Stall umstellen werden. Die Tiere wurden bis dahin, wie es früher Tradition war, in der sogenannten „Anbindehaltung“ gehalten. Das bedeutet, dass sie einen zugewiesenen aber nicht dauerhaft fixen Platz hatten, denn sie wurden je nach Fütterung und Milchleistung immer wieder neu platziert. Das hatte zur Folge, dass sie sich ihre Platznachbarinnen nicht auswählen durften. Auch der Ver- und Zukauf von Kühen hat einen Einfluss auf das Ordnungssystem. Meine Beobachtungen haben jedoch gezeigt, dass Kühe sich im Anbindesystem sehr wohl einen Platz aussuchen würden, wenn sie dazu die Freiheit bekämen. Dies geschah jeweils nach dem Weideauslauf, wenn sie ohne Vorgabe für die Einstallung zurückkehrten. Aus dieser Beobachtung zog ich folgende Schlüsse: Kühe denken und fühlen, und je nach Platznachbarinnen im Stall fühlen sie sich wohler oder eben weniger wohl in ihrer Haut. Und je mehr der Mensch in das System Kuhordnung eingreift, desto mehr hat das einen Einfluss auf das Verhalten und Befinden der Kühe. Beeindruckend für mich war das Verhalten der Kuhherde und der einzelnen Kuh bei der Umstellung auf den Freilaufstall sowie zur Mutterkuhhaltung (s. **Abb. 7-1**). Die Kühe mussten sich nach jahrelanger Anbindung von einem Tag auf den anderen ohne Angewöhnung oder Einführung auf die neue Infrastruktur umstellen. Die Kühe mussten ohne die Anordnung von Menschen miteinander klarkommen. Die Herde regelt die Platzsuche und das Zusammenleben selber. Die Folge davon: Machtkämpfe entstehen, ängstliche Tiere leiden (meiner Ansicht nach) und müssen lernen, sich ohne Folgen aus misslichen Situationen zu befreien. Eine der Kühe ist mit dieser Situation total überfordert und sucht den Fluchtweg, bis sie ihn findet. Mühsam presst sie sich durch einen viel zu schmalen Durchgang und flüchtet in den Futterraum. Der Bauer betritt den Stall und ärgert sich

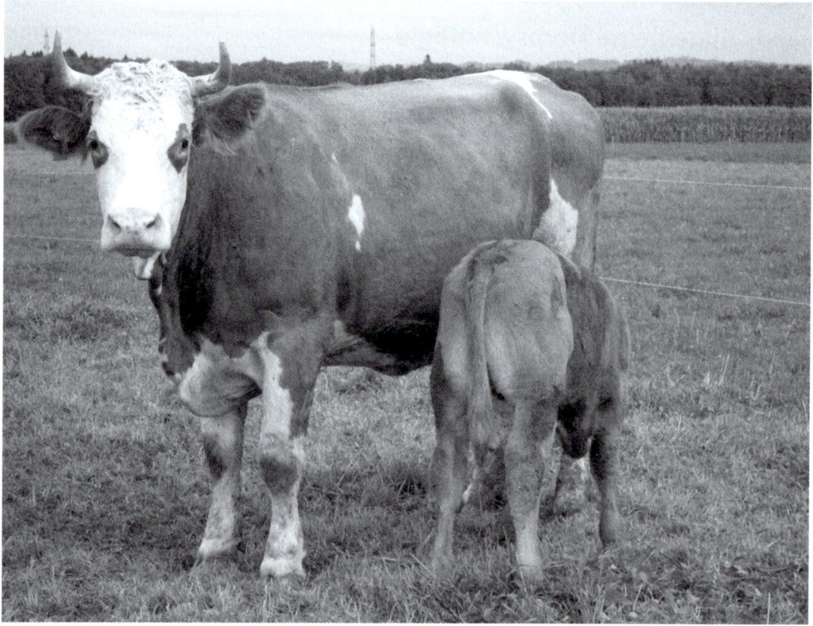

Abbildung 7-1: Mutterkuh. © Petra Sommer

über das dumme Tier, das sich in seiner Wahrnehmung nicht einfügen will. Statt die neu gewonnene Freiheit im Stall zu genießen, wird sie zum Fluchttier. Das sonst so zahme Tier lässt sich von ihm nicht einfangen. In dieser Situation übernehme ich und versuche, mich in die Kuh hineinzuversetzen. Ruhig nähere ich mich der Kuh und rede langsam und leise vor mich hin. Ich schaue sie nicht an. Kurz vor dem Tier bleibe ich stehen und wende mich ab. Die Kuh zögert, beobachtet mich intensiv, kommt plötzlich ganz langsam auf mich zu. Sie drückt ihren Kopf an mich und atmet sehr tief ein und aus. Ich streichle sie und rede leise weiter, versuche mich und das Tier zu beruhigen. Es scheint zu gelingen. Sie atmet immer ausgeglichener. Vorsichtig ziehe ich das Halfter über ihren Kopf und binde es fest. Sie weicht nicht zurück. Sie scheint wieder zu verstehen, dass ich als Mensch nicht gefährlich bin. Langsam trottet sie hinter mir her zurück in Richtung Stalleingang. Kurz vor dem Tor steht sie still und will nicht mehr weitergehen. Wiederum beginne ich ruhig zu sprechen. Sie lässt sich überzeugen. In der Herde angekommen bemerke ich erneut ängstliches Verhalten. Die Kuh weicht aus, bleibt stehen, atmet schneller, schnaubt sogar, bleibt aber an meiner Seite. Vorsichtig entferne ich das Halfter, bleibe aber noch lange bei ihr stehen, bis sie sich beruhigt hat. Ich erkläre ihr (oder mir?) den neuen Stall, gehe zu den Liegeplätzen und betrete eine Box mehrmals hintereinander. Nun gehe ich aus dem Stall und schaue außerhalb des Gitters noch etwas zu. Verloren steht die Kuh da und wartet. Als sich alle Kühe im Stall ein wenig ruhiger verhalten, geht sie zu den Liegeplätzen, steht hinein, geht rückwärts wieder hinaus, hin und her, immer wieder. Sie scheint zu üben. Am zweiten Abend sehe ich, wie sie sich in der äußersten Box niederlässt. Kein Fluchtverhalten mehr, jedoch immer genügend Abstand zu den anderen Tieren. Viele solcher Beobachtungen haben mich gelehrt, Ruhe zu bewahren und den Tieren in neuen ungewohnten Gegebenheiten genügend Zeit einzuräumen. Ich habe versucht, die Tierpsychologie bei dieser Kuh anzuwenden, indem ich logische, klare, möglichst eindeutige Schlussfolgerungen gezogen habe. Die Folgerungen aufgrund meiner Beobachtungen sind stark geprägt von meinen eigenen Vorstellungen und ihrer Interpretation betreffend Umgang mit Kühen. Aufgrund des Resultates kann ich annehmen, dass ich die Gefühle der Kuh in dieser Situation richtig wahrgenommen hatte.

Ebenfalls bedenklich ist die Tatsache, dass Profitgier und Rationalisierung auf Bauernbetrieben manchmal die Veränderung der äußerlichen Erscheinung eines Tieres beeinflussen, ohne dass sich der Mensch dazu nähere Gedanken über die Gefühle der betroffenen Tiere und die Auswirkung auf das Verhalten macht. Heute, im Jahr 2013, leben in der Schweiz nur noch wenige behornte Kühe (s. Abb. 7-2). Der Trend zum Enthornen steigt dermaßen an, weil die Haltungsveränderungen und das Gefahrenpotenzial durch weniger direkten Kontakt mit dem Tier steigen. Laufställe bieten mehr Konfliktherde und Verletzungsmöglichkeiten unter den Tieren. Zudem sinkt das Verletzungsrisiko für die Mitarbeitenden auf Betrieben bei hornlosen Tieren deutlich. Neben den von Natur aus (genetisch) hornlosen Tieren werden aber tausende Tiere als kleine Kälber oder gar später enthornt. Für mich ist dies eine Entwicklung, die mich nachdenklich stimmt. Wozu hat die Natur der Kuh Hörner wachsen lassen? Wie muss sich eine Kuh

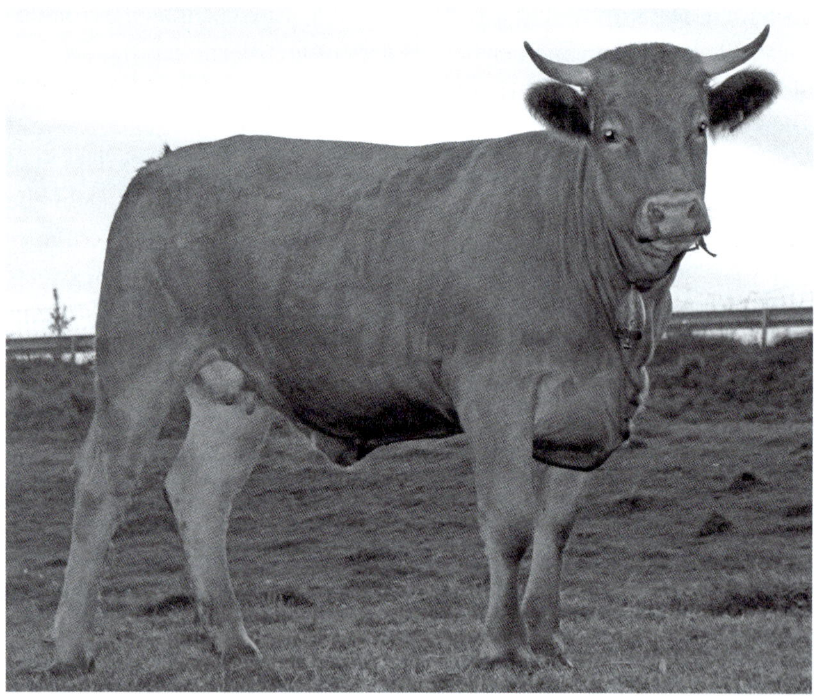

Abbildung 7-2: Kuh mit Hörnern. © Petra Sommer

ohne Hörner fühlen? Wie kann sie ohne Horn adäquat kommunizieren? Ich möchte weder philosophieren noch verurteilen. Ich möchte nur zum Nachdenken anregen. Der Kampf, die Verteidigung von Rindern läuft meistens über die Hörner ab. Was passiert ohne Horn? Wie beeinflusst das Enthornen die Verhaltensweisen der Tiere? Diese und andere Fragen zu beantworten ist Aufgabe der Tierpsychologie. Nach dem Exkurs über die Haltung von Kühen kehre ich zurück zum Hund.

In der Verordnung zum Tierschutzgesetz (TSchV, Abs. 21a) hat man in der Schweiz 1997 das Kupieren von Ohren und Schwanz beim Hund verboten, unter anderem auch, weil dadurch die Kommunikation der Tiere massiv eingeschränkt wurde, was zu Missverständnissen unter den Hunden sowie zwischen Hund und Mensch führte. Was für den Menschen einfacher, schöner oder besser erscheint, bringt für das Tier selten einen Vorteil oder Nutzen.

7.7.2 Gesundheit und Psyche

Gesundheit und Psyche beeinflussen einander nicht nur beim Menschen gegenseitig, sondern auch beim Tier. Deshalb ist es wichtig, die wirklichen Ursachen einer Verhaltensänderung beim Tier abzuklären. Das gilt für alle Tierrassen. Gesundheitliche Ursachen wie Schmerzen, Infekte oder ein geschwächtes Immunsystem können die Charaktereigenschaften bei Tieren plötzlich und massiv verändern. Anhaltende und chronische Schmerzen können durch das Unwohlsein beim Hund Aggressionen auslösen – zum Beispiel aus Angst, dass er sich in Begegnungen mit anderen Artgenossen nicht wehren kann. Oder er hat eine falsche Verknüpfung gemacht, indem er bei einer falschen Bewegung Schmerzen spürte und das genau in dem Moment, als er eine Begegnung mit einem ihm bekannten Hund hatte. Zudem beginnen viele Krankheiten schleichend, und somit verändert sich das Verhalten nicht von einem Tag auf den anderen. Nach Feddersen-Petersen (2006) liefert das Ausdrucksverhalten frühe Indikatoren für Schäden und funktionelle Störungen. Diese Erkenntnisse zeigen, wie wichtig es ist, die wahren Gründe für eine Verhaltensstörung herauszufinden. Als Tierpsychologin gehört es zu meinen Hauptaufgaben, bei jeder Verhaltensauffälligkeit eines Hundes ein tierärztliches Gutachten einzuholen, damit ich dem Hund gerecht werde. Nach Ausschluss von körperlichen

Beschwerden ist es wichtig, dass ich Hunde, die plötzlich andere Verhaltensweisen zeigen, genauer beobachte und beim Besitzer tiefer nach möglichen Ursachen frage. Bei Verhaltensauffälligkeiten oder Veränderungen ist die Tierpsychologin aufgefordert, das Tier, in meinem Fall den Hund, ganzheitlich zu betrachten.

7.7.3 Hund und Gefühle

Lange Zeit ging man davon aus, dass Tiere keine Gefühle empfinden. Der Ursprung dieser Annahme ist im Behaviorismus zu suchen.

> Behaviorismus (abgeleitet vom amerikanisch-englischen Wort *behavior*, „Verhalten") benennt das wissenschaftstheoretische Konzept, Verhalten von Menschen und Tieren mit naturwissenschaftlichen Methoden – also ohne Introspektion oder Einfühlung – zu untersuchen und zu erklären.
> *(Wikipedia, 2013)*

Der Hund wird nach dieser Auffassung als eine Art Maschine betrachtet, die insbesondere durch die Wechselwirkung von Organismus und Umwelt funktioniert. Nach Auffassung der Behavioristen handeln Tiere stets nach einem klaren System, ohne Überlegung und innere Entscheidungsmöglichkeit. Diese Annahme wird durch die Ethologie widerlegt. Die Ethologie setzt auf die sogenannte Instinkttheorie. Unter Instinkt versteht man unter anderem die ererbte Fähigkeit, besonders der Tiere, in bestimmten Situationen ein nicht bewusst gelenktes, aber richtiges (besonders lebens- und arterhaltendes) Verhalten zu zeigen. Dazu gehören: der tierische Instinkt der Brutpflege, die Fortpflanzung; ein innerer Impuls, der ein Tier in bestimmten Situationen ohne Überlegen das Richtige tun lässt. Zudem bedeutet das Adjektiv instinktiv „vom Instinkt geleitet, trieb-, gefühlsmäßig" (Medizinlexikon DocCheck® 2013). Es wurde im 19. Jahrhundert dem französischen Wort *instinctif* nachgebildet (Wikipedia, 2013). Instinkt besteht demzufolge aus Trieb und Gefühlen. Und die Frage, ob Hunde Emotionen haben oder zeigen, erübrigt sich, glaube ich, für jeden Hundehalter. Hunde drücken ihre Gefühle in Form von Körpersprache und Gesichtsausdruck aus. Auch Geräusche wie Bellen und Knurren gehören zum Repertoire des Gefühlsausdrucks eines Hundes. Im Folgenden fassen wir zusammen, was Peter Neville vom Zentrum für

Angewandte Haustier-Verhaltensforschung (Centre Of Applied Pet Ethology, COAPE) in Großbritannien zum Aspekt rund um Emotionen beim Hund festgehalten hat. Wissenschaftler wie Ethologen sind sich heute einig, dass Hunde ein emotionsreiches Leben haben. Dennoch ist die Messbarkeit, wie glücklich oder verängstigt ein Tier in einer bestimmten Situation tatsächlich ist, schwierig. Neuere Forschungsergebnisse bestätigen, dass alle Säugetiere, zu denen auch der Hund gehört, über grundlegende emotionale Systeme verfügen, die es ihnen ermöglichen, auf Informationen zu reagieren. Die Reizleitung läuft über die Sinnesorgane zum Gehirn. Die wichtigsten Systeme in der Gefühlswelt des Hundes sind:

- Such-System: Nahrungssuche
- Furchtsystem: Reaktion auf ungewohnte, vermutete gefährliche Ereignisse
- Spiel-System
- Fürsorge-System zur Aufzucht
- Bindungssystem.

Das heißt, dass Hunde wie Menschen grundlegende Emotionen wie Freude, Angst, Traurigkeit und Zorn wahrnehmen können (Neville, 1989). Als Tierpsychologin weiß ich, dass Emotionen einen bedeutenden Einfluss auf das Lernen eines Hundes haben. Deshalb ist es wichtig, dass Hundeführer die natürlichen Triebe und die dazugehörigen Gefühle ihres Hundes kennen und möglichst korrekt einordnen. Ein völlig abgelenkter Hund (z. B. weil es für ihn enorm gut riecht) ist nicht fähig, etwas Neues aufzunehmen und erst recht nicht, es zu verstehen. Darum ist es äußerst wichtig, dass der Hund ihm unbekannte Signale an Orten erlernen kann, die für ihn ohne Ablenkung sind. So kann er seine ganze Wahrnehmung auf den Hundeführer und die unbekannten Gesten konzentrieren. Zur Festigung werden später bewusst immer mehr andere Reize als Ablenkung eingebaut, bis ein Signal auch in sehr stark ablenkenden Momenten funktioniert. Die emotionale Welt des Hundes darf in der Ausbildung nicht unterschätzt werden. Es gilt, Verständnis für Unsicherheiten, Ängste, hohes Interesse, ablenkende Situationen usw. zu haben und darauf einzugehen.

7.7.4 Tierpsychologie in Tiergestützten Tätigkeitsbereichen

Besonders im Bereich der Tiergestützten Aktivitäten ist es wichtig, den Hund nicht zu überfordern, seine Empfindungen wahrzunehmen und daraus Folgerungen zu ziehen. Sei es bei einem Besuchshund, der lediglich die Aufgabe wahrnimmt, anwesend zu sein und sich eventuell streicheln zu lassen, oder bei einem Begleithund in einer Tiergestützten Therapiestunde, der auch Aufgaben im Zusammenhang mit den zu therapierenden Menschen wahrnimmt. Ein Hund muss sehr sorgfältig auf diese nicht immer berechenbaren Aufgaben und Situationen vorbereitet werden. Er soll sich an möglichst viele Faktoren in diesem Bereich bereits gewöhnen, bevor er in den „ernsten" Einsatz kommt (s. auch Kap. 7.6).

Besonders wichtig erscheint mir dabei, den Hund wie auch die zu therapierende(n) Person(en) zu schützen. Informationen sind das A und O. Kein Hund sollte in eine Schulklasse gebracht werden, bevor die Kinder nicht im Umgang und im Verständnis für das Tier geschult worden sind. Dabei reicht es nicht aus, einfach zu erzählen, wie der Hund es mag, gestreichelt zu werden, und wie nicht, oder wann der Hund in Ruhe gelassen werden soll und wann nicht. Dazu gibt es sehr gute Informationsbroschüren des Bundesamtes für Veterinärwesen. Es sollte auch mit Fallbeispielen geübt werden. Zum Beispiel könnte ein Kind den Hund spielen und ein zweites streichelt ihn oder dergleichen. Der noch nicht ausgebildete Hund braucht, wenn er in die Situation in der Schule oder Therapie eingeführt wird, etwas mehr Zeit und Verständnis als ein bereits ausgebildeter Hund. Daher empfiehlt es sich, die in der Therapielektion anwesenden Personen ausführlich zu informieren und Anschauungsbeispiele mit Videosequenzen oder Büchern, Broschüren usw. zu verdeutlichen. Der Hund sollte sich dann idealerweise vorerst zusammen mit seinem Besitzer an die Räumlichkeiten im Therapiegebäude gewöhnen können. Wenn ein Hund als Therapiebegleithund in der Schule ausgebildet werden soll, wird er zum Beispiel bereits in den Schulferien oder bei der Vorbereitung der Lektionen mit in das Schulgebäude gebracht und darf sich dort akklimatisieren. Später wird er zunächst ohne Auftrag in Lektionen mitgebracht und gewöhnt sich so an den Lärmpegel, die Gerüche, die Bewegungen und vieles mehr. Er lernt, sich im Klassenzimmer, Schulhaus und auf dem Schulareal ruhig zu verhalten und den bereits erworbenen Gehorsam auch hier weiter zu vertiefen. Der Hund kann sich aufgrund des Erlernten und der positiven Erfahrungen in den erforderlichen Situationen entspannen.

Idealerweise werden die Räumlichkeiten zusammen mit der Fachfrau für Tiergestützte Therapie oder der Verhaltenstrainerin angesehen, und für den Hund werden Rückzugsmöglichkeiten besprochen und eingerichtet. Diese sollten so gewählt werden, dass sich der Hund ohne Sichtkontakt zum Geschehen ausruhen kann. Die Anwesenheit des Hundes ohne Auftrag kann bereits sehr früh geübt und vertieft werden. Die Gewöhnung braucht viel Zeit und Geduld von allen Seiten. Hier gilt, wie in Kapitel 7.6 bereits erwähnt, dass schlechte Erfahrungen sich manifestieren und schwierig zu korrigieren sind. Daher sind Vorbereitung, Vorsicht und Einsicht so wichtige Themen. Hierzu werden die auszubildenden Personen sowohl von der Fachfrau für Tiergestützte Therapie als auch von der Verhaltenstrainerin angeleitet. Aus tierpsychologischer Sicht können bereits in diesem Stadium der Besuche im Schulhaus, Gefängnis und dergleichen Unsicherheiten, Überforderung und andere Probleme des Hundes erkannt und behandelt werden. Daher empfehlen sich der Besuch und die Supervision durch eine Fachperson.

Supervision: Gründe und Nutzen

Die Supervision dient der Unterstützung des auszubildenden Teams. Die Lehrkraft oder der Therapeut werden durch die Fachperson für Tiergestützte Therapie beobachtet und gefördert. Die Verhaltenstrainerin übernimmt die Überwachung des Umgangs mit dem Therapiebegleittier, hier dem Hund. Als Verhaltenstrainerin beobachte und kontrolliere ich in einer Supervisionslektion folgende Punkte:

- Allgemeinzustand des Hundes (Ausgeglichenheit, Verhalten usw.)
- Umgang der Lehrkraft mit ihrem Therapiebegleithund
- Umgang der Schüler, Gefangenen, Klienten mit dem Tier
- Bindung des Hundes an die Bezugsperson
- Verhalten des Tieres in unvorhersehbaren Situationen
- Lektionsgestaltung für den Hund, Ruhephasen, Rückzugsmöglichkeit
- Management der auszubildenden Person, wenn sie Punkte bemerkt, die das Tier in der Situation überfordern, Konflikte …

- Verständnis, wie gut die Teilnehmer rund um den Hund orientiert und informiert sind
- bei späteren Supervisionen: Sind Mängel behoben worden, was hat sich verändert?

All diese Aspekte klären mich darüber auf, wie mit dem Hund in der Therapie gearbeitet wird. Als eine der wichtigsten Erkenntnisse stelle ich immer wieder fest, dass sehr viele Hundehalter, egal ob von Therapietieren oder nicht, ihre Tiere überfordern. Mit dem Motto: „weniger ist mehr" weise ich darauf hin, dass ein Hund nur dann ausgeglichen sein kann, wenn er sich genügend ausruhen und erholen kann. Deshalb achte ich bei der Supervision peinlichst genau darauf, dass kein Hund überfordert wird. Ich bewerte gezielt eingebaute Ruhephasen genauso positiv wie aktive, sinnvoll aufgebaute Teile der Therapielektion. Ebenfalls erkenne ich, welche Themen und Probleme im Alltagstraining noch vertieft angeschaut werden müssen und können. Aufgrund der Beobachtungen überlege ich mir Vorschläge für die Verbesserung von Situationen. Häufig sind es Themen rund um die Handhabung des Hundes während der Lektionen, manchmal aber auch fachliche Punkte zu den Themen Hundeausbildung und Festigung von Verhaltensweisen. Die Rücksprache mit der Fachfrau für Tiergestützte Therapie ist wichtig. Deshalb leite ich alle Supervisionsprotokolle an sie weiter und umgekehrt.

Jeder Hund bringt verschiedene Fähigkeiten mit. Keiner ist gleich wie ein anderer, und alle Hunde haben natürliche Eigenschaften, die sie als Individuen in ihrem Aufgabengebiet ausmachen. Es ist eine wirklich tolle, lehrreiche und spannende Aufgabe, die verschiedenen Teams auf ihrem Weg zu einem erfolgreichen, einsatzfähigen Therapiebegleithund-Team zu unterstützen.

7.8 Anthropomorphismus

Aus unserer Sicht gehört dieses Thema ebenfalls unter das Kapitel Tierschutz im weitesten Sinne. Es beinhaltet Fragen und Aspekte der Tierethik, Tierwürde und des Tierwohls.

Der Begriff Anthropomorphismus (griech. *anthropos* „Mensch" und *morphē* „Form, Gestalt") bedeutet Übertragung menschlicher Eigenschaften auf Außermenschliches (besonders Götter, Gestirne oder auf Tiere, insbesondere Hunde). Menschen schreiben unwillkürlich den verschiedensten Dingen menschliche Eigenschaften zu. Dies kennt man aus der griechischen Mythologie (Götter), aus Fabeln (Tierfiguren) und Märchen (sprechender Spiegel) (InfoWissWiki, 2009).

Tiere werden dann, so Frömming (2006), als Mitmenschen gesehen, und die Trennung zwischen Mensch und Tier wird nicht mehr vollzogen. Die Besitzer des Tieres verhielten sich gegenüber dem Tier dann in einer Art, als ob diese gleichberechtigte Partner (nicht zu verwechseln mit dem Erklärungsansatz der Du-Evidenz; Anm. der Autorinnen) wären, und versuchten, dem Tier vermeintliche Bedürfnisse zu erfüllen, die ausschließlich dem Erfahrungshorizont des Menschen entsprechen. Insbesondere sei dies im Zusammenleben von Mensch und Hund der Fall, wobei der Hund von dieser Behandlung kaum profitiere. Feddersen-Petersen (2006: 69) schreibt dazu:

> Nachdenklich jedoch macht der stete Anstieg neurotischer Hundepatienten. Dieses ist ganz offenbar ein Indikator dafür, dass es mit unserer Gesellschaft nicht zum Besten steht. Wenn Menschen Hunde als Kinder- oder Partnerersatz behandeln, was oft in sehr „konsequenter" Weise geschieht, so müssen Hunde vielfach mit Verhaltensstörungen reagieren, da auf ihr Hundsein kaum Rücksicht genommen wird. Und sicher können solche „Ersatzmenschen" den fehlenden menschlichen Partner nicht wirklich ersetzen.

Ein Erklärungsansatz für diese Übertragung liefere der Begriff der Empathie, so Frömming (2006) weiter. Sei es dem menschlichen Individuum möglich, sich in die Gefühlswelt seines Gegenübers zu versetzen, versuche er diesen Mechanismus auch auf das Tier anzuwenden. Die Folge für das Tier jedoch sei eine ihm unangemessene und nicht artgerechte Behandlung. Feddersen-Petersen (2006: 69) ergänzt:

> Eine gewisse Angleichung des jeweils anderen an die eigene Art entwickelt sich zwangsläufig im Zusammenleben Mensch-Hund. Wenn sie im Falle des Anthropomorphismus, der Vermenschlichung, extrem wird und die andere Art voll ersetzen soll, sind Störungen auf Seiten der Tiere unvermeidlich.

Auch außerhalb der Mensch-Tier-Beziehung kommt es zu diesem anthropomorphistischen Phänomen: Menschen geben ihrem Computer einen Namen, sprechen mit ihren Haushaltsgeräten und liebkosen ihre

Autos. Es ist ein ganz normaler Entwicklungsschritt, dass Kleinkinder ihrem Spielzeug (Puppe, Schmusetier) menschliche Züge zuschreiben. An den meisten nichtmenschlichen Comic- und Cartoon-Figuren lässt sich Anthropomorphismus beobachten. Sie haben individuelle Persönlichkeiten, zeigen Gefühle und geben den Menschen Ratschläge. Verschiedene Arten existieren: Von Mickey Mouse, das berühmte, liebenswerte Nagetier, über Sponge Bob, den selbstreflektierenden, tollpatschigen Schwamm, zu den Transformers, den waghalsigen, sprechenden Robotern (InfoWissWiki, 2009). Ferner müssen Hunde Mäntelchen tragen, Zootiere werden in Clown-Kostüme gesteckt und Affen werden in Fernsehserien in eine häusliche Idylle integriert und „liebevoll" versorgt.

7.8.1 Der kritische Anthropomorphismus

Nach Becker (2012) unterscheidet sich der kritische Anthropomorphismus vom unkritischen, indem er einzig auf unsere Beobachtung der Wirklichkeit setzt. Er zeichnet sich durch Selbstkritik aus, weil der Beobachter sich seiner Endlichkeit bewusst ist und deshalb den Umfang und die Grenzen seiner Beobachtungen überprüft.

Lange Zeit waren Anthropomorphismen in der Erforschung von tierischem Verhalten verpönt, sie galten als unwissenschaftlich. Doch mittlerweile gibt es wieder Wissenschaftler, die versuchen, gewisse Formen des Anthropomorphismus in die Forschung einzubeziehen. Laut Wild (2007) handle es sich bei der Auseinandersetzung mit dem kritischen Anthropomorphismus um eine methodische Art des Vorgehens in wissenschaftlichen Untersuchungen; sie komme der wissenschaftlichen Untersuchung von Tierverhalten, wie es die Ethologie kennt, nahe. Anthropomorphe Beschreibungen ließen sich nämlich als Instrumente auffassen, die es erlauben, Fragen an das Tierverhalten zu stellen und daran anschließend Differenzierungen vorzunehmen. Es gebe zwei Punkte, die dabei beachtet werden müssten: Erstens solle man sich darüber im Klaren sein, dass man ein bestimmtes anthropomorphes Muster auf ein Tierverhalten anwende, mit anderen Worten, der Anthropomorphismus müsse reflektiert sein. Zweitens müsse man berücksichtigen, dass uns der Anthropomorphismus als Instrument diene, um Fragen an das Tierverhalten zu stellen. Wir würden uns dabei auf unsere eigene Erfahrung beziehen. Worauf sonst? Doch sei die Übertragung von Mustern aus der menschlichen Erfahrungswelt auf Tiere nicht der Abschluss. Es folge die Formulierung überprüfbarer Fragen. Der wichtigste Schritt bestehe dann darin, eine Theorie des Geistes zu entwickeln, die nicht nur Tiere umfasse, sondern sowohl Tiere als auch Menschen! Denn dann seien wir nicht mehr gezwungen, Bewusstsein, Denken und Handeln allein von uns aus auf andere Wesen zu übertragen, sondern uns als einen Fall, wenn auch einen sehr besonderen Fall, von Wesen mit Geist zu betrachten.

7.9 Schlussbetrachtung

Gesetzesgrundlagen, Deklarationen und Leitlinien auf dem Papier, die zum Schutze der Therapiebegleittiere aufgestellt wurden, sind international vorhanden. Die Frage stellt sich an diesem Punkt, wer überprüft die Einhaltung dieser Vorgaben zum Schutze der Tiere? Wir sind überzeugt, dass künftig den Veterinärmedizinern, insbesondere den Verhaltensmedizinern, sowie den Tiertrainern und den Tierpsychologen diesbezüglich eine äußerst wichtige Rolle zukommt. In Zukunft sind insbesondere Verhaltensmediziner aufgefordert, sich nicht nur mit der medizinischen Seite ihres Berufes einzusetzen und darin weiterzubilden, sondern sich auch vermehrt psychologische, kommunikative und beratende Kompetenzen anzueignen. Tierärzte könnten zum Beispiel vermehrt Beratungen für Familien anbieten, die sich über den Kauf eines geeigneten Haustieres für ihre Kinder informieren möchten. Bei solchen Gelegenheiten würden automatisch Hinweise auf die artgerechte Haltung thematisiert. Tierärzte sind in Kontakt mit den Tierhaltern – sei es ein Heim- oder ein Nutztier. Sie sollten bei Krankheiten eingreifen, wenn sie Missstände im Umgang oder mit der Haltung des Tieres feststellen. Letztlich sind sie, auf jeden Fall in der Schweiz, der verlängerte Arm des Gesetzes. Greiffenhagen und Buck-Werner (2007) sind der Ansicht, dass Tierärzte vermehrt die fachliche Begleitung bei der Erstellung von Curricula für die Tiergestützten Aktivitäten und die Tiergestützte Therapie übernehmen sollten. Das wäre ganz im Sinne und Verständnis von gelebter Interdisziplinarität auf dem Gebiet der Tiergestützten Intervention, bei der die Tierärzte künftig nicht fehlen dürfen. Damit wäre auch die Überwachung der Richtlinien beim Einsatz von Therapiebegleittieren durch Sachverständige gewährleistet. Ebenso sind Ausbilder von Therapiebegleittieren und Tierpsychologen aufgerufen, sich vermehrt dem Schutz und dem Wohl der Tiere zu verschreiben, die sie betreuen. Einerseits geht es in der Ausbildung von Therapiebegleittieren um das Erlernen von Signalen, um die Kontrolle über das Tier in allen Situationen behalten zu können, andererseits sollte die Kommunikation zwischen Mensch und Tier auf der Basis von Vertrauen und Beziehung vermehrt in den Vordergrund gerückt werden. Nicht Kommandos, sinnloser Gehorsam und Unterordnung, sondern gegenseitige Zuverlässigkeit im Mensch-Tier-Team und nonverbale Kommunikation sollten die Beziehung prägen. Das setzt voraus, dass sich Tierausbilder und Tierpsychologen, insbesondere Hundeinstruktoren, vermehrt um psychologische Kenntnisse im Umgang mit Menschen bemühen sowie Kenntnisse in Andragogik erwerben sollten. Gleiches gelte auch für Tierärzte, so Greiffenhagen und Buck-Werner (2007), die während des Studiums nicht nur mit psychologischen Kenntnissen über das Tier ausgestattet werden sollten, sondern auch mit Kenntnissen über die menschliche Psychologie. Sie könnten sich vorstellen, dass dadurch der Beruf des Tierarztes an Attraktivität gewinnt und vielleicht Studenten, die Humanmedizin oder Psychologie studieren wollten, anzieht. Für die Schweiz wäre es aus Sicht der Autorinnen insbesondere Aufgabe der Schweizerischen Tierärztlichen Vereinigung für Verhaltensmedizin STVV, sich für diese Belange zu engagieren.

8. Therapiebegleittiere

Gib dem Menschen einen Hund, und seine Seele wird gesund.
Hildegard von Bingen

Der Begriff Therapietier ist mittlerweile weitverbreitet. Er kann jedoch missverstanden werden, denn das Tier selber ist kein Therapeut sondern ein Therapiehelfer, der die Arbeit einer therapeutisch ausgebildeten Fachperson begleitet und unterstützt. Deshalb verwenden wir zur Präzisierung den Begriff Therapiebegleittier. Als solches erfüllt es zum Beispiel die Funktion von Kontakt- und Gesprächsbrücken zum Patienten/Klienten und unterstützt den Therapeuten beim Aufbau von Kontakten und Beziehungen (s. **Abb. 8-1**).

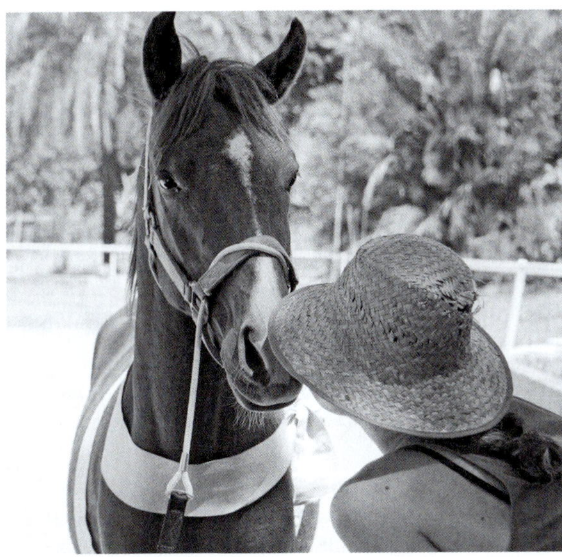

Abbildung 8-1: Beziehungsaufbau. © Alice Forberg

In der Fachliteratur und in Erlebnisberichten zeigt sich, dass fast alle Tierarten zum Einsatz kommen. Gemäß Vernooij und Schneider (2010) führte die Stiftung „Bündnis Mensch und Tier“ im Jahre 2009 eine Vorstudie „Tiergestützte Intervention in Deutschland“ zur quantitativen Verbreitung der Tiergestützten Intervention durch. Von zirka 800 bekannten Mensch-Tier-Begegnungsstätten im gesamten Bundesgebiet wurden 273 angeschrieben mit der Bitte, einen kurzen Fragebogen auszufüllen. Gefragt wurde unter anderem nach dem tiergestützten Angebot in den Institutionen und nach den eingesetzten Tierarten. 172 Fragebogen kamen ausgefüllt zurück. Nebst den Angaben zu Tiergestützter Aktivität/Förderung, Tiergestützter Pädagogik und Tiergestützter Therapie wurden insgesamt 25 Tierarten aufgeführt, die von den Anbietern für die Tiergestützte Intervention eingesetzt werden. Welche Tiere wie häufig eingesetzt werden, ist in **Abbildung 8-2** dargestellt. Erwähnt werden nur Tiere, die mindestens zehnmal genannt wurden.

Bedauerlich dabei ist, dass zur Professionalität des Anbieters keine Daten erhoben wurden und man davon ausgehen muss, dass weniger nach der Qualifizierung der Mitarbeitenden oder des Tieres geantwor-

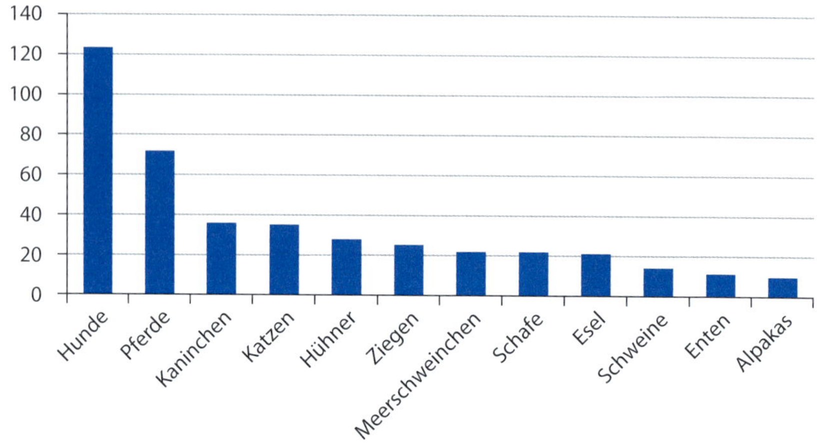

Abbildung 8-2: Für therapiegestützte Interventionen eingesetzte Tierarten nach Häufigkeit. (In Anlehnung an die „Pilotstudie“ der Stiftung „Bündnis Mensch und Tier“, 2010: 222)

tet wurde, sondern nach dem zu erwartenden Werbeeffekt für die Institutionen, kommentiert Otterstedt vom „Bündnis Mensch und Tier" die Resultate der Vorstudie in Vernooij und Schneider (2010: 221). Diese Vorstudie bildet die Grundlage für eine Pilotstudie.

Laut Vernooij und Schneider (2010) erscheinen zwar fast alle Tierarten für die Mensch-Tier-Begegnung geeignet. Es gibt allerdings unserer Meinung nach einen entscheidenden Unterschied zwischen Tieren, die seit Hunderten von Jahren auf den Menschen domestiziert sind und in direktem Kontakt mit ihm leben (allen voran der Hund), und solchen, die vor allem landwirtschaftlich genutzt wurden und werden oder gar Wildtieren. Es soll hier nicht darum gehen, welche Tiere besser oder schlechter geeignet sind, sondern welche Tiere sich besonderer Beliebtheit erfreuen. Welches Tier vom Therapeuten gewählt wird, hängt von vielen Faktoren ab. Es muss zur eigenen Persönlichkeit passen, zur Klientel und zum Einsatzziel. Auch praktische Überlegungen wie Raumbedarf, Transportmöglichkeiten etc. spielen eine Rolle.

In den letzten Jahren beobachten wir beim Einsatz von Tieren in der Tiergestützten Intervention einen Trend, der uns Autorinnen nachdenklich stimmt. Zwar wird in der Fachliteratur und in Reportagen oft auf das verbotene Instrumentalisieren von Tieren und die artgerechte Haltung hingewiesen. Schaut man in der Praxis genauer hin, erstaunt uns jedoch immer wieder, wie einzelne Tierarten für den Tiergestützten Einsatz „missbraucht" werden. Einige Beispiele möchten wir hier erwähnen: Ein früher fröhlicher und motivierter Hund möchte im Einsatz nicht einmal mehr für ein Leckerli mitarbeiten. Ein Welpe wird ohne Aufbau und schrittweises Heranführen an die ungewohnte Umgebung von einem Tag auf den anderen für acht Stunden auf eine Station für Demenzkranke mitgenommen. Ein Hund muss bei einem Krankenhausbesuch so lange apportieren, bis er große Ermüdungserscheinungen zeigt. Eine Sozialpädagogin nimmt ihren 18 Monate alten, der erst seit wenigen Wochen bei ihr ist, mit in die Wohngruppe, in der sie arbeitet. Er hat dort keine definierte Ruhezone und muss vor den Zimmern der Bewohner warten, da er hier kein Zugangsrecht hat. Eine Kindertagesstätte hat ein vorbildliches Nagergehege eingerichtet, sehr groß und begehbar. Die Kinder dürfen ohne Aufsicht hinein, heben die Hasen und Meerschweinchen auf, tragen sie herum oder „jagen" sie. Immer mehr Lehrpersonen nehmen ihre Welpen und Junghunde ohne

Angewöhnung, Aufbautraining und ohne Eignungsabklärung mit ins Klassenzimmer. Delphine werden als dem Menschen seelenverwandt und deshalb besonders geeignet zur Therapie angepriesen, ohne auf ihre prekären Haltungsbedingungen aufmerksam zu machen. In Abschnitt 8.5 geht eine Naturschutzbiologin auf die Therapie mit Delphinen ein.

Diese Beispiele erwecken den Eindruck, dass Tiergestützte Interventionen um jeden Preis mit allen möglichen Tierarten angepriesen und durchgeführt werden sollen. Der Preis für das Tier ist nach unserem Verständnis von Tierschutz oft zu hoch, da Tiergestützte Interventionen nicht seinem Naturell entsprechen. Ob es sich dabei um Gedankenlosigkeit, Unwissenheit oder Werbung handelt, ist für das Tier unwesentlich. Barbara Marty vom Schweizerischen Tierschutz STS äußert sich dazu wie folgt:

> Ein Einsatz als Therapiebegleithund ist für ausgebildete Hunde (und das ist vorausgesetzt!) sehr anstrengend, ebenso für Esel, Pferde und Ponys, die primär für Therapiereiten eingesetzt werden. Andere Tiere wie Katzen, Ratten, Mäuse, Vögel etc. kann ich mir als Therapiebegleittiere nur schlecht vorstellen. Am ehesten würden sich vermutlich Schweine eignen, denen aber der Kuschelfaktor fehlt.
> *(Schweizer Tierschutz (STS), persönliche Mitteilung 2013)*

Bolliger und Mitarbeiter ergänzen, dass Nager wie Meerschweinchen und Hasen sich sehr unwohl fühlen, wenn sie aufgehoben und gestreichelt werden (Bolliger et al., 2008). Für sie bedeutet das Gefahr, und sie zeigen eine Art Angststarre (Freeze), was jedoch von Menschen oft als Wohlbefinden fehlinterpretiert wird. Meerschweinchen und Hasen seien keine Kuschel-, sondern Fluchttiere, ständiges Hochheben und Streicheln auf dem Krankenbett oder auf den Schoß von Patienten bedeute für sie vor allem Stress. Nicht alle teilen diese Einschätzung. Bei Nagern, die von klein auf an Menschen gewöhnt und entsprechend geprägt sind, wird berichtet, dass sie Menschenkontakt zu schätzen wissen und zum Teil sogar suchen. Wichtig ist in jedem Fall, dass der menschliche Begleiter sie genau beobachtet und auf ihr Wohlbefinden achtet. Laut den ESAAT-Richtlinien zum Schutze des Tieres dürfen Meerschweinchen nur dann als Therapiertiere eingesetzt werden, wenn sie von Geburt an Streichelkontakt gewöhnt sind, deutlich reduzierte

Fluchttendenzen sowie entspannt-neugieriges Verhalten bei Interaktionen mit Menschen zeigen. Einsätze von Meerschweinchen sind nur in permanentem – zumindest akustischem – Kontakt mit der sozialen Gruppe zulässig. Aus Sicht der Autorinnen korrespondieren diese Richtlinien nur zum Teil mit dem Schweizerischen Tierschutzgesetz. Laut dem STS ist ein Beobachtungsplatz auf Augenhöhe ein guter Kompromiss: Die Tiere können vom Sitzplatz oder Rollstuhl aus beobachtet werden und haben dennoch ein großes Gehege mit Rückzugsmöglichkeiten (STS, persönliche Mitteilung 2013).

Aus unserer Sicht können auch Hühner, Enten, Gänse, Ziegen, Schafe und andere Nutztiere ebenso wie Ratten, Mäuse und andere Kleintiere im Rahmen der Tiergestützten Intervention (Aktivität/Therapie) zum Einsatz kommen. Wichtig ist hier neben der artgerechten Haltung, dass der Therapeut/Pädagoge über hervorragende Kenntnisse bezüglich der entsprechenden Rasse und insbesondere ihrer Sprache verfügt, um das Verhalten des Tieres/der Tiere richtig zu deuten und entsprechend zu reagieren. Weder Haus- noch Nutztiere führen in der Schweiz flächendeckend ein schönes Leben in artgerechter Haltung – auch wenn die Industrie uns das vorgaukelt. Für Tiere im therapeutischen/pädagogischen Einsatz müssen unserer Meinung nach jedoch allerhöchste Maßstäbe in Bezug auf Haltung und Wohlbefinden angelegt werden und zwar gleichermaßen während wie außerhalb ihrer Einsatzzeiten (s. **Abb. 8-3**).

Carola Otterstedt, Leiterin der Stiftung Bündnis Mensch und Tier, betont, dass ganz unterschiedliche Tiere in der Therapie eingesetzt werden können. Entscheidend sei nicht die Tierart, sondern das individuelle Wesen. Aufgabe des Therapeuten sei es, das Tier auszuwählen, das sowohl zum Patienten passt als auch geeignet für die jeweilige Therapie ist. In ihrem Buch „Mensch und Tier im Dialog" (Otterstedt, 2007) bietet sie umfassende Ausführungen zu fast allen Tieren und deren Einsatzmöglichkeiten.

Bolliger und Mitarbeiter führen fast alle Tierrassen in der Schweiz unter den Gesichtspunkten Anschaffung, artengerechte Haltung, Eignung, etc. auf (Bolliger et al., 2008).

Die Tierärztliche Vereinigung für Tierschutz in Deutschland hat zu diesem Punkt ebenfalls zahlreiche Merkblätter herausgegeben, die unter www.tierschutz-tvt.de einzusehen sind.

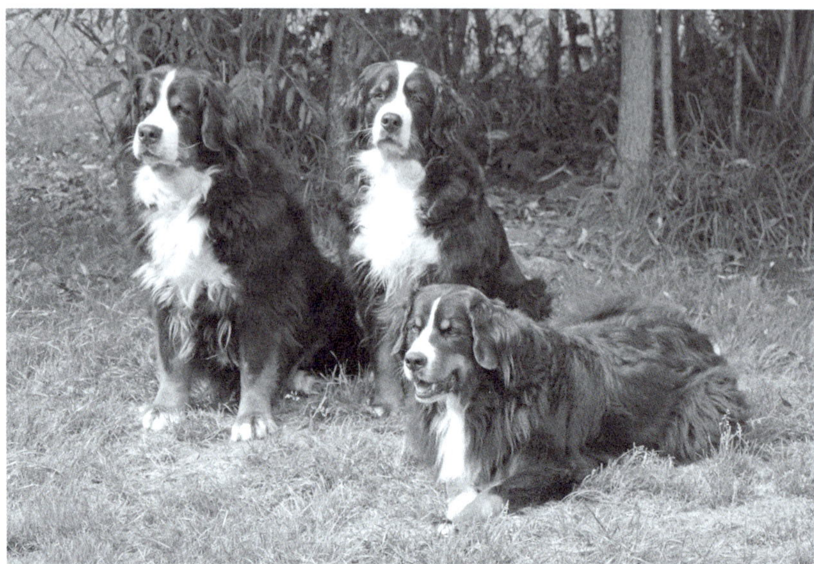

Abbildung 8-3: Therapiebegleithunde außerhalb der Einsatzzeit. © Ursula Schneider

8.1 Die Wahl eines geeigneten Tieres

Der Einsatz des geeigneten Tieres in der jeweiligen, individuellen Therapiesituation ist von vielen Faktoren abhängig, es folgt eine Auswahl:

1. Therapeut

- Vorlieben und Abneigungen
- Können
- Fachwissen
- Temperament
- Einstellung zu Tieren und Therapie.

2. Patient

- Vorlieben und Abneigungen
- Bedürfnisse
- Ressourcen/Fähigkeiten
- Diagnose
- Motivation

- bisherige Tiererfahrung
- Erfahrungen mit konventionellen Therapien und Methoden.

3. Tier

- Transport
- Temperament
- Alter
- Größe
- Ausbildung
- Sensibilität
- Fellbeschaffenheit.

Wichtig sind ferner das Setting, das Behandlungsziel und insbesondere die Gegebenheiten und Bedingungen während der Therapie.

Im Folgenden werden wir den Fokus auf den Hund sowie auf das Pferd mit einem kurzen Exkurs über den Esel richten. Hunde und Pferde werden am meisten in der Tiergestützten Therapie eingesetzt, wie in der Pilotstudie von „Bündnis Mensch und Tier" (Abb. 8-2) ersichtlich wurde. Diese Tiere haben eine lange Geschichte der Sozialisation auf den Menschen. Der Esel erfreut sich in unseren Breitengraden einer immer größeren Beliebtheit im Einsatz für die Tiergestützte Therapie. In Abschnitt 8.5 geht eine Naturschutzbiologin der Frage nach, wie sinnvoll der Einsatz von Delphinen in der Tiergestützten Therapie ist.

8.2 Der Hund (Abb. 8-4)

Die lange gemeinsame Evolution von Hund und Mensch und die Domestikation haben zu einem im Tierreich einzigartigen Vermögen geführt, menschliche Gestik und Mimik zu erfassen, zu deuten und in das gemeinsame Handeln einfließen zu lassen. Keinem anderen Haus- oder Heimtier sei es bis jetzt gelungen, zu so vielen verschiedenen Lebensbereichen des Menschen Zugang zu finden, so Prothmann (2007). Niepel (1998) gibt aber zu bedenken, dass, auch wenn Hunde auf sehr viele Menschen eine positive Wirkung haben, dies nicht als selbstverständlich vorausgesetzt werden könne. Fehle dem Menschen eine gewisse Affinität zu Hunden, werde er kaum eine Bindung zu

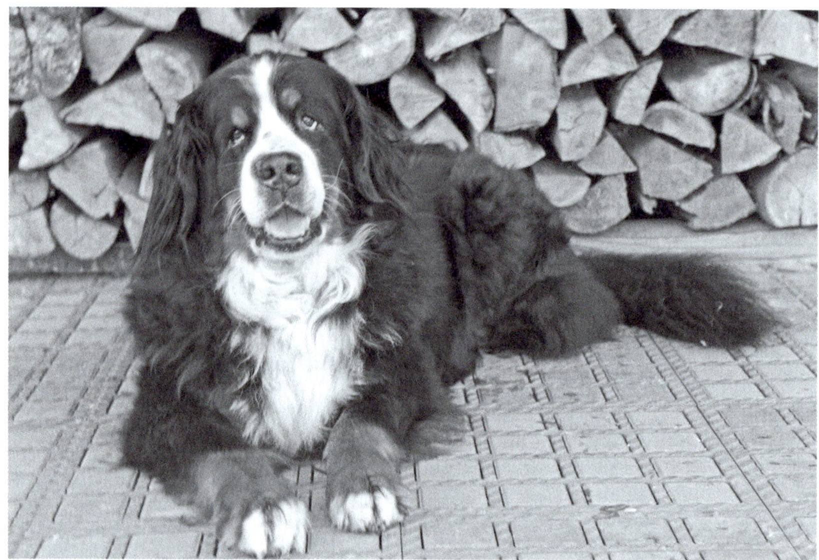

Abbildung 8-4: Enzia – Bernersennenhündin. © René Treier

ihnen aufbauen können, die jedoch die Voraussetzung für eine positive Beeinflussung sei. Nach Vernooij und Schneider (2010) hieße dies, dass die Entscheidungen, mit einer Person eine Tiergestützte Therapie durchzuführen, voraussetze, dass der Hund der Person etwas bieten könne, was sie brauche und was ihr Leben nachweislich bereichere.

8.2.1 Kommunikation Mensch-Hund

Forscher des Max Planck Institutes (2009) haben bestätigt, dass Hunde die Hinweise von Menschen sehr gut lesen können, selbst wenn die Gesten ihnen zunächst unbekannt sind. Im Gegensatz zu den Hunden würden Wölfe, die von Menschen aufgezogen worden sind, nicht über diese Fähigkeit verfügen. Junghunde, die nur wenige Wochen alt sind und kaum Kontakt zu Menschen hatten, verfügen aber wiederum darüber. Die Versuche zeigten, dass der Hund die Fähigkeit der einzigartigen Kommunikation mit dem Menschen nicht stammesgeschichtlich von den Wölfen geerbt hatte, sondern diese als Ergebnis der permanenten Selektion durch den Menschen während der Domestikation entwickelt hat. Somit habe der Hund seine Fähigkeit zur sozialen

Kommunikation mit den Menschen während eines langen Domestizierungsprozesses erworben.

Otterstedt (2001) ergänzt, dass der Hund sehr anpassungsfähig sei und innerhalb kurzer Zeit versuche, die individuelle Körpersprache eines Menschen zu erkennen, und somit seinen Bedürfnissen folge. Der Mensch fühle sich dadurch verstanden und bestätigt.

Da der Geruchssinn bei Mensch und Hund unterschiedlich ausgeprägt sei, könne es nach Fleischer (1987) zu Missverständnissen in der Kommunikation kommen. So nehme der Hund mehr Zeichen wahr, als ihm vom Menschen bewusst gesendet würden. Umgekehrt jedoch nicht. Der Hund sende olfaktorische Signale, die der Mensch jedoch nicht empfangen könne. Der Mensch sende demgegenüber ständig entsprechende Zeichen, die der Hund sehr genau wahrnehme und wodurch er detailliert über die menschliche Gemütslage informiert werde. So produziere der Körper des Menschen bei Gefühlen wie Freude, Aufregung, Wut, Glück, Traurigkeit oder Angst Geruchsstoffe, die der Hund durch seinen Geruchssinn wahrnehmen könne.

Bezüglich Verständigung ohne Worte meinen Greiffenhagen und Buck-Werner (2007), dass der Hund wie ein „stiller Psychiater" wirke, weil er geduldig und scheinbar teilnahmslos zuhöre, ohne dazwischenzureden. Levinson (1969) spricht von einem „therapeutischen Element im Alltag".

Was noch wichtiger sei, so Greiffenhagen und Buck-Werner (2007): Der Hund „verstehe" – und verstehe gleichwohl nichts. Er fühle die Niedergeschlagenheit seines Herrn, der vom Chef zurechtgewiesen wurde, aber der Hund erkenne ihn nicht als Versager. Er spüre den Kummer der Herrin, die keinen Liebhaber finde, aber er wisse nicht, dass sie nach menschlichen Kategorien unattraktiv wirke. Seine Liebe bleibe von solchen menschlichen Gesichtspunkten unbeeinflusst. Gerade in schwierigen Lagen stütze das Tier den menschlichen Partner dadurch, dass er ihm ein Gefühl von Wichtigkeit und Unersetzbarkeit vermittle: Man werde gebraucht und verehrt. Laut Vernooij und Schneider (2010) seien diese natürlichen Fähigkeiten des Hundes, die Beziehung zum Menschen als wortloser, emotional zugewandter und authentischer Interaktionspartner zu gestalten, wohl eine der wichtigsten Voraussetzungen, um Hunde auch zu therapeutischen Begleitern zu befähigen.

8.2.2 Der Hund als Therapiebegleithund

Kein Hund kommt als Therapiebegleithund zur Welt. Unter den Fachpersonen für Tiergestützte Interventionen werden bestimmte Rassen gehandelt, die sich mehr als andere für die Ausbildung zum Therapiebegleithund eignen sollen. Dazu gehören gegenwärtig: Flat Golden Retriever, Labradoodle, Labradore und Pudel. Grundsätzlich kann jeder Rassehund und jeder Mischling ausgebildet und eingesetzt werden, wenn er die Merkmale eines Therapiebegleithundes erfüllt.

Einige der Eigenschaften, die sich bei einem Hund für Tiergestützte Intervention als äußerst hilfreich, förderlich und geeignet erwiesen haben, werden an dieser Stelle, nach Vernooij und Schneider (2010: 187) kurz aufgeführt:

Hunde *gelten als*:
- verlässliche, treue Partner
- geduldige, nicht wertende Zuhörer
- Anknüpfungspunkte für Gespräche

vermitteln:
- das Gefühl, akzeptiert und angenommen zu werden
- das Gefühl von Geborgenheit
- Spaß, Freude und Unbefangenheit im Umgang

fördern:
- das Selbstwertgefühl
- die Persönlichkeitsentwicklung
- das Sozialverhalten, vor allem Empathie, Rücksichtnahme, Akzeptanz von Grenzen, Zurückstellung eigener Bedürfnisse
- die nonverbale Kommunikation
- die Selbsttätigkeit und Aktivität
- die Sinneswahrnehmung
- die motorische und kognitive Entwicklung
- das Verantwortungs- und Pflichtbewusstsein
- eine Strukturierung des Tagesablaufes

ermöglichen:
- Körperkontakt, Berührungen und Zärtlichkeit
- die Nähe zur Natur
- die Fürsorge für ein anderes Lebewesen und das Gefühl, gebraucht zu werden
- mehr Unabhängigkeit (z. B. Blindenführhunde).

Selbstverständlich ist diese Auflistung nicht allgemein gültig, nicht jeder Hund besitzt also all diese Eigenschaften oder kann all das vermitteln. Wie jeder Mensch ist auch jeder Hund ein einzigartiges und einmaliges Individuum und hat individuelle Charakter- und Wesensmerkmale.

> Glücklicherweise setzt sich mehr und mehr die Erkenntnis durch, dass man eben nicht jeden Hund einsetzen kann im Vertrauen auf dessen unglaubliche Anpassungs- und Kommunikationsfähigkeit und im Vertrauen auf sein weiches Fell und seine treuen Augen, denn ein „Therapiehund" zu sein, heißt, schwere Arbeit zu leisten und einen enormen Stress verarbeiten zu müssen.
> *(Niepel, 1998: 68)*

8.2.3 Voraussetzungen für die Ausbildung zum Therapiebegleithund

Die wichtigste Voraussetzung für eine gute Sozialisierung, die Ausbildung sowie den möglichen späteren Einsatz bildet die Beziehung Mensch-Hund. Vertrauen und Bindung statt absolutem Gehorsam sind die Basis dafür. Das Fundament für eine Grundaufmerksamkeit sowie für die Orientierung des Hundes an seinem Besitzer, so Vernooij und Schneider (2010), sei eine vertrauensvolle, Sicherheit gewährleistende Bindung zwischen Mensch und Hund. Das bedeute, dass sich ein Hund (vor allem in Stresssituationen) nur dann am Besitzer orientiere und zumindest einen Teil seiner Aufmerksamkeit auf ihn richte, wenn er das Vertrauen und die Gewissheit habe, dass dieser stets die Ruhe bewahre, die tierischen Bedürfnisse verstehe und dementsprechend für sein Wohlergehen sorge. Bergler (2000) fand heraus, dass nur Tiere, die erwünscht, akzeptiert und artgerecht gehalten werden, positive Effekte auslösen.

Im Folgenden nennen Röger-Lakenbrink (2006: 35) allgemeine Voraussetzungen, die jeder Hund, unabhängig von Rasse, Größe und Fellbeschaffenheit, erfüllen sollte, um für diese schwere Arbeit eingesetzt werden zu können:

- gute Sozialisation
- optimaler Gesundheits-, Ernährungs- und Pflegezustand
- stabile Bindung und Orientierung an seine/r Bezugsperson

- Kommandosicherheit und guter Gehorsam
- Reaktionsbereitschaft jederzeit und unter allen Umständen
- Lern- und Führwilligkeit, Bereitschaft, sich problemlos unterzuordnen
- Freude am Zusammensein und an Körperkontakt mit (fremden) Menschen
- freundliches Wesen
- hohe Aggressions- und Reizschwelle
- keine übermäßige Schreckhaftigkeit
- hohe Toleranzbereitschaft
- kein hohes Aktivitäts- und Bellbedürfnis
- kein unangenehmer Körpergeruch, starker Haarausfall oder Speichelfluss.

Vernooij und Schneider (2010) meinen weiter, dass neben den tierischen Eigenschaften das Verhalten des verantwortlichen Menschen einen sehr großen Einfluss auf den Hund habe, und selbst der Hund mit den besten Ausbildungen und dem erfolgreichsten Wesenstest zeige unter Umständen unangemessene oder auffällige Verhaltensweisen, wenn sein Besitzer nicht wisse, wie er mit ihm umzugehen habe, wenn der Besitzer Stress- und Beschwichtigungssignale wie zum Beispiel Kratzen, Züngeln, Hecheln, Dauerbellen etc. nicht erkenne oder nicht angemessen darauf reagieren könne oder seine eigenen Emotionen wie Unsicherheit, Nervosität, Gereiztheit und Unruhe, auf den Hund übertrage. Der verantwortungsvolle Tierhalter kann sein Tier gezielt und sinnvoll einsetzen, sodass es dem Wohle des Menschen und des Tieres dient. In Kapitel 7.5 wird auf die Auswahl des Tieres, das Alltagstraining, die Eignungsabklärung, die Ausbildung und das Prüfungswesen, etc. eines Therapiebegleithundes eingegangen.

8.3 Das Pferd (Abb. 8-5)

Auch Mensch und Pferd teilen eine lange gemeinsame Entwicklungsgeschichte. Nur wenige Reiter haben in der Schweiz das Glück, mit ihren Pferden Haus und Hof zu teilen. Die meisten bringen sie in Reitställen unter, wo sie weitestgehend von anderen Menschen versorgt werden,

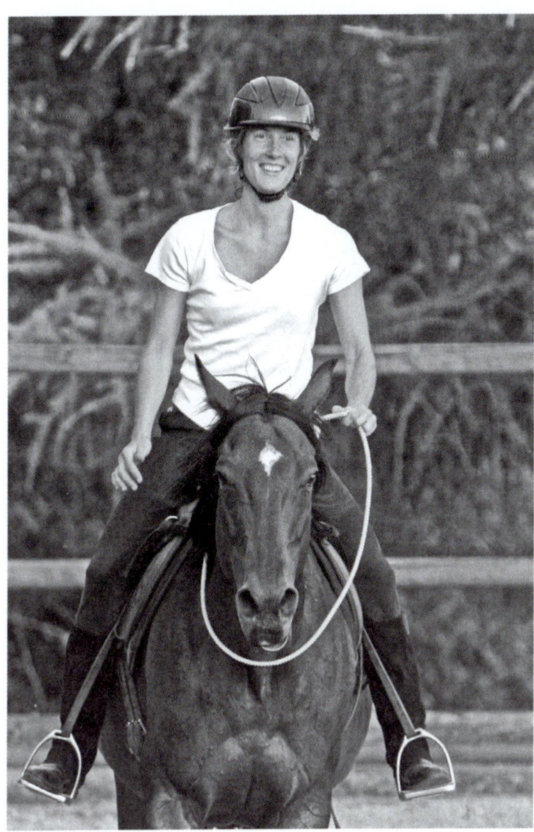

Abbildung 8-5: Spaß an der gemeinsamen Bewegung. © Stefan Hiermaier, Linsenlicht

und haben so natürlich eine weniger enge Bindung als zu ihren Hunden, mit denen sie viele Stunden, wenn nicht Tag und Nacht verbringen. Es gibt jedoch Kulturen, in denen die Menschen mit ihren Pferden so zusammenleben wie wir hier mit unseren Hunden. Man kann also davon ausgehen, dass unsere Pferde im Vergleich zur Urform hinreichend sozialisiert und an den Menschen gewöhnt sind. Das darf jedoch nicht über die Tatsache hinwegtäuschen, dass Pferde Fluchttiere sind, was ihren Einsatz als Therapiebegleittiere maßgeblich beeinflusst.

Schon das vermutlich erste Reitervolk, die Griechen, wusste um die besonderen Eigenschaften des Pferdes und seinen Einfluss auf die Menschen. Xenophon (430–354 v. Chr.) schrieb mit *Über die Reitkunst* und *Der Reitoberst* nicht nur die ersten Reitlehren, sondern ging auch auf die Bedeutung des Reitens und der Pferde für Körper und Psyche des

Menschen ein (Keller, 2010). Er gilt bis heute für viele als Vater der Reitkunst, und seine Schriften werden in kommentierter Form immer wieder neu aufgelegt. Auch der Arzt Hippokrates von Kos (460–370 v. Chr.), bis heute einer der bekanntesten Vertreter seiner Zunft, betonte die positiven Effekte des „heilsamen Rhythmus des Pferdes" auf Körper und Psyche des Menschen.

Seit dem Mittelalter wurde der therapeutische Effekt vor allem des Reitens immer wieder dargestellt (für eine ausführliche Darstellung s. Opgen-Rhein et al., 2011). Den Begriff „Reiten als Therapie" erwähnte der Arzt Max Reichenbach 1953 zum ersten Mal, zehn Jahre später schrieb er das erste Buch zum Thema. Im Jahre 1970 wurde in Deutschland zur Förderung des Therapeutischen Reitens das Kuratorium für Therapeutisches Reiten e.V. als gemeinnütziger Verein gegründet, heute „Deutsches Kuratorium für Therapeutisches Reiten e.V." (DKThR).

8.3.1 Die Situation in der Schweiz

Der Grundstein für die Schweizerische Vereinigung Heilpädagogisches Reiten wurde 1985 gelegt. Unter dem Begriff *heilpädagogisches Reiten* fasst sie pädagogische, psychologische, psychotherapeutische, rehabilitative und soziointegrative Einflussnahmen mithilfe des Pferdes bei Kindern, Jugendlichen und Erwachsenen mit verschiedenen Behinderungen oder Störungen zusammen. Dabei steht nicht die reiterliche Ausbildung, sondern die individuelle Förderung im Vordergrund, das heißt vor allem eine günstige Beeinflussung des Verhaltens und des Befindens der Klienten. Auf ihrer Homepage führt die Schweizerische Vereinigung Heilpädagogisches Reiten weiter aus, wie das geschehen soll:

> Im Umgang mit dem Pferd und beim Reiten wird der Mensch ganzheitlich angesprochen: körperlich, emotional, geistig und sozial. Zum heilpädagogischen Reiten gehören daher wesentlich das Aufbauen einer Beziehung, das Pflegen und Führen des Pferdes, Mithilfe im Stall und Unterricht in der Gruppe. Auf dem geführten Pferd kann sich der Reitende dem lösenden Bewegungsrhythmus angstfrei hingeben, gymnastische Übungen und Geschicklichkeitsspiele ausführen. Ausreiten auf dem Handpferd oder Reiten lernen/aktives Reiten bieten sich als weiterführende Möglichkeiten an.

> Nach individuellem Therapieplan können verschiedene Verhaltensweisen und Funktionen behinderungsspezifisch angegangen werden (z. B. die Schulung des Wahrnehmungsvermögens, des Körperbewusstseins und der motorischen Koordinationsfähigkeit, die Förderung des Selbstwertgefühls, des Durchsetzungsvermögens, die Verbesserung der Kommunikationsfähigkeit und des kooperativen Verhaltens, usw.).
> *(Schweizerische Vereinigung heilpädagogisches Reiten)*

Als Einsatzmöglichkeiten werden Verhaltensstörungen verschiedener Ursache genannt, beispielsweise ADHS (Aufmerksamkeitsdefizit-/Hyperaktivitätsstörung), Autismus; Störungen in der emotionalen Entwicklung, Kommunikations- und Beziehungsprobleme; verschiedene Formen psychischer und psychosomatischer Erkrankungen; psychomotorische Befunde, mangelhaftes Körperbewusstsein; minimale zerebrale Bewegungsstörungen, Störungen in der Wahrnehmung (Tastsinn, Bewegungssinn, Raum-Lage-Orientierung, Sehen, Hören); Lern- und geistige Behinderung, Sprachbehinderungen und Störungen in der Sprachentwicklung sowie Therapiemüdigkeit (Schweizerische Vereinigung heilpädagogisches Reiten).

Die Schweizer Gruppe für Hippotherapie-K® besteht seit 30 Jahren und definiert HTK als „Physiotherapie mithilfe des Pferdes". Weiter präzisiert sie:

> Hippotherapie-K® (HTK) ist eine anerkannte medizinische Behandlungsmaßnahme, bei der die Bewegungsübertragung vom Pferdeschritt auf den Patienten genutzt wird. Bei der HTK wird die Bewegung des Pferderückens therapeutisch genutzt. Der Patient lässt sich von der Bewegung des Pferdes mittragen, ohne aktive Einwirkung auf das Pferd zu nehmen. Die Physiotherapeutin gibt die notwendigen Hilfestellungen, und das Pferd wird geführt. Die HTK ist damit kein Reiten, auch nicht therapeutisches Reiten.
> *(Schweizer Gruppe für Hippotherapie-K®, 2013)*

Was das „K" in ihrem Namen bedeutet, wird ebenfalls erläutert:

> Unter dem Überbegriff Hippotherapie werden international sehr unterschiedliche therapeutische Aktivitäten mithilfe des Pferdes verstanden. Der klar abgegrenzte Anwendungsbereich, heute als Hippotherapie-K® (K steht für Künzle, der Nachname der Begründerin) definiert, führte zu einer Differenzierung zu anderen Einsatzbereichen des Pferdes mit therapeutischen und heilpädagogischen Zielen.
> *(Schweizer Gruppe für Hippotherapie-K®, 2013)*

Die Schweizer Gruppe Therapeutisches Reiten SG-TR, ein internationaler Verein, der inzwischen 700 Mitglieder umfasst, wurde 1996 gegründet. Sie definiert „heilpädagogisches Reiten“ (HPR) resp. „therapeutisches Reiten“ (TR) als „pädagogische, heilpädagogische und soziointegrative, respektive psychologische, therapeutische und rehabilitative Einflussnahmen mithilfe des Pferdes zugunsten von Menschen mit Beeinträchtigungen“ (Schweizer Gruppe therapeutisches Reiten, 2006). Die SG-TR geht davon aus, dass „im Umgang mit dem Pferd und beim Reiten der Mensch ganzheitlich angesprochen wird: körperlich, emotional, geistig und sozial“, und betont, dass zum heilpädagogischen beziehungsweise therapeutischen Reiten daher der Aufbau einer Beziehung, das Berühren, Führen und Pflegen des Pferdes, Aufsitzen und Sich-tragen-Lassen, Ausreiten auf dem Handpferd sowie das Reiten am Langzügel gehören. Nicht reiterliche Ausbildung, sondern individuelle Betreuung und Förderung in engem Bezug zum Pferd stehen im Vordergrund; eine positive Beeinflussung des Befindens, des Sozialverhaltens und der Persönlichkeitsentwicklung werde mittels ganzheitlicher Therapieformen angestrebt. Auch eine ethisch begründete und verinnerlichte heilpädagogische Haltung zählt zu ihren Leitgedanken: In diesem Bewusstsein „begeben sich Reitpädagogin/Reittherapeutin und Klienten gemeinsam auf den Weg. Wir gestalten ein von Freude, Respekt und Wertschätzung geprägtes Umfeld, auch gegenüber dem Therapiepferd“ (Schweizer Gruppe therapeutisches Reiten, 2006).

In der französischsprachigen Schweiz gibt es außerdem noch die Association Suisse de Therapie Avec le Cheval ASTAC, die auch eine Ausbildung anbietet.

Das Erfahrungsmedizinische Register EMR führt heilpädagogisches Reiten/therapeutisches Reiten in seinem Index und definiert es als „Behandlungsmethoden, bei denen Pferde als therapeutische Hilfsmittel eingesetzt werden“. Weiter wird dort ausgeführt:

> Unter dem Oberbegriff „Therapien mit dem Pferd“ werden in der Schweiz drei Formen der Reittherapie zusammengefasst: das heilpädagogische Reiten und Voltigieren, das therapeutische Reiten und die Hippotherapie. Diese drei Therapieformen unterscheiden sich zum einen in der Grundausbildung, die die Therapeuten haben, und zum anderen in der Arbeitsweise.
>
> 1. **Heilpädagogisches Reiten und Voltigieren:** Diese Therapieform ist vor allem pädagogisch orientiert und zielt darauf ab, Menschen mit verschie-

denen Behinderungen und Störungen in ihrer Entwicklung zu fördern. Dabei steht nicht das Erlernen des Reitens im Vordergrund, sondern die Beziehung zum Pferd. Das Pferd dient als Medium, das durch seinen Körper, sein Verhalten und seine Bewegungen zahlreiche Möglichkeiten für die therapeutische Arbeit bietet. Durch den Umgang mit dem Pferd wird der Mensch auf allen Ebenen seines Wesens angesprochen: körperlich, emotional, geistig und sozial. Reiten fördert nicht nur die motorischen Fähigkeiten, sondern der Kontakt mit dem Tier schult auch die Wahrnehmung, stärkt das Selbstvertrauen und trägt zur Entwicklung von Verantwortungsbewusstsein bei. Durch das Arbeiten mit dem Pferd und in der Gruppe werden zusätzlich die Verhaltensweisen im sozialen Bereich gefördert. Voraussetzung für eine Ausbildung im heilpädagogischen Reiten und Voltigieren ist eine Berufsausbildung im pädagogischen Bereich, zum Beispiel als Lehrer, Heilpädagoge oder Kindergärtnerin.

2. **Therapeutisches Reiten (auch Reittherapie):** Dieses Verfahren ist eine eher psychologisch, therapeutisch und rehabilitativ ausgerichtete Behandlungsform, die als therapiebegleitende Maßnahme bei einem breiten Spektrum von Erkrankungen sowie nach Unfällen eingesetzt werden kann. Ähnlich wie beim heilpädagogischen Reiten steht dabei nicht das Reiten im Vordergrund, sondern der Umgang mit dem Pferd. Berufsgruppen, die eine Ausbildung in therapeutischem Reiten absolvieren, sind vor allem Ärzte, Psychotherapeuten, Psychologen, Krankenschwestern, Krankenpfleger oder Ergotherapeuten.

3. **Hippotherapie-K:** Hierbei handelt es sich um eine Sonderform des therapeutischen Reitens, die vor allem bei Patienten mit Multipler Sklerose und schweren Hirnschädigungen zur Anwendung kommt. Bei diesem rein physiotherapeutisch orientierten Verfahren bleibt der Patient völlig passiv und übt keinen Einfluss auf das Pferd aus. Die Wirkung der Hippotherapie beruht zum einen auf dem entspannenden Einfluss, den die rhythmischen Bewegungen des Pferdes auf die Muskulatur des Patienten ausüben. Zum anderen werden durch das Reiten das Gleichgewicht und das Körpergefühl des Patienten trainiert. In der Schweiz wurde für diese Therapieform der Begriff „Hippotherapie-K" eingeführt, um sich dadurch gegenüber anderen Hippotherapien abzugrenzen. Diese Therapie ist offiziell anerkannt und kann vom Arzt verordnet und als kassenpflichtige Leistung abgerechnet werden. Die Hippotherapie-K wird von Physiotherapeuten mit Zusatzausbildung zum Hippotherapeut-K ausgeführt.

(EMindex, 2010)

Zusätzlich findet man in der Schweiz zahlreiche Heime, Sonderschulen, psychiatrische Kliniken, aber auch Reitställe oder Privatpersonen, die Tiergestützte Interventionen mit dem Pferd anbieten. Zusammenfassend lässt sich sagen, dass der Einsatz von Pferden in der Pädagogik, der Psychotherapie und der Forensik inzwischen weitverbreitet und gut dokumentiert ist (s. z.B. Opgen-Rhein et al., 2011 oder Hartje, 2009).

8.3.2 Kommunikation Mensch-Pferd

Als Fluchttier ist das Pferd darauf angewiesen, seine Umgebung extrem gut wahrzunehmen (Schöning, 2008). Besonders wichtig sind alle Signale, die auf Angst und Gefahr hindeuten – eine Tatsache, die Reitern aus leidvoller Erfahrung nur zu bekannt ist. Pferde spüren unsere Unsicherheit und reagieren sofort darauf. Diesen Effekt kann man sich therapeutisch insofern zunutze machen, als dass viele Menschen ihre Angst nicht spüren oder nicht eingestehen wollen. Gleichzeitig kommt man im Umgang mit Pferden aufgrund seiner Größe und Kraft gerade als Anfänger immer wieder an Grenzen oder in Situationen, die Angst erzeugen. Man kommt also kaum umhin, sich dieser Angst zu stellen und mit ihr umzugehen. So können neue Verhaltensweisen ausprobiert und Überzeugungen überprüft und gegebenenfalls modifiziert werden (Opgen-Rhein et al., 2011). Im Umgang mit dem Pferd als Fluchttier ergeben sich immer wieder Situationen, in denen das Pferd Angst oder Unsicherheit zeigt. Nicht immer ist sofort klar, was dem Pferd gefährlich erscheint. Hier ist genaues Wahrnehmen gefragt. Daraus entstehen oft Gespräche über die eigenen Gefühle und das, was einen verunsichert. Dabei wird deutlich, dass Menschen Pferden in manchen Punkten nicht unähnlich sind. Gerade ängstliche Patienten erkennen sich in einem Fluchttier wieder und können mit ihm zusammen lernen, ihre Angst zu reduzieren (für Fallbeschreibungen siehe z.B. Beck und Meiling, 2013).

Als Herdentier ist das Pferd ein Meister der Kommunikation und Anpassung. Es kann lernen, auf optische, akustische und kinästhetische Signale zu reagieren. Diese können so fein sein, dass sie für den menschlichen Betrachter nicht wahrnehmbar sind, wie der „kluge Hans" einst bewies. Der Mathematiklehrer Wilhelm von Osten wollte seinem Pferd das Zählen und Rechnen beibringen – was ihm augenscheinlich auch gelang. Das Pferd löste arithmetische Aufgaben, buchstabierte und zählte. Seine Antworten gab es durch ein Klopfen mit dem Huf oder Schütteln des Kopfes. Glaubte man anfangs an Betrug, verstummten die ersten

Kritiker, als der kluge Hans auch dann noch in der Lage war, die korrekte Antwort zu geben, wenn sein Lehrmeister nicht zu sehen war. Nur wenn keiner der Anwesenden die Lösung kannte, versagten auch die Fähigkeiten des erstaunlichen Pferdes. Was war geschehen? Der kluge Hans hatte keineswegs gelernt, zu rechnen, sondern genau hinzuschauen. Er „las" aus dem Gesichtsausdruck und der Haltung des Fragestellers das richtige Ergebnis. Der Spannung kurz vor dem Erreichen der richtigen Zahl folgte für die menschlichen Beobachter kaum wahrnehmbar eine Erleichterung, wenn die Lösung „geklopft" war (Pfungst, 1977).

Aus dieser Anekdote geht auch hervor, dass die meisten Pferde sich sehr gut auf eine Vielzahl von Menschen einstellen können. Sie sind erstaunlich gut darin, Kommandos zu generalisieren. Trotzdem erkennen sie vertraute Personen – und zwar alleine anhand von Geruch, Aussehen oder dem Klang der Stimme. Jessica Frances Lampe und Jeffrey Andre fanden heraus, dass Pferde ein sogenanntes modalitätsübergreifendes (engl.: *cross-modal*) Erinnerungsvermögen haben, ihr Gehirn also die Signale verschiedener Sinnesorgane zusammenfügen kann (Lampe und Andre, 2012).

Pferde nehmen wahr, ob der Mensch aufmerksam ist oder nicht (Proops und McComb, 2010), und lassen sich von seinen Hinweisen unterstützen, wenn es darum geht, an Futter zu kommen (Lesimple et al., 2012). Ein besonders feines Gespür scheinen sie für Emotionen zu haben. Ihre Herzfrequenz steigt nur an, wenn sie von Menschen mit negativen Emotionen gestreichelt werden. Bei neutralen oder positiv eingestellten Menschen, tritt keine Veränderung auf (Hama et al., 1996). Auch ob ein Mensch aufgrund von körperlicher Anstrengung erregt ist oder weil er Angst hat, können sie unterscheiden (Merkies et al., 2012).

Morgan und Mitarbeiter (Morgan et al., 2000) gehen sogar davon aus, dass Pferde die Persönlichkeit des Reiters „spiegeln" können. Damit sind Pferde für Menschen, die selber Mühe haben, ihre Gefühle zu erkennen und zu benennen, genauso eine wertvolle Hilfe, wie für den Therapeuten, den sie erkennen lassen, was der Patient wirklich fühlt. Das macht sie nicht nur zu wertvollen Co-Therapeuten, sondern prädestiniert sie nebenbei für den Einsatz in Manager-Trainings (Wielens und Kothes, 2006). Dadurch, dass Pferde vorurteilsfrei auf Menschen zugehen, können diese die authentischen und wertungsfreien Reaktionen meist besser annehmen als Kritik von Menschen.

Trotz ihrer Größe und Stärke sind sie extrem kooperative Tiere, sehr empfänglich, und sie orientieren sich freiwillig am Menschen (Ewing et al., 2007; Karol, 2007; Vidrine et al., 2002). Dies ist umso beeindruckender, weil man ein Pferd nicht mit Kraft dazu bringen kann, etwas zu tun. Im therapeutischen/pädagogischen Kontext lässt sich hier vielmehr mit (selbst-) sicherem Auftreten, Klarheit und Vertrauen arbeiten.

8.3.3 Das Pferd als Therapiebegleittier

Auch Pferde werden nicht als Therapiebegleittiere geboren – genaugenommen nicht einmal als Reitpferde (s. z.B. Thiel, 2011). Sie müssen erst lernen, dass weder der Sattel, noch der Mensch auf ihrem Rücken eine Gefahr darstellen, dass man auch mit einem Gurt um den Bauch ruhig weiteratmen kann, wie man sich mit diesem ungewohnten Gewicht ausbalancieren kann und was die Signale bedeuten, mit denen sie gelenkt werden.

Pferde gibt es in ganz unterschiedlichen Größen und mit sehr unterschiedlichem Temperament. Wenn gewisse Voraussetzungen gegeben sind, können sie sich alle für einen Einsatz in der Therapie eignen. Wenn auch geritten werden soll, muss natürlich ganz besonders auf die Passung von Mensch und Tier geachtet werden.

Was das Pferd als Begleiter in der Therapie/Pädagogik so besonders macht, ist sicher die Möglichkeit des Reitens. Diese bietet nicht nur einen sportlichen Aspekt, eine Schulung der Motorik und des Gleichgewichts, sondern auch die Erfahrung des Gehalten- und Getragen-Werdens. Damit kann der Patient zu einem regressiven Erleben im Sinne eines mütterlichen oder väterlichen Rhythmus wie im Bauch der Mutter oder auf den Schultern des Vaters eingeladen werden (Aymon, 2010). Sich tragen zu lassen oder auf ein Tier stützen zu können, hilft vielen Patienten außerdem, ihre innere Struktur zu finden.

Pferde …

… gelten als:

- große, starke und sensible Wesen
- vorsichtig, zum Teil ängstlich und bereit, bei Gefahr die Flucht zu ergreifen
- Anknüpfungspunkte für Gespräche
- sehr bereitwillig, mit dem Menschen Kontakt aufzunehmen

… dienen als:

- durch ihre Größe und Schnelligkeit als Auslöser von Angst

… vermitteln:

- das Gefühl, akzeptiert und angenommen zu werden
- das Gefühl von Geborgenheit und Getragen-Werden
- ein Gefühl von Stärke, wenn man sie dazu bewegen kann, einem zu folgen

… fördern:

- das Selbstwertgefühl
- die Persönlichkeitsentwicklung
- das Sozialverhalten, vor allem Empathie, Rücksichtnahme, Akzeptanz von Grenzen, Zurückstellung eigener Bedürfnisse
- das Setzen von Grenzen
- Klarheit und das Fassen von positiven Zielen und Einflussnahme
- die nonverbale Kommunikation
- die Eigeninitiative und Aktivität
- die Sinnes- und Körperwahrnehmung, das Gleichgewicht
- die motorische und kognitive Entwicklung
- das Verantwortungs- und Pflichtbewusstsein
- eine Strukturierung des Tagesablaufes
- das Eingestehen und Überwinden von Ängsten
- das Erlernen von richtiger Selbsteinschätzung

… ermöglichen:

- Körperkontakt, Berührungen und Zärtlichkeit
- die Nähe zur Natur
- die Fürsorge für ein anderes Lebewesen und das Gefühl, gebraucht zu werden.

Selbstverständlich ist diese Auflistung nicht allgemein gültig: Nicht jedes Pferd besitzt all diese Eigenschaften oder kann all das vermitteln. Wie jeder Mensch ist auch jedes Pferd ein einzigartiges und einmaliges Individuum und hat individuelle Charakter- und Wesensmerkmale. In der Therapie und Pädagogik kommt es viel eher darauf an, das Setting und den Einsatzbereich dem jeweiligen Tier anzupassen als umgekehrt.

8.3.4 Voraussetzungen für die Ausbildung zum Therapiebegleitpferd

Die wichtigste Voraussetzung ist, dass ein Pferd gerne mit dem Menschen zusammen ist. Wenn es auch als Reittier eingesetzt werden soll, kommen physische Eigenschaften wie eine passende Größe, ein gutes

Exterieur (ein geeigneter Körperbau), ein raumgreifender Schritt, ein gesunder, stabiler Rücken, die Fähigkeit zur Versammlung und eine ausreichende Gymnastizierung (ein Training, dass das Pferd stark macht für die ihm gestellten Aufgaben) hinzu, wobei ein Pferd diese Dinge zum Teil auch lernen kann. Wichtig ist, dass das Pferd neben seinem Einsatz in der Therapie weiterhin ausgebildet und gymnastiziert wird. Für die meisten Situationen ist ein ruhiges Temperament und eine vertrauensvolle Gelassenheit von Vorteil – Eigenschaften, die manche Rassen von Natur aus eher mitbringen als andere, die jedoch auch durch die Ausbildung beeinflusst werden können.

Natürlich muss ein Therapiebegleitpferd schon aus Sicherheitsgründen gut ausgebildet sein und den Signalen seines Besitzers zuverlässig folgen. Wichtiger als absoluter Gehorsam ist jedoch, dass das Tier gelernt hat, seinem Menschen zu vertrauen, zu warten und zu „überlegen", anstatt einfach loszurennen, und im Zweifelsfall lieber anzuhalten. Pferde, die mit positiver Bestärkung ausgebildet werden, bringen diese Eigenschaften viel eher mit, als solche, die vor allem über Dominanz und Zwang beherrscht werden (Baumeister, 2011). Es gibt inzwischen zahlreiche Studien, die darauf hinweisen, dass positive Verstärkung im Training von Pferden effektiver ist und weniger Abwehrreaktionen beim Pferd hervorruft (z.B. Concannon 2012). Dies betont auch die Pferdetrainerin Dr. Linda Tellington-Jones immer wieder (Tellington-Jones, 2008). Die von ihr entwickelte Methode nimmt insofern eine Sonderstellung ein, als sie nicht nur konsequent auf positive Verstärkung setzt, sondern viel Wert darauf legt, dass der Mensch als Mensch und das Pferd als Pferd miteinander in einen vertrauensvollen Dialog kommen. In diesem Zusammenhang spricht sie von der Kommunikation zwischen den Arten (engl.: *interspecies communication*), die von grundlegenden Werten und einer inneren Haltung der Achtsamkeit geprägt ist (Tellington-Jones, 2013).

An dieser Stelle soll nicht unerwähnt bleiben, dass Begriffe wie „Horsemanship" und „gewaltfrei" nicht mit positiver Verstärkung gleichzusetzen sind. In der Verhaltensbiologie und der Psychologie spricht man dann von positiver Verstärkung, wenn auf ein Verhalten eine Konsequenz folgt und die Auftretenswahrscheinlichkeit dieses Verhaltens daraufhin ansteigt. Das kann ein Lob sein, Futter, Streicheln, Ruhe, sich bewegen dürfen etc. Ein positiver Verstärker ist im

Grunde genommen nicht inhaltlich definiert, sondern nur durch seine Konsequenz. Er ist nicht in jeder Situation und nicht für jedes Tier gleich. Ein einfaches Beispiel mag dies verdeutlichen. Wenn Sie im Sommer nach einer Wanderung großen Durst haben, ist Wasser für Sie vermutlich ein wunderbarer Verstärker und sie würden viel dafür tun, um welches zu bekommen. Wenn Sie hingegen einige Stunden später satt und zufrieden zuhause (oder auf der Hütte) im Bett liegen und schlafen wollen, ist Ihnen das Wasser herzlich egal. Das Aufbauen von Druck ist hingegen eine Form der Bestrafung, das Wegnehmen dient dann als negative Verstärkung. Dem Pferd das vom Menschen gewünschte Verhalten angenehm zu machen, das unerwünschte Verhalten hingegen unbequem zu machen, es also zum Beispiel zu treiben, wenn es sich vor etwas fürchtet, und es erst dann in Ruhe lassen, wenn es sich diesem Gegenstand nähert, fällt in die Kategorien Bestrafung und negative Verstärkung.

Neben einer entsprechenden Ausbildung sind bei Pferden eine Haltung mit viel Auslauf und Kontakt zu Artgenossen unabdingbare Voraussetzungen für physische, psychische und mentale Ausgeglichenheit. Pferde legen in naturnaher Haltung beim Fressen täglich sechs bis zwanzig Kilometer zurück, sind also den größten Teil des Tages (und der Nacht) in Bewegung. Selbst regelmäßiges Arbeiten befriedigt bei sonstiger Boxenhaltung nicht ihren Bewegungsdarf. Zudem erhöht reine Boxenhaltung das Risiko von Schäden am Bewegungsapparat und Kreislaufsystem und sorgt für einen Mangel an sensorischem Input (Schöning, 2008).

Für ihre Arbeit als Therapiebegleittier ist es außerdem von Vorteil, wenn Pferde folgende Eigenschaften mitbringen:

- Neugier
- Kommunikations- und Kontaktbereitschaft
- Sensibilität
- optimaler Gesundheits-, Ernährungs- und Pflegezustand
- keine übermäßige Schreckhaftigkeit
- Vertrauen
- Orientierung an ihrer Bezugsperson und guten Gehorsam
- Freude am Zusammensein und an Körperkontakt mit (fremden) Menschen.

Vernooij und Schneider (2010) betonen, dass neben den tierischen Eigenschaften das Verhalten beziehungsweise die Qualifikation und Kompetenz des verantwortlichen Menschen absolut essentiell sind. Er müsse vor allem in der Lage sein, selbst kleinste Signale des Pferdes zu erkennen, richtig zu deuten und angemessen darauf zu reagieren. Erstens können nur so Gefahrenmomente rechtzeitig erkannt und gebannt werden. Zweitens liegt genau hier die Stärke des therapeutischen Einsatzes von Pferden: Der Patient soll lernen, sein Verhalten und das des Pferdes in einen Zusammenhang zu bringen. So wird es für ihn interpretier- und beeinflussbar. Daraus kann sich dann ein therapeutischer Prozess entwickeln, in dem der Mensch dazulernen und Heilung erfahren kann.

8.4 Der Esel als Therapiebegleittier (Abb. 8-6)

Der Esel fungiert in der Studie der Stiftung „Bündnis Mensch und Tier" auf Rang 9 von 25 genannten Tierarten. Im Vergleich zum Pferd, das 72 Mal genannt wird, kommt der Esel auf 21 Erwähnungen.

Bevor der Esel genauer vorgestellt wird, muss eines deutlich gemacht werden: Der Esel ist kein Pferd und er ist weder stur noch störrisch! In Europa gelten Esel bis heute als Tiere zweiter Klasse, sie sind „das Pferd des armen Mannes", dabei begleiten Esel den Menschen 2000 bis 3000 Jahre länger als das Pferd.

Es ist falsch, den Esel mit dem Pferd zu vergleichen. Der Esel ist ein Wüstentier, seine großen Ohren deuten darauf hin: Sie dienen der Wärmeabgabe. Der Esel hat bis heute erstaunlich viel seines Verhaltens, seiner Anforderung an Umgebung und Nahrung aus seiner Zeit als Wildtier behalten – vielleicht mehr als das aus Steppengebieten stammende Pferd.

Esel haben keinen Fluchtinstinkt. In der Wüste ist es häufig sinnlos, vor einem Angreifer wegzurennen. Da manche Raubtiere nur sich bewegende Beute wahrnehmen können, schützen sich Esel meist durch Stehenbleiben vor der Gefahr. Der Esel hält inne, um die Situation zu erfassen, wahrzunehmen, zu prüfen.

Der Esel lebt in der Herde ohne strenge Hierarchie (im Unterschied zum Pferd). Das heißt, er definiert seine Grenzen, seine Stellung, seine

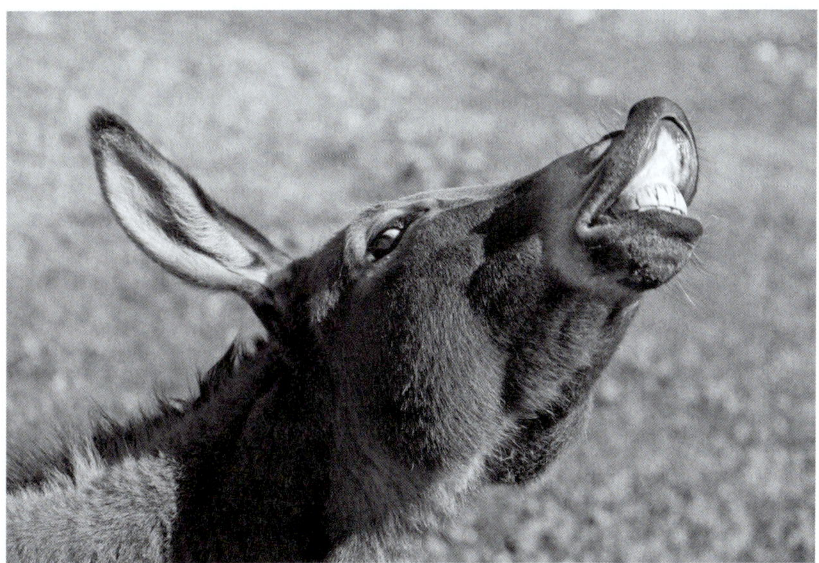

Abbildung 8-6: Von wegen sturer Esel. © Lily Merklin

Rolle immer aufs Neue. Er orientiert sich aber an Selbstsicherheit, die Vertrauen schafft, Einfühlungsvermögen, Zielorientierung und Respekt. Machtdemonstrationen und Druck rufen seinen Widerstand hervor. Der Esel fordert uns durch sein Verhalten auf, sich auf ihn – und somit auf uns selbst – einzulassen.

Esel haben keinen Schmerzlaut, anders als beispielsweise Hunde oder Katzen. Wenn ein Esel ruft, hat das eine andere Ursache. Wird ein Esel misshandelt, erduldet er stumm seinen Schmerz.

Ihre besondere Verhaltensart macht Esel so wertvoll. Denn Esel arbeiten mit, wenn Kameradschaft und Vertrauen stimmen. Auf diese Weise wird der Esel zum Spiegel unserer sozialen Kompetenzen, er spiegelt uns unsere Wirkung und Fähigkeiten im Kontakt und in der Beziehung wieder. Er unterwirft sich nicht, ordnet sich nicht unter, sondern kooperiert. Zielsetzungen verfolgt er konstruktiv mit, sofern seine Fähigkeiten und Signale berücksichtigt werden. Der Esel verlangt Aufmerksamkeit, zeigt Grenzen auf und fordert, diese einzuhalten. Esel sind intelligent, sehr neugierig, feinfühlig, gelassen und können viel Nähe zulassen. Sie mögen es, berührt, beachtet und integriert zu werden. Das übertragen sie auch auf Menschen. Zudem strahlen sie eine unglaubliche Ruhe und Weisheit aus. Sie haben eine hohe Reizschwelle und ein geringes Aggressionspotenzial (vgl. Verein Esel in Not [2009], Schweizerische Interessengemeinschaft Eselfreunde, o. J.).

Esel bewähren sich in der Tiergestützten Therapie laut Regula Thönen von Donkey Co. bei folgenden Zielgruppen:

- psychische und psychosomatische Erkrankungen
- Persönlichkeitsstörungen
- posttraumatische Belastungsstörungen
- Sprachstörungen
- Lernbehinderungen
- Aufmerksamkeitsdefizite
- Beziehungs- und Kontaktschwierigkeiten
- Suchterkrankungen
- Beeinträchtigung der Sinnesorgane
- Demenzerkrankungen
- Mehrfachbehinderungen.

(Donkey Co, 2013)

Die charakterlichen Eigenschaften des Esels machen ihn zu einem wertvollen Begleiter in der Tiergestützten Therapie.

Seit fünf Jahren wird die Tiergestützte Therapie im offenen Vollzug der Strafanstalt Saxerriet angeboten. Im offenen Vollzug werden die Insassen schrittweise auf die Realität außerhalb des Gefängnisses vorbereitet und trainiert. Insbesondere mit Interventionsprogrammen wird die Persönlichkeitsentwicklung auf sozioemotionaler Ebene unterstützt. Eine Interventionsform ist unter anderem die Arbeit mit den Eseln. Zurzeit wird das Projekt evaluiert (Merklin, 2013). „Wir wollen nun genau untersuchen, was die Arbeit mit den Tieren bei den Gefangenen längerfristig bewirkt", sagt Martin Vinzens, Direktor der Strafanstalt, in einem Interview. Ein Ausbau, etwa im Bereich Ergotherapie, wird in Erwägung gezogen. Auch andere Strafanstalten im In- und Ausland sind auf die Arbeit im Saxerriet aufmerksam geworden und verfolgen das Projekt mit Interesse.

8.5 Der Delphin als Therapiebegleittier (Abb. 8-7)

Sylvia Frey, Naturschutzbiologin

Weltweit gibt es über 30 Delphinarten, die sich teilweise ganz erheblich in ihrem Äußeren und in ihrem ökologischen Verhalten unterscheiden. Allen gemeinsam ist, dass sie zu den wandernden Tierarten gehören, sich akustisch orientieren, mittels Lauten kommunizieren und sich in komplexen Sozialgefügen organisieren. Delphine sind emotional hoch entwickelt, zeigen Mitgefühl und Trauer, sind sich ihrer selbst bewusst, entwickeln Strategien, haben eine gute Erinnerungsfähigkeit und leben in eigenen Kulturen. Gemäß neusten naturwissenschaftlichen, ethischen und moralischen Erkenntnissen stehen diese Fähigkeiten der Delphine und ihr Dasein als selbstbewusste Individuen in großem Gegensatz zu ihrer kommerziellen Nutzung (Jagd und Gefangenschaft) durch uns Menschen, und es mehren sich Stimmen, die Persönlichkeitsrechte für Delphine auf gesetzlicher und ethischer Ebene fordern (Butler-Stroud, 2012; Marino, 2012; White, 2012; Cavalieri, 2008; Brensing, 2013).

Delphine werden vom Menschen seit der Antike als besondere Geschöpfe wahrgenommen. Nebst Hunden und Pferden werden Delphine bei Umfragen zu den beliebtesten Tierarten von Kindern und Erwachsenen regelmäßig unter die Erstplatzierten gewählt. Auch wenn solche Umfragen nicht überbewertet werden sollten, ist dieses Resultat ein Hinweis darauf, welch hohen Stellenwert der Delphin in unserer Gesellschaft hat.

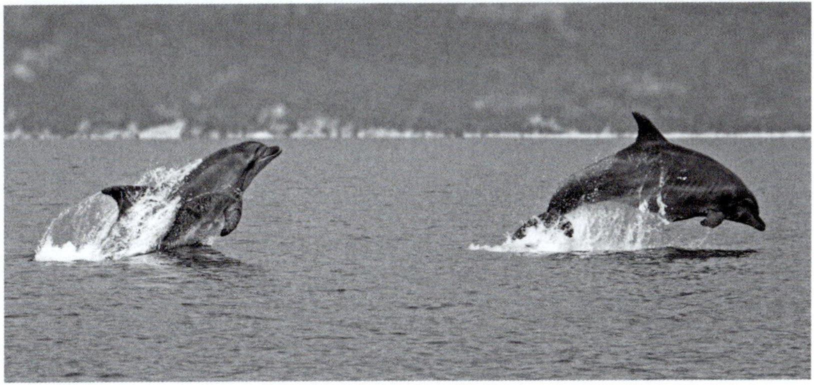

Abbildung 8-7: Delphine in der Freiheit. © Jens Kramer, Design Armada

In meiner Arbeit als Naturschutzbiologin stelle ich oft fest, dass Delphine in der Öffentlichkeit nicht als Wildtiere, sondern als „Streicheltiere“ und in ihrem Wesen völlig vermenschlicht wahrgenommen werden. Klassische Beispiele dafür sind die weitverbreitete Meinung, dass Delphine ein hohes Interesse am Menschen haben und stets fröhlich sind, was aus dem vermeintlichen Delphin-Lächeln abgeleitet wird. Delphine wie der häufig in Gefangenschaft gehaltene Große Tümmler haben jedoch keine Gesichtsmimik, ihr starres Lächeln schafft die Illusion eines „glücklichen“ Wesens und ist selbst noch da, wenn sie tot sind. Fernsehserien, Werbung, insbesondere für Delphinarien, und Berichte über die Rettung von Menschen in Seenot durch Delphine prägten und prägen dieses Image wesentlich und fördern auch den Glauben, dass diese Tiere über magische Kräfte verfügen.

Das Streicheltier-Image und die damit verbundene anthropozentrische Sichtweise werden dem Wesen der Delphine natürlich überhaupt nicht gerecht. Delphine sind Wild- und Raubtiere, die über ein beachtliches Gebiss verfügen und auf Belästigungen aggressiv reagieren können. Delphine leben oft in engen Sozialverbänden und verhalten sich gegenüber anderen Delphinen protektiv (beschützend). So versuchen sie auch, einen verletzten Artgenossen vor dem Ertrinken zu retten. Manchmal zeigen sie dieses natürliche Verhalten auch spezies-übergreifend, beispielsweise gegenüber Menschen.

Das Streicheltier-Image kann für Delphine auch eine Bedrohung darstellen. Einerseits suchen viele Menschen den Kontakt zu wild lebenden Delphinen, teilweise auf störende, rücksichtslose Weise. Andererseits boomen Delphinarien weltweit, insbesondere an beliebten Badeferiendestinationen. Delphine werden in Gefangenschaft gehalten, um uns in sogenannten Delphin-Shows zu unterhalten. Seit geraumer Zeit sind jedoch vermehrt direkte Interaktionen mit den Tieren ins Zentrum des Delphinarien-Angebots gerückt. Es gibt dabei zwei wesentliche Formen und Zielgruppen:

1. ein der Unterhaltung dienendes Freizeitangebot für die breite Masse und
2. therapeutische Programme für Menschen mit psychischen und/oder physischen Beeinträchtigungen.

Im Zentrum der direkten Interaktionen stehen jeweils das Schwimmen mit Delphinen und das Berühren der Tiere. Ein Erinnerungsfoto, das den „Kuss" eines Delphins festhält und gegen zusätzliches Entgelt abgegeben wird, bildet dabei nicht selten den Abschluss des Freizeitangebots „Schwimmen mit Delphinen". Die Tiergestützte Therapie mit Delphinen wurde vor mehr als 25 Jahren in den USA ins Leben gerufen. Sie ist unter dem Namen „Delphintherapie" bekannt und wird im angloamerikanischen Sprachraum dolphin assisted therapy kurz DAT genannt. Die Betreiber der DAT werben damit, dass diese Therapieform zur Behandlung einer großen Bandbreite von psychischen und physischen Beeinträchtigungen eingesetzt werden kann, wie etwa Depression, Bewegungsstörungen, Sprachstörungen, Aufmerksamkeitsdefizite, Hörschädigung, Down Syndrom, Autismus, zerebrale Lähmung, chronische Schmerzen, Krebs, Stress, Verletzungen der Wirbelsäule, Anorexie und Störung der Immunabwehr.

Im Gegensatz zu den üblicherweise in tiergestützten Therapien eingesetzten domestizierten Tieren sind Delphine keine Haus- oder Nutztiere, sondern Wildtiere, auch wenn sie in Gefangenschaft gehalten und teilweise gezähmt werden. Das bedeutet, dass sich ihre biologischen Bedürfnisse und ihr Urverhalten nicht von jenen ihrer frei lebenden Artgenossen unterscheiden, was sowohl in der Haltung von Delphinen wie auch im Umgang mit ihnen beachtet werden muss.

8.5.1 Haltung von Delphinen

Das Zurschaustellen und der Einsatz von Delphinen in Shows oder Interaktionsprogrammen in Gefangenschaft widersprechen den in Kapitel 7 erwähnten im Tierschutzrecht verankerten Anforderungen wie der Achtung der Tierwürde, dem Instrumentalisierungsverbot und der Forderung, dass Tiere nicht als Wohlfühl- und/oder Belustigungsobjekte einzusetzen sind.

Die artgerechte Haltung als wichtigste Voraussetzung bei der Haltung von Tieren (unabhängig davon, ob Heim-, Nutz- oder Wildtier) beinhaltet gemäß einer breit akzeptierten Definition von Tierwohl, dass sowohl die physische als auch die psychische Gesundheit der Tiere gegeben sein muss und dass sie ihre biologischen Bedürfnisse (natürliches Verhalten) ausleben können (Appleby, 1999: 36 f.; Fraser et al.,

1997; Duncan und Fraser, 1997). Bei Delphinen sind auch diese Anforderungen nicht erfüllt. Sie können nicht artgerecht gehalten werden.

Verschiedene Studien haben nachgewiesen, dass das Wohlergehen von Delphinen in Gefangenschaft massiv beeinträchtigt ist (Stewart und Marino, 2009; Rose et al., 2009). Häufig wurde dabei festgestellt, dass die Tiere unter hohem Stress (z.B. sozialer Stress durch unnatürliches Sozialgefüge) leiden, was sich mitunter durch Hormonveränderungen, verringerte Immunabwehr, Krankheiten und frühzeitigen Tod bei Delphinen in Gefangenschaft zeigt (Sweeney, 1990; Carter, 1982; Waples und Gales, 2002). Zu den häufigen Todesursachen bei Delphinen in Gefangenschaft zählen dabei mit Stress assoziierte Krankheiten wie Magengeschwüre, Magenschleimhautentzündungen und Infektionskrankheiten (National Marine Fisheries Service, 2010).

Delphingehege (Becken) sind in der Regel für das Auge der Gäste gebaut und können die natürlichen Bedürfnisse der Delphine überhaupt nicht adäquat erfüllen. Eine Bereicherung ihres künstlichen Lebensraums ist im Gegensatz zur Situation vieler anderer in Gefangenschaft gehaltener Wildtiere praktisch nicht möglich (Couquiaud, 2005). Die künstlichen Becken sind kahl und eintönig. Aus hygienischen Gründen muss das Wasser der Delphinbecken kontinuierlich gereinigt und aufbereitet werden, was mittels Filteranlagen und Zugabe von Desinfektionsmitteln (oftmals Chlor) erfolgt. Die Haut und Augen der Delphine können durch die Desinfektionsmittel geschädigt werden. Auch bei der Haltung von Delphinen in abgetrennten Meeresarealen kann die Wasserqualität bei ungenügendem Durchfluss sehr schlecht sein.

Die Lebensqualität von Delphinen ist in Gefangenschaft jedoch nicht nur durch die unnatürliche Gruppenzusammensetzung und die Eintönigkeit des Umfeldes in Betonbecken eingeschränkt. Die räumliche Begrenztheit von Tiergehegen wird gemäß einer Studie bei verschiedenen landlebenden Fleischfressern in Gefangenschaft mit Verhaltensstörungen und erhöhter Jungtiersterblichkeit in Verbindung gebracht (Clubb und Mason, 2003). Die Resultate aus dieser Studie sind durchaus auf Delphine übertragbar, da sie auch zu den wandernden, fleischfressenden Tierarten zählen und in freier Wildbahn Dutzende von Kilometern täglich zurücklegen. Weder ein künstliches Becken noch eine abgetrennte Meeresbucht können dem Bedürfnis der Delphine nach „Wanderung“ gerecht werden.

Trotz Fortschritten bei den Haltungsbedingungen und regelmäßiger medikamentöser Behandlung mit Vitaminen und Antibiotika ist die Sterberate von Delphinen in Gefangenschaft hoch (Rose et al., 2009). Die Nachzucht ist alles andere als nachhaltig, und so wird die steigende Nachfrage der Delphinarienindustrie nach Tieren mit Wildfängen gedeckt. Das Geschäft mit Delphinen ist lukrativ, sowohl für die Händler als auch die Delphinarienbetreiber: Für einen gefangenen Delphin werden bisweilen bis zu 150 000 US-Dollar bezahlt, wobei sich die Jahreseinnahmen der Delphinarien mit mehreren Millionen US-Dollar auf ein Mehrfaches davon belaufen. Die Delphin-Fangaktionen indes sind brutal. Zahlreiche Delphine müssen während dem Fang oder im nachfolgenden Transport ihr Leben lassen (Rose, 2009). Hinter einem lebenden Delphin in Gefangenschaft stehen oft mehrere tote Delphine. Wildfänge können zudem wilde Delphinpopulationen ernsthaft bedrohen, da etliche Tiere ihrem komplexen Sozialverband entrissen werden und der Gruppe für die Erhaltung des sozialen Gefüges und für die Fortpflanzung fehlen (Vail und Risch, 2006).

8.5.2 Delphintherapie

Delphintherapieangebote beinhalten in der Regel therapeutische Einheiten eines Therapeuten mit Patienten an Land mit positiver Verstärkung des Gelernten nach erfolgreich gelöster Aufgabe durch die direkte Interaktion mit einem Delphin. Diese Interaktion gestaltet sich dabei je nach Angebot unterschiedlich und kann von einem Steg aus erfolgen oder direkt im Wasser und das Berühren, Schwimmen mit oder die Betreuung (Fütterung) der Delphine umfassen.

Bei direkten Interaktionen mit Delphinen, wie sie in Schwimmprogrammen und bei der DAT praktiziert werden, kann es zu aggressivem Verhalten der Tiere gegenüber Menschen mit der Folge von Verletzungen kommen (Frohoff und Packard, 1995; Samuels und Spradlin, 1995; Webster et al., 1998; Frohoff, 2000; Brensing et al., 2005; Brakes und Williamson 2008; Rose, 2009). Zudem besteht das Risiko der Übertragung von Krankheiten vom Menschen auf das Tier und umgekehrt, zum Beispiel Pilzerkrankungen und Infektionen der Atemwege (Buck und Schroeder, 1990; Geraci und Ridgway, 1991; Kennedy-Stoskopf, 2001; Dunn et al., 2001). Nebst dem für Mensch und Tier bestehenden

Risiko von Verletzungen oder der Übertragung von Krankheiten stellen direkte Interaktionen einen Stressfaktor für die Delphine dar, denn selten besteht für die Tiere die Möglichkeit, den Begegnungen räumlich auszuweichen.

Die Dachorganisation der Mensch-Tier-Organisationen IAHAIO hat sich in ihrer Prager Deklaration (s. Kap. 7.2.2) klar von Therapien mit nicht domestizierten Tieren bzw. Wildtieren distanziert. Einen spezifischen Dachverband für die DAT gibt es nicht, obwohl sie weltweit angeboten wird. Auch werden oft keine besonderen Ansprüche an die Ausbildung der DAT-Therapeuten in Bezug auf ihre Kenntnisse über die Delphine gestellt. Die DAT-Anbieter agieren völlig unkontrolliert. Menschen, die sich für die DAT entscheiden, haben also keine Möglichkeit, sich an bestehenden Richtlinien und/oder Qualitätsstandards zu orientieren.

Betsy Smith führte 1971 erste Studien über die Begegnung mit autistischen Kindern und Delphinen durch. Sie etablierte bald darauf die ersten DAT-Programme in den USA. Im Jahre 1992 gab die Mitbegründerin der DAT jedoch die Tätigkeit mit in Gefangenschaft lebenden Delphinen auf.

> Ich stellte das Herausreißen von fühlenden Wesen aus ihrem natürlichen Lebensraum mit dem alleinigen Zweck der Profitsteigerung in Frage. Delphinarienbetreiber rechtfertigen ihre Ausbeutung oft unter dem Vorwand der Therapie. Von jedem Delphinarium und Schwimmprogramm wird der „therapeutische Wert" des Kontaktes mit Delphinen hoch gelobt, obwohl der Spaß eines Kindes nicht mit einer Therapie gleichzusetzen ist. Genau genommen handelt es sich bei diesen Aussagen um eine eher zynische und irreführende Vermarktung. Dadurch können einige Therapeuten, die keine Fachkenntnisse über Delphine besitzen, übertriebene Gebühren für Behandlungen in Rechnung stellen, die auch ohne Delphine durchgeführt werden könnten. […] Im Mittelpunkt all dieser Therapieprogramme liegt die Ausbeutung von schutzlosen Menschen und schutzlosen Delphinen.
> *(Smith, 2003: 245)*

Es existieren zahlreiche Medienberichte zu den vermeintlichen Erfolgen der Delphintherapie. Verständlicherweise wecken diese sowie die Werbeunterlagen der DAT-Betreiber große Hoffnungen, Erwartungen und Nachfrage bei Betroffenen. Die Kosten für eine Delphintherapie sind sehr hoch, womit sich die Delphintherapie für viele

Delphinarien zu einer lukrativen zusätzlichen Einnahmequelle entwickelt hat (Marino, 2013).

Viele Menschen erleben Freude, wenn sie in freier Natur Delphinen begegnen, und oft wird dem Delphin ein menschenfreundliches Verhalten attestiert. Einige Leute denken sogar, dass Delphine den Kontakt zu uns Menschen suchen und spüren, wenn uns gesundheitlich etwas fehlt. Studien widerlegen indes die Annahme, dass sich Delphine besonders für kranke Menschen interessieren und sich deshalb vermehrt mit ihnen abgeben (Brensing und Linke, 2004). Vielmehr zeigen Beobachtungen der Delphine während Therapiesitzungen, dass die Tiere deutlich unter Stress stehen und versuchen, den Menschen auszuweichen.

Es gibt Hypothesen, welche die Wirkweise der DAT auf die Ultraschalllaute der Delphine zurückführen (Cole, 1996; Birch, 1997). Berechnungen zeigen, dass der von Delphinen erzeugte Ultraschall unter bestimmten Umständen eine Wirkung auf biologisches Gewebe haben kann. Diese könnte grundsätzlich auch schädlich sein. Eine wissenschaftliche Studie ergab allerdings, dass eine reale Wirkung des Ultraschalls der Delphine im Rahmen der DAT aufgrund der kurzen Wirkdauer ausgeschlossen werden kann (Brensing et al., 2003).

Unter den DAT-Befürwortern gibt es auch Vertreter, welche die Wirkweise der DAT auf eine Veränderung der Hirnstromwellen bei den Patienten zurückführen (De Bergerac, 1998; Nathanson, 1998). Es finden sich dabei widersprüchlich Resultate: Gemäß der Studie von Nathanson erfolgt eine Erhöhung der Hirnstromfrequenzen und damit eine aktivierende Wirkung; im Gegensatz dazu behauptet De Bergerac, dass die Begegnung mit Delphinen den Übergang in einen entspannten Zustand mit niederen Hirnstromfrequenzen ermöglicht.

Ein Wirkfaktor, der die DAT von vielen anderen tiergestützten Therapien unterscheidet, ist der Einsatz des Mediums Wasser. Das Element Wasser wird in der klassischen Physiotherapie wie auch in anderen Therapieformen, zum Beispiel WATSU (Wasser-Shiatsu), genutzt. Durch den Auftrieb im Wasser erleben wir eine scheinbare Schwerelosigkeit, die uns Bewegungen erleichtert. Menschen mit einem physischen Gebrechen kann im Wasser eine Therapie geboten werden, die Schmerzen reduziert und zu einer Verbesserung der Mobilität beiträgt. Der Aufenthalt im Wasser kann auch auf mentaler Ebene Wohlbefinden und Freude auslösen (Frischknecht, 2002). Zudem unterscheidet sich DAT gegenüber vielen anderen tiergestützten Therapien auch darin, dass sich die bekannten DAT-Zentren oft an attraktiven Ferienorten befinden und der ganzen Familie eine entspannte Urlaubsatmosphäre während und zwischen den Therapieeinheiten bieten. Dies kann ebenfalls das Wohlbefinden der Patienten stark beeinflussen (Breitenbach und Stumpf, 2003). Sowohl das Medium Wasser wie auch die entspannte Therapieumgebung sind starke Wirkfaktoren. Ihre Wirkung ist jedoch unabhängig von der Anwesenheit von Delphinen.

Eine therapeutische Wirkung der DAT konnte bislang wissenschaftlich nicht schlüssig dargelegt werden, da bisherige Studien schwere methodische Mängel aufwiesen und/oder die Plausibilität der zugrunde liegenden Hypothesen bezweifelt werden muss (Marino und Lilienfeld, 1998; Marino und Lilienfeld, 2007). Auch eine langfristige Wirksamkeit der DAT wird angezweifelt (Humphries, 2003; Marino und Lilienfeld, 2007). Doch selbst wenn die DAT besondere Erfolge zeigen würde, wäre dies aus Sicht des Tierschutzes wie auch aus tierethischer Perspektive keine Rechtfertigung dafür, Delphine in Gefangenschaft zu halten, da dies, wie in Abschnitt 8.5.1 dargelegt, nicht artgerecht erfolgen kann. Es existieren alternative Optionen tiergestützter Therapien mit artgerecht gehaltenen und professionell betreuten Haustieren, deren therapeutische Wirkungen nicht nur nachgewiesen sind, sondern die auch noch wesentlich kostengünstiger sind als die Delphintherapie.

8.5.3 Dolphin Space

Vollständig auf den Einsatz von Delphinen verzichtet das seit 1997 entwickelte Programm von Dolphin Space. Es basiert auf einer Kombination von unter Wasser abgespielten Echolokationslauten freilebender Pilotwale unter Einbeziehung der Betreuungspersonen und von komplementären therapeutischen Elementen. Dieses anfangs bei verhaltensauffälligen, lernbehinderten und autistischen Kindern angewandte Programm wird inzwischen zur Therapie von Altersdemenzen und seit 2005 auch im Hochleistungssport eingesetzt.

8.6 Robotertiere

Dieses Kapitel wäre nicht vollständig, würden wir nicht auf einen neuen Trend in dem noch nicht anerkannten Feld der Tiergestützten Intervention eingehen. Tiere erweisen sich besonders bei Bewohnern mit Demenz als wirkungsvoll, wenn es darum geht, Einsamkeit, Unruhe und soziale Interaktion positiv zu beeinflussen sowie zu fördern. Tiere regen die Betroffenen an, mehr zu kommunizieren und ihre Erlebnisse auszutauschen, auch wenn die Tiere nicht da sind. Echte Tiere könnten aus verschiedensten Gründen nicht allen Bewohnern angeboten werden, so muss zum Beispiel ihre Versorgung gewährleistet sein, das Tier darf nicht verletzt oder vernachlässigt werden, es kann in Institutionen Personen mit Allergien unter Bewohnenden und Mitarbeitenden geben. Als Alternative bietet man deshalb hauptsächlich Kindern und Bewohnern mit Demenz Plüschtiere oder neuerdings Robotertiere an (Becker et al., 2013). Diese reagieren auf Ansprache und Streicheinheiten, indem sie sich auf die Person zubewegen, mit dem Schwanz wedeln und Laute von sich geben. Einige zeigen positive Reaktionen wie Freude und negative, zum Beispiel wenn sie geschlagen werden. Es gibt verschiedene Studien zum Einsatz von tierähnlichen Robotern wie eines Hundes (*AIBO*), einer Katze (*NeCoRo, Tama Robot*) oder einer Robbe (*Paro*).

Laut Nejat und Mitarbeitern sind in der Zukunft Langzeitstudien notwendig, die das Potenzial der Roboter evaluieren, die Tiere ersetzen sollen (Nejat et al., 2009). Becker und Mitarbeiter ergänzen, dass darauf geachtet werde müsse, dass die Teilnehmergruppen ausreichend groß seien und Vergleiche mit Plüschtieren, lebenden Tieren und Kontrollgruppen angestellt würden (Becker et. al, 2013). Vergleiche zwischen Plüschtieren und echten Tieren im Hinblick auf das Stressempfinden gibt es bereits. Barlow und De Marni Cromer (2012) fanden heraus, dass Menschen mit und ohne dissoziative Störung mehr Bindung zu echten Tieren zeigen als zu Plüschtieren. Auch Beetz und Mitarbeiter haben nachgewiesen, dass sich echte Hunde besser zur Stressreduktion eignen (Beetz et al., 2011).

Robotertiere erfreuen sich, insbesondere in Asien, bereits einer großen Verbreitung. In den kulturell anders geprägten westlichen Staaten sei die Akzeptanz tiefer. Da diese Art von Robotern häufig bei Kindern und alten, dementen Personen eingesetzt würden, würden sich viele ungeklärte ethische Fragen in Bezug auf Autonomie, Würde und das Wohlbefinden der Betroffenen stellen (Becker et al., 2013).

Wir Autorinnen sind der Meinung, dass gerade demenzkranke Menschen besonders auf unterstützende, emotionale und kongruente Kontakte angewiesen sind. Gerade die Emotionalität ist im Umgang mit Betroffenen oft die einzige Möglichkeit Kontakt aufzunehmen. Pflegende können das, Plüschroboter nicht. Kinder wiederum benötigen den Kontakt zur Natur und zu anderen Lebewesen, damit sie sich in der heutigen technisierten Zeit gesund entwickeln können. Es ist erwiesen, dass die physische, psychische und mentale Entwicklung von Kindern durch regelmäßige Kontakte zu Tieren nachhaltig gefördert wird (Greiffenhagen und Buck-Werner, 2007). Kein Plüschtier und kein Robotertier kann dem Kind beibringen, Verantwortung für ein anderes Lebewesen zu übernehmen oder ihm den Respekt zu zollen, den das Lebewesen auf vier Pfoten, Hufen oder Beinen verdient. Künftig Roboter bei den verletzlichsten Menschen unserer Gesellschaft einzusetzen, halten die Autorinnen für sehr fragwürdig und aus ethischer Sicht bedenklich.

8.7 Schlussbetrachtung

Einerseits können die Effekte mit Therapiebegleittieren in der Tiergestützten Therapie nicht mit denen von Plüschtieren verglichen werden, andererseits sind wir aufgefordert, die tierethischen Aspekte bei allen Tieren zu respektieren und einzuhalten. Egal ob Haustier, Nutztier oder Wildtier, sie alle verdienen eine artgerechte Haltung, einen respektvollen Umgang, Wertschätzung sowie einen sinnvollen und gezielten Einsatz in der Therapie und sollten nicht als Partner- oder Geschwisterersatz missbraucht werden. Tiere sind uns Menschen grundsätzlich zur Seite gestellt worden, damit sie uns auf unserem Lebensweg und in unserem Alltag begleiten und unser Leben ergänzen und bereichern. Das gilt insbesondere auch für die Tiergestützte Therapie. Als Berufsangehörige des Sozial- und Gesundheitswesens sind wir aufgefordert, die ethischen Grundsätze, denen wir gegenüber unseren Klienten oder Patienten verpflichtet sind, auch in der Zusammenarbeit mit Therapiebegleittieren wahrzunehmen und uns für deren artengerechtes Dasein einzusetzen.

9. Interaktionen zwischen Mensch und Tier

Die Tiergestützte Therapie bietet eine Form der nonverbalen Interaktion. Die Begegnung zwischen dem Klienten oder Patienten und dem begleitenden Tier beinhaltet ein großes, nicht ausgeschöpftes Potenzial. Nicht die Worte prägen die Interaktion, sondern Gefühle, Bedürfnisse, Respekt und Würde. In dieser speziellen therapeutischen Begegnung bildet die Du-Evidenz, wie wir sie in Kapitel 2.1 umschrieben haben, die Basis. Der Mensch begegnet dem Tier als partnerschaftlichem Gegenüber und achtet es als gleichwertiges Geschöpf, das er „personifiziert" und beim Namen nennt.

9.1 Das magische Dreieck

Die Arbeit mit dem Tier basiert auf Beziehung und Interaktion. Beziehung bedeutet „Verbindung, Kontakt zu Einzelnen und Gruppen". Synonyme zu Beziehung sind unter anderem: „Fühlung, Kontakt, Verbindung, Umgang. Interaktion wird definiert als Wechselbeziehung" (Bibliographisches Institut, 2013).

Auf die Tiergestützte Therapie übertragen, kann dies wie folgt umschrieben werden:

> Therapie ist ein interpersoneller beziehungsweise zwischenartlicher Beziehungsprozess, bei dem zwei Personen und ein Tier (Therapeut, Therapiebegleittier und Klient bzw. Patient) zueinander in Kontakt treten, um ein gemeinsames Ziel, das Therapieziel, zu erreichen.
> *(Fiechter und Meier, 1981)*

Die Beteiligten im Beziehungsdreieck (s. **Abb. 9-1**) stehen also in einer Wechselbeziehung zueinander. Die Beteiligten – Therapeutin, Therapiebegleittier und Klient – bilden gemeinsam das magische Dreieck. Alle drei stehen in Beziehung zueinander. Die primäre Beziehung bilden die Therapeutin und das Therapiebegleittier. Die sekundäre Beziehung gestalten Tier und Klient und die tertiäre Beziehung wird von der Therapeutin zum Klienten oder Patienten gepflegt. Während der Tiergestützten Therapie „gehört" das Therapiebegleittier dem Klienten oder Patienten. Das bedeutet, dass die Therapeutin ihr Tier mit anderen teilen muss. Deshalb muss die primäre Beziehung der Therapeutin zum Therapiebegleittier von Vertrauen und Sicherheit geprägt sein. Das Therapiebegleittier darf und soll sich ganz auf seinen Menschen verlassen können. Es muss spüren, dass der Mensch nichts zulassen würde, was dem Tier schaden könnte. Nur so wird sich das Therapiebegleittier von seinem Menschen lösen können und der Mensch von seinem Tier, damit es in der Freiheit „tierisch-therapeutisch" wirken kann und darf. Das Mensch-Tier-Team muss sich gegenseitig aufeinander verlassen und gemeinsam auf Drittpersonen einlassen können. Uneingeschränktes Vertrauen und nicht absoluter Gehorsam des Therapiebegleittieres ist die Grundlage jeglicher Zusammenarbeit im tierisch-menschlichen Dreieck. In diesem Gefüge wird mit tierischem Umgang, Fühlung, Kontakt und Wechselbeziehung gearbeitet. Das macht die Einzigartigkeit dieser Therapieform aus. In diesem Gefüge

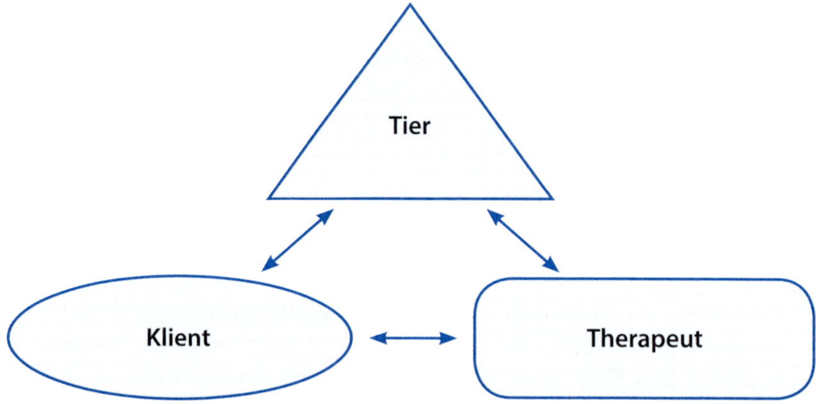

Abbildung 9-1: Das magische Dreieck.

spielen die Erklärungsansätze von Mensch-Tier-Beziehungen eine wichtige Rolle. Je nach Problematik und Zielsetzungen kann der Therapeut die Du-Evidenz prioritär mit der Bindungstheorie oder der Schichtenlehre nach Rothacker kombinieren. Das bedeutet, dass er die Interaktionen unter anderem auf die gewählten Modelle ausrichtet, um dadurch die Wirkungsweise durch das Therapiebegleittier beim Klienten oder Patienten zu unterstützen und zu stärken.

9.2 Interaktionsformen in der Tiergestützten Therapie

Bei der Durchführung der Tiergestützten Therapie ist es wichtig, sich der unterschiedlichen Interaktionen bewusst zu sein. Vernooij und Schneider (2010: 146) unterscheiden drei Organisationsformen:

1. die freie Interaktion
2. die gelenkte Interaktion
3. die ritualisierte Interaktion.

Im Verlauf einer Therapiesitzung werden alle drei Organisationsformen integriert. Sie könnten ohne Weiteres ineinander übergehen oder gleichzeitig stattfinden. Die Interaktion sollte jedoch möglichst bewusst und weitestgehend unter Kontrolle geschehen. Jede Form hat ihre Berechtigung, und in der Wechselwirkung kann die Effizienz der Zielerreichung maßgeblich gesteigert und dadurch die Qualität gesichert werden.

Die *freie Interaktion* ist nach Vernooij und Schneider (2010) dadurch gekennzeichnet, dass die Begegnung zwischen Mensch und Tier ohne Anweisungen oder Lenkung von Seiten des Durchführenden stattfindet. Zwar bestehen klare Rahmenvorgaben, und der für das Tier Verantwortliche sollte in jeder Situation über Kontroll- beziehungsweise Unterbrechungsmöglichkeiten verfügen. In der freien Interaktion haben sowohl Klient als auch Tier einen großen Verhaltensspielraum. So kann sich das Tier beispielsweise bei unangemessenem Verhalten zurückziehen. Für Klienten bietet die freie Interaktion vielfältige Möglichkeiten, in ganzheitlicher Form, beispielsweise im Spiel mit dem Tier, bewusst zu agieren und zu reagieren.

Die *gelenkte Interaktion* als absichtsvolle, geplante Situation mit mehr oder weniger präzisen Zielsetzungen stellt quasi das Gegenteil der freien Interaktion dar, so Vernooij und Schneider (2010). Sowohl der Klient als auch das Tier haben auf ihr Verhalten bezogen nur begrenzte Möglichkeiten, die vom Anbietenden zielführend auf bestimmte Einwirkungsbereiche fokussiert und gelenkt werden.

Die dritte Form der Interaktion beschreiben Vernooij und Schneider (2010) mit dem Begriff der *ritualisierten Interaktion.* Im Kontext mit der Tiergestützten Intervention ist ein Ritual etwas Konstantes, Gleichbleibendes oder immer Wiederkehrendes und für alle Beteiligten etwas Verlässliches. Als Beispiel gilt die schwanzwedelnde Begrüßung des Hundes mit einem Spielzeug im Maul beim Betreten des Raumes. Die Funktion liege darin, dass Rituale vielen Menschen Sicherheit geben, da sie etwas Vertrautes, Gewohntes und Beständiges darstellen, worauf sich die Menschen verlassen können. Die Freude, die aus sich wiederholenden, bekannten Situationen resultiere, könne zudem ein Gefühl von Kompetenz bewirken. Im Gegensatz zur gelenkten Interaktion kenne der Klient schon vorher den Situationsverlauf und weiß, was er zu tun hat. So biete es sich gerade bei kontaktscheuen, ängstlichen Menschen an, die Interventionssituationen zunächst zu ritualisieren.

Unsere Erfahrung zeigt, dass das Arbeiten mit den Interaktionsformen im Beziehungsdreieck von großer Wichtigkeit ist. Es erlaubt eine gezielte Therapieplanung, einen logischen Ablauf, die sinnvolle Umsetzung von Inhalten, die Orientierung an gesetzten Zielen und das individuelle Eingehen auf den Klienten oder Patienten. Alles in allem ist es ein Beitrag zum Wohle der Betroffenen und respektiert, dass das Therapiebegleittier nicht ständig unter gelenkter Interaktion stehen kann, sondern in der freien Interaktion auch einmal zur Ruhe kommen darf. Rituale vermitteln Sicherheit im Ablauf und strukturieren die Arbeit. Sie stellen letztlich einen maßgeblichen Beitrag zur Qualitätssicherung dar.

9.3 Funktionsformen in der Interaktion

In der Tiergestützten Intervention kann das Tier nach Vernooij und Schneider unterschiedliche Funktionen haben. Als wesentliche Funktionen können genannt werden:

Das Tier als:

- „Übergangsobjekt
- Motivationsobjekt
- Identifikationsobjekt
- Projektionsobjekt
- Situations-/Sozialkatalysator". (Vernooij und Schneider, 2010: 148)

Der Begriff des Übergangsobjekts wurde ursprünglich vom englischen Kinderarzt und Psychoanalytiker Donald Winnicott im Rahmen der psychoanalytischen Objektbeziehungstheorie geprägt. Er verstand darunter einen vom Säugling selbst gewählten Gegenstand, der den Raum zwischen ihm und seiner Mutter überbrücken kann. Es handelt sich dabei um Objekte wie ein Kuscheltier oder eine Schmusedecke, die den Übergang von der ersten frühkindlichen Beziehung zur Mutter hin zu reiferen Beziehungen ermöglichen. Vernooij und Schneider machen das Objekt zum Subjekt, wenn sie davon sprechen, dass das Tier als Übergangsobjekt fungieren könne, indem es die Kontaktaufnahme und den Beziehungsaufbau zwischen Klient und Anbietendem erleichtere. Allerdings sei die Bezeichnung „Übergangsobjekt" nicht dahingehend falsch zu verstehen, dass das Tier nach gelungener Beziehungsanbahnung aus der Interaktionssituation entfernt werden müsse. Es werde dann nur in einer anderen Funktion anwesend sein.

Des Weiteren könne das Tier, so Vernooij und Schneider (2010), die Funktion eines Motivationsobjektes einnehmen. Dabei könne es, beispielsweise zum Erlernen bestimmter Verhaltensweisen, zur Verbesserung bestimmter Kompetenzen oder für die Aktivierung individueller Ressourcen eingesetzt werden. Auch die Annahme, dass lediglich die Anwesenheit von Tieren beruhigend wirken kann, konnte empirisch nachgewiesen werden.

Für unbewusste Gefühle könne das Tier Identifikations- oder Projektionsobjekt sein, schreiben Vernooij und Schneider (2010). Das Tier biete insbesondere bezogen auf unbewusste Regungen und Gefühle vielfältige Möglichkeiten in der Tiergestützten Intervention. Im Umgang mit dem Identifikationsobjekt lassen sich eigene Wünsche, Bestrebungen, Schwierigkeiten oder Kontrollbedürfnisse eher ausleben oder bewältigen.

Das Tier sei in der Funktion als „Katalysator" zwar während der Sitzung anwesend, werde jedoch im Gegensatz zur Funktion als Übergangsobjekt nicht aktiv in die Arbeit mit einbezogen, so Vernooij und Schneider (2010) weiter. So könne schon nur die Gegenwart eines oder mehrerer Tiere beruhigen, vertrauenerweckend oder motivierend wirken. Davon ist auch bei Niepel (1998: 62, 67) die Rede:

> Der Hund ist „lediglich" anwesend, wirkt durch seine bloße Präsenz, denn das einfache Miteinander hat bereits therapeutische Wirkung – ohne eigens formuliertes therapeutisches Konzept. Das muss nicht zwingend bedeuten, dass das Mensch-Tier-Team keine Ausbildung absolviert hat.

9.4 Schlussbetrachtung

In der Interaktion Mensch-Tier geht es vor allem um nonverbale Kommunikation in den verschiedensten Facetten wie Körpersprache des Therapiebegleittieres, Berührung, innere Verbindung, Fühlen, etc. Es geht aber auch um das einfache und unkomplizierte Zusammensein mit einem Tier. Dabei spielen der Einbezug der Erklärungsmodelle der Mensch-Tier-Beziehung wie wir sie in Kapitel 2 vorgestellt haben eine bedeutende Rolle. Die Arbeit im Beziehungsdreieck basiert stark auf der Du-Evidenz und bildet in der Regel zu Beginn einer Therapie die Grundlage der tiergestützten Arbeit. Die Biophiliehypothese schwingt mit, sobald wir mit Tieren arbeiten, und bekommt draußen, in der Natur noch mehr Gewicht. Die Schichtenlehre nach Erich Rothacker (s. Kap. 2.5) kommt oft in den Funktionsformen der Interaktion zum Tragen. Wenn zum Beispiel das Therapiebegleittier im Klienten oder Patienten eine Erinnerung oder Gegebenheit aus der Kindheit anklingen lässt, kann es sein, dass das Tier zum Stellvertreter für Vater oder Lehrer wird, im Sinne eines Projektionsobjekts. Dauert eine Tiergestützte Therapie mindestens sechs Monate bis ein Jahr, wird die Bindungstheorie in der Regel mit nachhaltiger Wirkung beim Klienten oder Patienten zum Tragen kommen. Auch das Spiegelneuronenkonzept scheint in jeder professionell durchgeführten Tiergestützten Therapie ein mehr oder weniger großer Wirkfaktor zu sein. Es geht also im magischen Dreieck nicht nur um die digitale und analoge Kommunikation oder Interaktion in verschiedenen Formen und Funktionen. Es geht um Beziehung/Bindung und Wechselwirkungen von Mensch und Tier und um das Verständnis derselben. Das bedeutet, dass die Arbeit im Beziehungsdreieck komplex ist und dadurch äußerst anspruchsvoll für den Therapeuten. Aber gerade in dieser Komplexität liegt auch die Chance für den Klienten oder Patienten, sich über „die tierische Einfachheit" zu öffnen und eine Wegstrecke mit dem Mensch-Tier-Team in Angriff zu nehmen.

10. Hygiene und Risikomanagement

Wer sich der Tiergestützten Intervention verschrieben hat, ist aufgefordert, sich auch mit Hygiene, den möglichen Risiken von Tieren und diversen Vorbehalten gegen sie auseinanderzusetzen. Es gibt viel, was gegen Tiere in Institutionen im Allgemeinen oder im Besonderen spricht: Lärm, Gestank, Schmutz, Ansteckungsgefahr, Chaos, Allergien, Sicherheit, geregelte Abläufe, etc. Diese Liste ließe sich leicht fortführen und ist ein Grund dafür, dass Verantwortliche von Institutionen gar nicht über die Möglichkeit nachdenken, den Alltag und die Therapien durch die Anwesenheit von Tieren zu beleben oder zu erweitern. Neben den bereits genannten Vorbehalten kann man auch noch Sorgen um das Wohl der Tiere oder um die Arbeitsbelastung des Personals anführen. Wir möchten diese Bedenken keineswegs kleinreden. Sie sind durchaus berechtigt und wollen vor der Anschaffung von Tieren gut überlegt sein. Wir möchten den Bedenken allerdings auch nicht zu viel Gewicht einräumen und gehen deswegen nur kurz darauf ein, inwiefern sie eine Rolle spielen. Dabei spielt das Setting eine große Rolle: Kommen Patienten/Klienten zu mir und meinem Tier/meinen Tieren? Gehe ich mit ihm/ihnen stunden- oder tageweise in eine Institution? Schafft sich eine Institution Tiere an? Welche? Leben die draußen oder drinnen?

10.1 Bedenken gegen Tiere in Institutionen

Die Vorbehalte gegen den Einsatz von Tieren in der Therapie sind nach wie vor vielfältiger Natur. Da sind ganz allgemeine Bedenken gegen den Einsatz von Tieren in der Tiergestützten Intervention in Bezug auf

Hygiene, Zoonosen, Biss- und Kratzverletzungen u. ä. In der Tat gibt es eine Reihe von Erkrankungen, verursacht durch Parasiten, Bakterien, Viren oder Pilze, die vom Tier auf den Menschen und umgekehrt übertragen werden können. Dass Hunde beißen, Katzen kratzen, Pferde und Esel ausschlagen können und dass alle Tiere auch Dreck produzieren, lässt sich ebenfalls nicht leugnen. Solcherlei Bedenken spielen allerdings vor allem in Krankenhäusern, Pflegeheimen und ähnlichen Einrichtungen eine Rolle, wo eventuell schon geschwächte Menschen wohnen. Im Gefängnis oder einer Regelschule zum Beispiel ist ihnen nicht unbedingt mehr Bedeutung beizumessen als in Privatwohnungen auch. Die konkreteren Vorbehalte reichen von möglichen Infektionskrankheiten über Allergien, Unfälle bis hin zur Mehrbelastung des Personals.

10.2 Infektionen bzw. Infektionskrankheiten

Nach Weber und Schwarzkopf (2003) können Tiere, die in engster Gemeinschaft mit Menschen leben, tatsächliche oder potenzielle Infektionsquellen sein. Einerseits ist es möglich, dass die Tiere selbst an Infektionen mit Viren, Bakterien, Pilzen, Parasiten oder Würmern und Insekten erkranken, die auch beim Menschen Krankheiten auslösen können. Andererseits sei es möglich, dass klinisch gesunde Tiere Dauerausscheider oder Träger von humanpathogenen Erregern seien. Die vom Tier auf den Menschen übertragbare Infektionen und Infektionskrankheiten werden nach einer Definition der WHO (2010) als Zoonosen bezeichnet. Dies kann durch Parasiten, Bakterien, Viren und Pilze geschehen (für einen Überblick s. Greiffenhagen und Buck-Werner, 2007).

Bei Hunden wäre nach Weber und Schwarzkopf (2003) eine virusbedingte Zoonose, beispielsweise Tollwut. Campylobakteriose, Pasteurellose und Salmonellose zählen zu den bakterienbedingten Zoonosen. Unter den pilzbedingten Zoonosen wird Mikrosporie genannt und bei den parasitenbedingten Zoonosen Cryptosporiodose, Giardiose. Zusätzlich zu erwähnen sind der Fuchs- und Hundebandwurm sowie der Hundespulwurm.

Sieht man sich eine Zusammenstellung aller möglichen Zoonosen an, scheint die Gefahr durch von Tieren übertragbare Krankheiten immens. Genaue Zahlen gibt es jedoch kaum. Viele Zoonosen bleiben unerkannt, werden aus Urlaubsländern mitgebracht oder rühren vom Verzehr tierischer Nahrungsmittel her und nicht vom Kontakt mit dem lebenden Tier. Besonders bei Menschen mit einem geschwächten Immunsystem und bei Schwangeren sollten Gefahren und Nutzen des Kontakts mit Tieren auf jeden Fall sorgfältig abgewogen werden.

Laut Weber und Schwarzkopf (2003) kann den Infektionen zweigleisig präventiv begegnet werden. Einerseits, indem der Mensch geschult wird und sich adäquat verhält, beispielsweise durch Händedesinfektion nach Kontakt mit einem Tier, andererseits durch Gesundheitsfürsorge gegenüber dem Tier. Konkrete Maßnahmen sind:

- vollständige Impfung
- schnelles Entfernen von „Ektoparasiten" wie Läusen, Zecken, Milben oder Flöhen
- Tierarztbesuch bei Krankheitszeichen
- viermal jährliche, regelmäßige Entwurmung
- artgerechte Haltung mit genügend Auslauf und frischer Luft
- regelmäßige Reinigung des Aufenthaltsbereiches
- keine kranken oder verletzten Tiere einsetzen.

10.3 Allergien

Subtiler und in der Praxis für viele Menschen wesentlich relevanter als Zoonosen sind Allergien gegen Tiere. Sie können so stark ausgeprägt sein, dass jeglicher Kontakt mit Tieren oder nur ihren Haaren für den entsprechenden Menschen zur Qual wird. In solchen Fällen kommt der Einsatz entsprechender Tiere natürlich nicht in Frage. In Praxen oder anderen Institutionen lässt sich das Problem häufig lösen, indem die Räume strikt unterteilt werden in solche, die für das Tier zugänglich, und solche, die tabu sind.

Angst vor Allergien sollte auf keinen Fall dazu verleiten, Kinder generell von Tieren fernzuhalten. Obwohl Asthma im Kindesalter häufig mit Allergien gegen Tiere in Zusammenhang gebracht wird, gibt es auch Hinweise darauf, dass ein Zusammenleben mit Haustieren im ersten Lebensjahr das spätere Auftreten von allergischem Asthma reduziert (Hesselmar, 1999).

Weber und Schwarzkopf (2003) sind der Meinung, dass Tierhaare, Speichelbestandteile, Hautschuppen und vereinzelte Urinbestandteile als Auslöser oder Verstärker allergischer Reaktionen und mögliche Gesundheitsgefährdung durch Hunde beachtet werden müssen.

Allergien begegnet man am effektivsten, indem man die Betroffenen so wenig wie möglich dem jeweiligen Allergen aussetzt. Neben den weiter oben genannten Vorsichtsmaßnahmen sollten zur Prävention von Allergien folgende Maßnahmen getroffen werden:

- Das Tier sollte nicht im Bett des Menschen und möglichst nicht im Schlafzimmer schlafen.
- Der Ruheplatz des Tieres sowie Decken, Möbel und Teppiche im Raum sollten regelmäßig gereinigt werden.
- Der Tierkontakt sollte beim Auftreten von Ekzemen vorübergehend minimiert oder ganz gemieden werden.

10.4 Unfälle und Verletzungen

Generell kann auch beim gutmütigsten Tier ein versehentliches Zuschnappen oder Kratzen nicht völlig ausgeschlossen werden (Weber und Schwarzkopf, 2003). Hunde zeigen ihre Freude durch gelegentlich heftig und kaum kontrolliert erscheinende Bewegungsabläufe, hierzu gehört beispielsweise das Anspringen. Ebenso kann ein ausgeprägtes Territorialverhalten des Hundes gefährlich werden, wenn der Hund einen Fremden als potenziellen Eindringling in sein Revier entlarvt und angreift. (Therapiebegleittiere mit entsprechender Ausbildung und einem Eignungstest sollten diese Verhaltensweisen nicht [mehr] zeigen; Anm. der Autorinnen) Unfällen könne man bestenfalls präventiv mit artgerechtem Umgang und artgerechter Haltung begegnen, so Weber und Schwarzkopf (2003). Ein dem Tier gegenüber angemessenes Verhalten verringere die Gefahr von Unfällen. Man sollte sich beispielsweise vorsichtig nähern, und für Hunde müssen klare Regeln gelten.

10.5 Belastung und Personal

„Das Personal hat eh schon so viel Arbeit und kann sich nicht auch noch zusätzlich um die Tiere kümmern", ist eine Befürchtung, die fast immer geäußert wird, wenn eine Institution über die Anschaffung von Tieren nachdenkt.

Auf besonders eindrückliche Weise gelang es Honey, diese Bedenken zu zerstreuen. Honey war „vom ersten Beruf her" Blindenführhund und kam später als Stationsbegleithund in die geriatrische Caulfield-Klinik im australischen Melbourne. Auf zwei Stationen hatten 60 Patienten Kontakt zu ihm; zu einer dritten Station, die als Kontrollgruppe diente, hatte der Hund keinen Zugang. Psychologen, Beschäftigungstherapeuten und Studenten der tierärztlichen Fakultät beobachteten und dokumentierten, wie die Patienten auf Honey ansprachen. Die drei Versuchsleiter standen dem Experiment von Anfang an optimistisch gegenüber, bei den Ärzten und Pflegenden überwog jedoch das Misstrauen. Der Hund könnte die Station ins Chaos stürzen, würde laut bellend durch die Gänge rasen, sich den Menschen gegenüber aggressiv verhalten oder selber zu Schaden kommen, kurz: Er würde in erster Linie zusätzliche Arbeit machen und die Pflegenden damit zusätzlich belasten. Deshalb wurden als wichtiger Teil des Programms die Mitarbeitenden des Heims gründlich vorbereitet. Und erst als der letzte, immer noch eher abgeneigte Pflegende zustimmte, durfte Honey kommen. Seine Werte auf der Beliebtheitsskala stiegen von Monat zu Monat. Am Ende des Versuchs wollte keiner den Hund mehr hergeben, und das Experiment wurde von allen positiv beurteilt. Man war sich einig, dass die Vorteile die Nachteile bei weitem übertrafen (Cusack und Smith, 1984; Greiffenhagen und Buck-Werner, 2007).

10.6 „Nebenwirkungen" der Tiergestützten Therapie

Die Haltung von Tieren in Institutionen oder die Durchführung von Therapien mit Unterstützung von Tieren ermöglichen dem Klienten oder Patienten eine positive Beziehungsgestaltung im Sinne der Du-Evidenz. Wenn das eingesetzte Tier stirbt oder krank wird, kann das zu einer großen psychischen Belastung beim Klienten oder Patienten, beim Personal und beim Besitzer führen. Die Studie von Graf (1999) macht deutlich, dass der Verlust eines Tieres zu körperlichen und psychischen Einschränkungen führen kann. Es ist daher wichtig, die Ängste und Sorgen und insbesondere die Trauer um das Therapiebegleittier ernst zu nehmen. Das beinhaltet, Verständnis für die Trauer aufzubringen, individuelle Trauer zuzulassen und professionell mit Verlust umzugehen. Den Klienten oder Patienten soll geholfen werden, sich auf ein neues Tier umzustellen und einzulassen oder eine Zeit lang ohne Tier zurechtzukommen. Wenn sich der baldige Tod eines Tieres abzeichnet, kann es hilfreich sein, ihm in den letzten Tagen und Wochen die eigene innige Verbundenheit zu zeigen. Was nach dem Tod eines geliebten Menschen oder Tieres am meisten schmerzt, ist die ungelebte Liebe, das Erkennen, dass vieles nicht ausgedrückt oder gelebt worden ist.

Bergler (2000) gibt zu bedenken, dass die Tiergestützte Therapie demnach nicht ganz ohne Begleiterscheinung sei, da sie zu einer zu starken Bindung an das Tier führen und beim Verlust des Tieres unerwünschte körperliche und psychische Symptome hervorrufen könne. Setzt ein Besitzer sein Tier in der Therapie/Pädagogik ein, „teilt" er es für diese Zeit mit dem Patienten/Klienten. Danach müssen sich die beiden aber wieder trennen, was für Patienten schmerzlich sein kann. Anwender Tiergestützter Interventionen müssen sich all dieser möglichen Konsequenzen bewusst sein und sie in ihrer Arbeit berücksichtigen.

10.7 Schlussbetrachtung

Grundsätzlich sollte man die von einem Tier ausgehenden Gefahren nicht übertreiben. Immerhin leben in der Schweiz mehr als 2,8 Mio. Tiere – in der Regel ohne dass die Menschen davon krank werden.

Zusammenfassend kann gesagt werden, dass am Beispiel des Hundes der positive Einfluss auf den Menschen die mögliche Gefährdung übersteigt (Weber und Schwarzkopf, 2003). Das Risiko der Übertragung von viralen, bakteriellen, mykotischen oder parasitären Zoonose-Erregern kann durch Einhaltung hygienischer Maßnahmen sowie tierärztliche Überwachung, verbunden mit bestimmten Impfungen, erheblich reduziert werden. Das Risiko einer Allergie muss bei entsprechend disponierten Menschen im Einzelfall gegen den Gewinn an Lebensqualität abgewogen werden (Weber und Schwarzkopf, 2003).

Die Tatsache, dass es den Befürwortern von Tieren in Heimen mehrfach gelungen ist, sich vor Gericht gegen Hygiene- und Ordnungsbehörden durchzusetzen, zeigt, dass die gesundheitlichen Gefahren nicht generell das Aus der Tiergestützten Therapie bedeuten müssen (Greiffenhagen und Buck-Werner, 2007). Nicht vergessen werden darf, dass die Patienten oder Klienten eine starke emotionale Bindung zum Therapiebegleittier aufbauen können und auf seinen Befinden oder gar seinen Tod stark reagieren können. In diesem Fall muss der Therapeut auf jeden Fall entsprechend reagieren. Man sollte im Allgemeinen die möglichen Begleiterscheinungen einer Tiergestützten Therapie im Auge behalten, um im Sinne einer Prävention oder bei „Nebenwirkungen“ professionell handeln zu können.

11. Wissenschaft und Tiergestützte Intervention

11.1 Entwicklung der Forschung zu Tiergestützten Interventionen

Zahllose Einzelfallberichte, Anekdoten und Erfahrungsschilderungen aus der therapeutischen und pädagogischen Praxis verweisen auf die potentiell förderlichen Effekte der Beziehung und Interaktion mit Tieren. Wissenschaftlich untersucht und geprüft wurden diese Wirkungen dabei lange Zeit nicht. Erst seit den 1960er Jahren entwickelte sich langsam auch ein wissenschaftliches Interesse an Mensch-Tier-Beziehungen und Interventionen. Eine Vorreiterrolle nehmen hier die Arbeiten von Boris Levinson sowie die von Sam Corson und Elizabeth *O'Leary Corson ein.*

Boris Levinson wurde erstmalig in den 1960er Jahren in einer analytischen Kindertherapie darauf aufmerksam, dass sein zufällig anwesender Hund Jingles dazu beitrug, einen bis dahin nie erfolgreich behandelten Jungen für einen psychotherapeutischen Kontakt aufzuschließen. Dieser erste „Therapiebegleithund" wurde schon in der ersten Sitzung zum „Eisbrecher" in der Kommunikation und Interaktion mit dem sonst vollkommen verschlossenen Patienten. Dieser zeigte Interesse, näherte sich ohne Angst dem Hund, lächelte und streichelte ihn vor den völlig verblüfften Eltern. Langsam gelang es, in dem nun tiergestützten Therapieprozess die Beziehungsöffnung auf den Therapeuten zu transferieren. Jingles wurde zur Beziehungsbrücke zum menschlichen Partner.

O'Leary Corson und Corson wiederum bemerkten in den 1970er Jahren bei einer Verhaltensstudie an Hunden in der Nachbarschaft einer psychiatrischen Klinik, dass viele Psychiatriepatienten sich stark für die Tiere interessierten. Aufbauend auf dieser – wie auch in Levinsons Fall – eher zufälligen Beobachtung begannen sie, Tiere gezielt in die psychiatrische Behandlung zu integrieren. Patienten, die bis dahin kaum auf therapeutische Maßnahmen angesprochen hatten, waren im Gespräch über Tiere und im Kontakt mit Tieren aufmerksam und ungewohnt beteiligt. Sie durften die Tiere beobachten, berühren und streicheln, sie später auch mit auf ihr Zimmer und sogar mit sich ins Bett nehmen. Sie suchten sich einen „Freund" aus und versorgten ihn. Bei allen zeigte sich eine deutliche Verbesserung ihres Zustands, ihrer Kommunikationsfähigkeiten, der Interaktionen unter den Patienten und mit dem Personal. Ein junger, völlig in sich zurückgezogener Patient, der nur noch erstarrt im Bett lag, begann nach seinen ersten Kontakten mit einem Drahthaarfoxterrier wieder zu lächeln, zu sprechen, aufzustehen, zu spielen und zu reden und wurde schließlich zu anderen Therapieformen motiviert.

Diese beiden klassischen und viel zitierten Beispiele gelten einerseits als Meilensteine der wissenschaftlichen Beschäftigung mit den heilsamen Potenzialen von Mensch-Tier-Begegnungen, andererseits dürfen sie aber nicht zu der Annahme verleiten, dass das Thema seit den 1960/70er Jahren im wissenschaftlichen Mainstream angekommen sei. Im Gegenteil: die Pioniere in der Mensch-Tier-Forschung wurden zunächst eher belächelt oder kritisiert. Stanley Coren, langjähriger Professor für Psychologie an der British-Columbia-Universität, Canada, beschreibt seine erste Begegnung mit der Idee Tiergestützter Therapie und den Arbeiten von Boris Levinson in den 1960er Jahren wie folgt: Levinson hatte auf einem Meeting der American Psychological Association (APA) in New York ein Fallbeispiel seiner Tiergestützten Arbeit mit Jingles vorgestellt. Die Diskussion danach machte sehr deutlich, wie wenig überzeugt seine Psychiater- und Psychologenkollegen von dieser ‚Therapie' waren. Die Anwesenden reagierten durchweg amüsiert bis skeptisch. Ein Kollege habe Levinson etwa gefragt, welchen Anteil des Honorars er denn dem Hund für seine Arbeit auszahle. Stanley Coren ging nach dieser entmutigenden Erfahrung eher davon aus, nie wieder etwas von tiergestützter therapeutischer Arbeit zu hören (Coren, 2015). Zum Glück hat sich diese Befürchtung nicht bewahrheitet. Seit den 1980er Jahren wächst das wissenschaftliche Interesse an Mensch-Tier-Beziehungen und Tiergestützten Interventionen deutlich.

Die Forschung zeichnete sich dabei von Beginn an durch eine hohe Interdisziplinarität aus. Medizin und Veterinärmedizin, Ethologie, Psychologie und Soziologie, aber auch Philosophie, allgemeine Pädagogik und Sozialpädagogik beschäftigen sich insbesondere mit den „positiven" Gehalten der Beziehung zwischen Mensch und Tier – den physiologisch, psychologisch und sozial förderlichen Effekten von Mensch-Tier-Interaktionen. Forschung meint in der ersten Zeit dabei v.a. Einzelfallstudien, explorative Gespräche, Praxisbeobachtungen, Befragungen größerer Gruppen etc. Erst mit der Zeit wächst die naheliegende Kritik an oft nur einfachen, wenig systematisch geplanten und durchgeführten Interventionen und oft zu undifferenziert positiven, subjektivistischen und generalisierenden, nicht durch objektive Daten gedeckten Erfahrungsberichten. Die Ansprüche an die methodische Qualität der tiergestützten Arbeit und ihre Beforschung wachsen langsam.

Das in dieser Entwicklungsphase der Untersuchung Tiergestützter Intervention zentrale Buch „Companion Animals in Human Health" (Wilson & Turner, 1998) formuliert hier neue Ansprüche und klärt den Bedarf an systematischen Studien und Programmevaluationen mit anspruchsvollen Forschungsdesigns und Forschungsmethoden. Will das akademisch eher randständige und oft auch belächelte Feld der Mensch-Tier-Forschung und der Tiergestützten Intervention wissenschaftlich ernst genommen werden, bedarf es dringend empirisch belastbarer Befunde.

So mehren sich denn systematische Verhaltensbeobachtungen, hypothesentestende Kontrollgruppenstudien, Quer- und Längsschnittvergleiche größerer Untersuchungspopulationen, Laborexperimente und Feldexperimente. Die Multidimensionalität, die der Forschungsgegenstand braucht, führt in der Folge zur Durchführung quantitativer wie qualitativer Studien mit je spezifischen Aussagegehalten.

11.2 Die Forschungslandschaft heute

Zweifellos hat nicht nur die Tiergestützte Intervention, sondern auch die internationale Forschung zur Tiergestützten Intervention in den letzten Jahrzehnten große Fortschritte gemacht. Sie erlaubt nun umfassende Wirkungsreviews hinsichtlich der biopsychosozialen Wirkungsdimensionen (s. Julius et al., 2014) und Metaanalysen, die methodisch sehr exakt und differenziert die nachweisbaren Effekte tiergestützter Interventionsmaßnahmen offenbaren (u.a. Nimer & Lundahl, 2007).

Die internationale Forschungslandschaft hat sich in der jüngsten Vergangenheit deutlich verändert. An immer mehr Universitäten und Forschungseinrichtungen gibt es Arbeits- oder Forschungsgruppen und Lehr- und Weiterbildungsangebote zu den Themenfeldern Mensch-Tier-Beziehungen und Tiergestützte Interventionen (ein guter Überblick findet sich auf der Homepage des Animals and Society Institute: www.animalsandsociety.org/human-animal-studies/has-links/). Auch im deutschsprachigen Raum wird an einigen Universitäten und Forschungsinstituten zu Mensch-Tier-Beziehungen und Tiergestützten Interventionen geforscht. In Rostock, Hamburg, Bremen, Dresden, Köln, Bonn, München, Freiburg und anderen deutschen Städten existieren entsprechende universitäre Forschungsgruppen und/oder Professuren. Mit dem altersbedingten Ausscheiden der Hochschullehrer, die die Mensch-Tier-Forschung in Deutschland über lange Jahre implementiert und getragen haben und über die natur- und grundlagenwissenschaftliche Engführung der Psychologie besteht allerdings mancherorts auch die Gefahr, dass der erreichte Stand und hoffnungsvolle Entwicklungsperspektiven des Feldes verkümmern. Wo wissenschaftlicher Nachwuchs nicht (mehr) Fuß fassen kann, wird es keine Zukunft geben, wenn nicht außeruniversitäre Interessenverbände und Institutionen kompensierend fördernd und auch fordernd wirksam werden. Zu nennen ist hier etwa die Stiftung Bündnis Mensch & Tier, die neben vielen anderen Aktivitäten auch eine Arbeitsgruppe Mensch-Tier-Beziehung gegründet hat, in welcher Wissenschaftler und Wissenschaftlerinnen verschiedener Disziplinen zusammenarbeiten. In der Schweiz gibt es die Association Suisse de Zoothérapie (ASZ), die Society for Human-Animal Relationship, Research and Education (SHARRE), das REHAB in Basel sowie das Institut für interdisziplinäre Erforschung der Mensch-Tier-Beziehung, dessen Leiter, Dennis Turner, gleichzeitig Gründungsmitglied der ISAAT ist. In Österreich werden vielfältige Projekte und Studien von der Forschungsgruppe Mensch-Tier-Beziehung der Universität Wien unter Leitung von Kurt Kotrschal durchgeführt.

Auch die ESAAT setzt sich europaweit für eine Erforschung der Tiergestützten Therapie ein.

Die Forschung zu Mensch-Tier-Beziehungen und Tiergestützten Interventionen wird in den letzten Jahren u. a. dadurch weiterentwickelt, dass neue Förderprogramme etabliert werden. So fördern beispielsweise seit 2008 das WALTHAM Centre und das Eunice Kennedy Shriver National Institute of Child Health and Human Devleopment (NICHD) gemeinsam verschiedene Studien. Die Human Animal Bond Research Initiative (HABRI) Foundation bietet ebenfalls finanzielle Förderprogramme für Human-Animal-Studies. Außerdem betreibt die Stiftung das Fachportal HABRI Central, welches eine große themenspezifische Online-Bibliographie bereitstellt, Publikationsmöglichkeiten bietet und helfen soll, Forscher international stärker zu vernetzen.

Verschiedene Dachorganisationen setzen sich zudem seit mehr als 25 Jahren für die Vernetzung der internationalen und interdisziplinären Akteure und Vereinigungen aus Wissenschaft wie Praxis ein. Die 1990 gegründete International Association of Human-Animal Interaction Organizations (IAHAIO) vereinigt als Dachverband heute bereits mehr als 90 Mitgliedsorganisationen und -institutionen weltweit. Neben vielen weiteren Aktivitäten veranstaltet die IAHAIO alle drei Jahre eine internationale Konferenz (2019: Green Chimneys in Brewster, New York) und hat zudem 2016 ein neues Open-access-Journal ins Leben gerufen: „People and Animals: The International Journal of Research and Practice (PAIJ)“. Ein weiterer bedeutender Akteur in der internationalen Mensch-Tier-Forschung ist die International Society for Anthrozoology (ISAZ, 1991 gegr.), die u. a. die renommierte Fachzeitschrift „Anthrozoös: a multidisciplinary journal of the interactions of people and animals“ herausgibt. Als deutschsprachige Fachzeitschrift kann auf die „tiergestützte“ verwiesen werden (herausgegeben seit 2010 vom Institut für soziales Lernen mit Tieren), in der neben Berichten und Hinweisen aus der Praxis in kurzen Artikeln auch aktuelle Forschungsergebnisse präsentiert werden. Zu nennen ist hier mit Blick auf pferdegestützte Interventionen außerdem die „mensch & pferd international – Zeitschrift für Förderung und Therapie mit dem Pferd“. Ergänzt wird das Angebot an deutschsprachigen Fachzeitschriften seit 2014 mit „Green Care“, der Fachzeitschrift für naturgestützte Interaktion. Herausgeber ist der Verein GartenTherapieWerkstatt zusammen mit der Hochschule für Agrar- und Umweltpädagogik mit Sitz in Wien. Auch in dieser Zeitschrift findet man Artikel zu Studien und Forschungsprojekten.

11.3 Die Zukunft der Mensch-Tier-Forschung

Auch wenn die Praxis Tiergestützter Interventionen im Vergleich zur wissenschaftlichen Erforschung deutlich schneller und breiter expandiert, so bleibt doch festzuhalten, dass auch die Forschung in den letzten Jahren eine beachtliche Entwicklung durchlaufen hat, die sich immer weiter fortsetzt. Neben psychologischen, sozialen, kognitiven und emotionalen Wirkungsdimensionen, die untersucht werden, rücken vermehrt auch physiologische, hormonelle und neurologische Effektbestimmungen in den Fokus. So steht aktuell etwa verstärkt die These im Blickpunkt, wonach viele positive Effekte der Beziehungen zwischen Mensch und Tier mit der Ausschüttung des Hormons Oxytocin verknüpft scheinen. Das so genannte „Kuschel-" oder „Bindungshormon" Oxytocin wird als ein Schlüsselfaktor der potenziell förderlichen Effekte der Mensch-Tier-Beziehung betrachtet.

Seit einiger Zeit ist mit Blick auf die untersuchten Parameter wie auch hinsichtlich der Untersuchungsanlagen allerdings tendenziell auch eine neue Engführung zu beklagen, die ein inzwischen reiches und vielfältiges, aber noch lange nicht erschöpfend ausgeforschtes Feld einzugrenzen droht – ein Feld, in dem bislang etwa biografische Erzählungen und teilnehmende Einzelfallbeobachtungen etc. neben standardisierten Testverfahren, medizinisch-organischen Diagnosen und kategorialer Verhaltensregistrierung standen und „multidimensionale" Interventionen auch „multidimensionale" Erfassung erfuhren. Mit einer alleinigen Orientierung an bestimmten forschungsmethodischen Standards der Medizin und Psychologie – vor allem einer starken Fokussierung auf quantitative Forschung in Form von RCT-Studien sowie der einseitige Konzentration auf endokrinologische Parameter oder bildgebende Verfahren – zur Überprüfung der Wirksamkeit von Tiergestützten Interventionen können die Effekte und insbesondere die Bedingungen und Mechanismen, die diesen zugrunde liegen, nicht umfänglich und differenziert erfasst werden.

In anderer Hinsicht ist die aktuelle Entwicklung der Forschungsaktivitäten hingegen sehr positiv zu werten. Lange Zeit wurde in der Praxis Tiergestützter Interventionen wie der Erforschung ihrer Wirkungen das Wohlbefinden der Tiere weitgehend außer Acht gelassen. Hier zeigt sich erfreulicherweise langsam ein Perspektivenwechsel, der sich zukünftig hoffentlich fortsetzen wird. In Form von endokrinologischen Messungen (v.a. des Cortisolspiegels) und/oder Verhaltensbeobachtungen (u.a. der so genannten „calming signals“) wurde in verschiedenen Studien versucht, den Stresslevel von Hunden in Tiergestützten Interventionen zu erfassen (u.a. King et al., 2011; Glenk et al., 2014). Auch wenn die Untersuchungsergebnisse dabei noch keine eindeutigen Schlüsse erlauben, sind die Studien dennoch von hoher Bedeutung, indem sie den Blick auf die lange in Praxis wie Forschung übersehenen, zentralen Akteure in Tiergestützten Interventionen richten: auf die Tiere selbst.

Sowohl hinsichtlich der Wirkungen auf die beteiligten Tiere als auch bezüglich der Effekte auf die Adressaten Tiergestützter Interventionen weist der aktuelle Forschungsstand in verschiedener Hinsicht auch heute noch große Lücken auf und lässt verschiedene Fragen offen. Die vorliegenden Studienergebnisse sind sehr heterogen und aufgrund großer Unterschiede in den Studiendesigns, den Erhebungsverfahren und den Zielvariablen kaum vergleichbar. Viele Untersuchungen beziehen nur kleine, teilweise sehr selektive Stichproben ein und erbringen keine belastbaren Ergebnisse (geringe Power/kleine Effektstärken). In einem großen Teil der Studien werden zudem Hunde als „therapeutische Helfer” eingesetzt. Zu den Effekten tiergestützter Interventionen erbringen diese Untersuchungen genau betrachtet also keine Ergebnisse – auch wenn sie oft so interpretiert werden –, sie verdeutlichen nur die positiven Wirkpotenziale hundegestützter Arbeit. Die Frage, ob und wie die Interaktion mit Kaninchen, Lamas oder Katzen ähnliche Effekte erbringen kann, bleibt zunächst unbeantwortet. Weitere offene Fragen sind: In welchem Setting (Einzel- oder Gruppensetting, Innenräume oder Außengelände etc.) können die Ziele einer bestimmten Tiergestützten Intervention am besten erreicht werden? Für welche Klienten eignet sich welche Form Tiergestützter Arbeit am besten? Welche Kovariate (Haltung eigener Haustiere, Ausprägung der Affinität zu Tieren, soziodemographische Variablen wie Alter, Bildungsgrad etc.) beeinflussen die Wirkungen Tiergestützter Interventionen? Mit welcher Dauer und Frequenz bzw. mit welchen spezifischen Elementen sind die Ziele am besten erreichbar? Sind die Effekte tatsächlich auf den Einbezug des Tieres rückführbar oder gibt es andere Wirkfaktoren? Zeigen sich in der Interaktion mit einem Hund andere Wirkungen als mit einem Tier-Roboter oder einem Plüschtier? Haben Tiergestützte Interventionen Vorteile gegenüber anderen therapeutischen Maßnahmen? Wirkt die Tiergestützte Intervention auch auf die Durchführenden selbst und welche Effekte zeigen sich bei den eingesetzten Tieren? Welche Risiken und Nebenwirkungen können auftreten? Viele dieser Fragen stellen sich auch und vor allem in der Alltagspraxis derjenigen, die mit ihren Tieren in verschiedensten Praxisfeldern arbeiten. Eine zentrale Aufgabe zukünftiger Forschungsarbeiten sehen wir darin, in enger Zusammenarbeit zwischen Wissenschaft und Praxis hierauf Antworten zu finden.

Vergleichsweise wenig ist bislang über die Wirkmechanismen bekannt, die den positiven Effekten Tiergestützter Intervention zugrunde liegen. Der Stand der Theoriebildung zu Mensch-Tier-Beziehungen und ihren potenziell förderlichen Wirkungen bleibt eher unbefriedigend. Den generellen Trends der jeweils dominanten philosophischen, psychologischen, biologischen und medizinischen Theorieentwicklung zu verschiedenen Zeiten folgend, entwickelten sich auch die prominenten Theorien zur Grundlage der Wirkungen Tiergestützter Intervention (u. a. die Biophilie-Hypothese, das Konzept der Du-Evidenz, bindungs- oder kommunikationstheoretische Implikationen, siehe auch **Kapitel 2**). Das heißt nicht, dass diese Theorien einander ablösen würden. Sie existieren vielmehr parallel zu einander – je nach theoretischer Verortung der jeweiligen Wissenschaftler teilweise mit einem nicht haltbaren Geltungsanspruch hinsichtlich der Erklärungspotenziale. Zunehmend treten Versuche einer abgestimmten Verknüpfung und Integration existierender Ansätze auf. Vielversprechender als die Versuche der Entwicklung *eines* allgemeinen Erklärungsmodells zur Wirkung von Mensch-Tier-Beziehung und Tiergestützter Intervention erscheint es uns heute, nach spezifischen Wirkungsmodellen für spezifische Mensch-Tier-Begegnungen zu suchen (siehe z. B. die Übersicht zu potenziellen Wirkfaktoren in Tiergestützten Interventionen mit demenziell erkrankten Menschen in Wesenberg, 2015).

Trotz all der berechtigten Forderungen nach einer Fundierung und Ausweitung der Untersuchungen zum Wirksamkeitsnachweis Tiergestützter Interventionen und einer verstärkten theoretischen Grundlegung der Wirkpotenziale bleibt unseres Erachtens aber auch die schlichte Erkenntnis bestehen, dass wir Mensch-Tier-Begegnungen in ihrer Einzigartigkeit und Vielgestaltigkeit niemals vollständig erklären und begreifen werden – und dies auch nicht müssen. In diesem Sinne schließen wir uns Aubrey Fine und Alan Beck an, die die Begrenztheit aller Forschungsbemühungen zur Erklärung von Mensch-Tier-Beziehungen sehr treffend zusammenfassen:

> It is inevitable that science will provide us with clearer explanations of why and how, but perhaps we may never be able to capture clearly the healing power that comes from a loving relationship – either between humans or between humans and other species [...] We need to appreciate that there are elements of life that can never be fully explained but only witnessed.
> *Fine und Beck, 2015: 8-9*

12. Qualitätsmanagement in der Tiergestützten Therapie

> Qualität ist relativ. Sie ist abhängig von der Position des Betrachters und damit abhängig von Zielen, Erwartungen, Festlegungen.
> *(Nübling und Schmidt, 1998: 55)*

Im neuen Feld der Tiergestützten Intervention wird je länger je mehr der Ruf nach Qualitätssicherung laut. Der Begriff Qualität wird je nach Berufsfeld unterschiedlich verwendet und kann nicht in allen Bereichen gleich gehandhabt werden.

Wir alle haben unsere eigenen Erfahrungen mit Qualität gemacht. Sei es mit einem neuen Gerät, das nicht wie vom Anbieter versprochen funktionierte, einem Essen in einem Restaurant, das nicht mundete, einer unfreundlichen Beratung auf einer sozialen Institution oder mit unbefriedigenden, autoritären Informationen von Anbietern im Gesundheits- und Sozialwesen. Aufgrund solcher Erfahrungen hat sich jeder von uns eine eigene Vorstellung von Qualität zurechtgelegt. Zudem ist die Definition von Qualität stark abhängig von den individuellen Vorstellungen und Ansprüchen.

Carola Otterstedt (2007) widmete als eine der Ersten in der deutschsprachigen Region der Qualitätssicherung in der Tiergestützten Arbeit ein Kapitel. Sie sieht ihre Impulse als Grundlage für eine künftige Professionalisierung, die eine Diskussion über Tiergestützte Therapie beinhalten muss. Sie erwähnt unter anderem: Standards, Richtlinien für die professionellen Begleiter, wie sie ihr Tier artgerecht einsetzen können, und Hinweise für die Klienten, wie seriöse und professionell gestaltete Tiergestützte Therapie aussehen kann. Sie misst dem fachlichen Austausch sowie der Vernetzung der Aktiven eine hohe Priorität bei und befürwortet die Gründung eines Verbandes für Tiergestützte Intervention. Vernooij und Schneider (2008) starteten einen weiteren Versuch, das Bewusstsein für die Qualitätsdiskussion im Fachbereich der Tiergestützten Therapie zu stärken. Wohlfarth und Mitarbeiter führen die Diskussion über Qualität bei Tiergestützter Intervention weiter oder stoßen sie von neuem an, mit dem Versuch einer Vertiefung und einer Weichenstellung (Wohlfarth et al., 2013). Ebenso zeigen Jablonowski und Köse (2012) und Beetz (2012) Ansätze zur Qualitätsverbesserung auf.

Immer mehr Therapeuten und Institutionen sind um eine konzeptionelle Erfassung ihrer Tiergestützten Interventionen, um eine Evaluation und um Qualitätssicherung bemüht. ESAAT und ISAAT haben die Qualitätssicherung im Sinne einer Akkreditierung von Aus- und Weiterbildungen im Rahmen der Tiergestützten Therapie auf die Beine gestellt und arbeiten in diesem Bereich immer enger zusammen. Auf Tagungen nehmen entsprechende Diskussionen viel Raum ein. Das 6. Internationale TAT-Symposium der österreichischen Organisation „Tiere als Therapie" im Jahr 2012 in Wien stand ganz im Zeichen der Professionalisierung und bot mehrere Workshops und Vorträge zum Thema Qualität, Qualitätssicherung und Qualitätsstandards an. Und beim ersten von ISAAT und ESAT zusammen mit der Pädagogischen Hochschule Freiburg veranstalteten Kongress „Tiergestützte Therapie und Pädagogik – Innovationen in Forschung und Praxis" im Jahr 2013 gab es einen sehr gut besuchten Workshop zum Thema „Qualitätssicherung in der Tiergestützten Therapie und Pädagogik aus Interdisziplinärer Sicht". Dabei wurde auch die Frage aufgeworfen, wer denn Qualitätsstandards brauche und wozu sie dienen könnten. Ob damit wirklich eine allgemeine Verbesserung der Arbeit einhergeht, wird von vielen Stellen bezweifelt. Viele Praktizierende verbinden mit dem Ruf nach Qualitätsstandards vor allem eine Abgrenzung von weniger gut (intensiv?) ausgebildeten Kollegen und die Hoffnung auf Anerkennung, also Bezahlung ihrer Arbeit durch Krankenkassen, Jugendämter etc. Immer wieder wurde auch deutlich, dass bei der Erarbeitung von Qualitätsstandards das Tierwohl eine entscheidende Rolle spielen muss und dass es nicht nur um die Effekte der Arbeit gehen kann. Bis zu einer einheitlichen Definition von Qualität oder gar allgemein anerkannten Qualitätsstandards, da waren sich alle einig, ist es auf jeden Fall noch ein weiter Weg, der mit viel Arbeit verbunden ist.

Wollen wir das neue Berufsfeld der Tiergestützten Interventionen künftig professionalisieren, ist es unabdingbar, zuallererst eine für alle Beteiligten verbindliche Definition von Qualität als Richtschnur für ihre Tätigkeit zu schaffen.

12.1 Definition von Qualität

Der Ursprung des Wortes Qualität ist auf den lateinischen Begriff *qualitas* zurückzuführen, der mit „Eigenschaft" oder „Beschaffenheit" übersetzt werden kann (Bibliographisches Institut, 2013). In diesem Sinn beschreibt sie die Wesensmerkmale eines Gegenstandes, ohne eine Wertung vorzunehmen. Im allgemeinen Sprachgebrauch wird Qualität häufig mit „Güte" oder „Wert" beschrieben, so Gissel-Palkovich (2002). Diese Vorstellung impliziert, dass Qualität einen bestimmten Wert auf einer Skala darstellt. Die soeben aufgeführten Definitionen von Qualität haben laut Wächter (2006: 31) „den Anspruch der Allgemeingültigkeit und müssen für einzelne Berufsfelder angepasst werden".

Eine weithin akzeptierte Konkretisierung des Qualitätsbegriffes für das Gesundheitswesen wird durch die US Joint Commission in the Accredition of Health Organizations JCAHO formuliert. In der Übersetzung ins Deutsche durch Ollenschläger (2001: 98) wird Qualität im Gesundheitswesen als: „der unter Anwendung des derzeitigen Wissens vom medizinischen Versorgungssystem erreichte Grad der Wahrscheinlichkeit, für den Patienten erwünschte Therapieresultate zu erzeugen und unerwünschte Behandlungsergebnisse zu vermeiden".

In einer Veröffentlichung der deutschen Bundeszentrale für gesundheitliche Aufklärung BZgA wird Qualität im Gesundheitswesen als „das Ausmaß, in dem Gesundheitsleistungen für Individuen und Populationen die Wahrscheinlichkeit erwünschter gesundheitlicher Interventionsergebnisse erhöhen und mit dem gegenwärtigen Wissensstand übereinstimmen" (BZgA, 2005: 132) bezeichnet. Essentiell sei nach Beholz (2003) bei einer zeitgemäßen Definition des Qualitätsbegriffs die Beziehung von konkret gemessenen Merkmalen zu den vorher festgelegten Anforderungen, die ein Produkt oder eine Dienstleistung erfüllen soll.

Auf die Tiergestützte Intervention adaptiert, könnte die Definition in Anlehnung an JCAHO (1990) wie folgt lauten: „Qualität ist der unter Anwendung des derzeitigen Wissens des Fachbereiches Tiergestützte Therapie erreichte Grad der Wahrscheinlichkeit, für die Klienten beziehungsweise die Patienten, erwünschte Therapieresultate zu erzeugen und unerwünschte Wirkungen zu vermeiden." Qualität soll und muss effektiv, klienten- und patientenorientiert, messbar, überprüfbar, entwicklungsfähig, machbar und bezahlbar sein. Anders und einfacher ausgedrückt: Qualität überprüft die Übereinstimmung von Soll und Ist. Oder: Qualität ist der Gradmesser der Zufriedenheit der Kunden oder Patienten und Leistungserbringer. Letzteres ist aus Sicht der Autorinnen einer der wichtigsten Aspekte im Bereich der Qualitätsdimensionen, berücksichtigt aber nur die Ergebnisqualität. Adaptiert auf die Tiergestützte Therapie resultiert folgende Fragestellung: Stimmen die erbrachten Therapieleistungen mit den Zielen des Klienten oder Patienten und den Zielen der Therapeutin überein und wurde der artgerechte Einsatz des Tieres sowie das Tierwohl berücksichtigt? Auf die Qualitätsbewertung ausgeweitet kann eine mögliche Fragestellung lauten: Wie hoch sind die Differenzen zwischen den Zielen als Anforderung, der Klientenzufriedenheit und dem Grad der erreichten Ziele seitens des Therapieplanes? Und: Ist das Therapiebegleittier immer noch freudig und stressfrei an der Arbeit?

Um dies zu planen, festzuhalten und messbar zu evaluieren, bedarf es spezifischer Qualitätsinstrumente, die sich für die spezielle Interaktion Mensch-Tier eignen. Angesichts der Komplexität des Qualitätsbegriffs ist es sinnvoll, mehrere Dimensionen von Qualität zu differenzieren; diese werden im folgenden Abschnitt vorgestellt.

12.2 Qualitätsdimensionen

Bei der Sicherung, Erhaltung, Optimierung und Entwicklung von Qualität gilt es, verschiedene Kategorien zu beachten. Avedis Donabedian veröffentlichte 1966 seine auf dem amerikanischen Gesundheitswesen basierenden Überlegungen zur Umsetzung von Qualität. Donabedian könne, laut Julio (2000), als Vater der Qualitätsdiskussion bezeichnet werden. Seinen Arbeitsschwerpunkt widmete er der Qualitätsforschung im Gesundheitswesen, einem Feld, das er als Erster innerhalb von Medizin und Pflege bearbeitete. Donabedian umschreibe Qualität als den Grad der Übereinstimmung zwischen dem Pflegeergebnis und den zuvor formulierten Zielen durch die Klienten beziehungsweise den im Therapieplan festgelegten Zielen. Auch die heute noch relevante Unterscheidung in Struktur-, Prozess- und Ergebnisqualität als zentrale Qualitätsdimensionen in der gesundheitlichen Versorgung gehe auf Donabedian zurück (Julio, 2000). Ab und zu werden die drei Dimensionen durch eine vierte ergänzt, die Planungs-/Konzept-/Assessmentqualität (Ruckstuhl et al., 2001; s. **Abb. 12-1**).

Nach Auer (2004) gehe Donabedian davon aus, dass alle drei Qualitätsdimensionen in einem Zusammenhang stehen und sich gegenseitig beeinflussen. Die Strukturen wirkten auf die Prozesse, und diese bestimmten die Ergebnisqualität, die wiederum dazu führt, dass Prozesse und Strukturen geplant und verändert werden. Dabei dient die Struktur als Basis für gute medizinische, therapeutische und pflegerische Leistungen, und der Prozessqualität kommt für die Erzielung ebendieser eine zentrale Bedeutung zu (Auer, 2004). Wegen seiner Anschaulichkeit und Praktikabilität wurde dieses Konzept zunächst in anderen Bereichen des Gesundheitswesens aufgegriffen. Donabedian hat ein Ordnungssystem geschaffen, das allen Bemühungen sozialer Organisationen um Qualität zugrunde liegen müsste.

Für die Kernprozesse in Gesundheitseinrichtungen sei laut Zollondz (2006) ein Zusammenhang zwischen Prozess und Struktur unmittelbar ersichtlich, jedoch nahm Donabedian eine lineare Beziehung an, die in der Praxis so nicht auffindbar sein müsse. Eine Hauptschwierigkeit liege auch darin, dass Donabedian davon ausgehe, dass zwischen den drei Dimensionen ein kausaler Zusammenhang bestehe. Dies würde bedeuten, dass eine Verbesserung der strukturellen und prozessualen

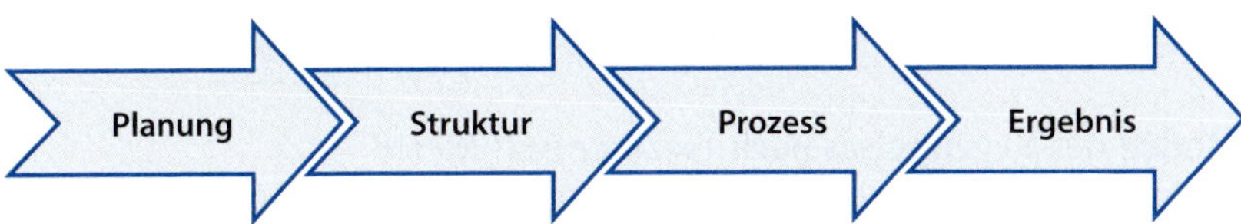

Abbildung 12-1: Qualitätsdimensionen. (In Anlehnung an das Landeszentrum Gesundheit, NRW)

Qualität automatisch zu einer Verbesserung des Ergebnisses führen würde. Jedoch sei gerade dies in Gesundheitseinrichtungen schwer nachzuweisen, da eine perfekte Durchführung einer Behandlungs- oder Pflegeleistung nicht zwangsläufig ein optimales Behandlungsergebnis erbringe. Man müsse nämlich davon ausgehen, dass Krankheit kein statischer, ausschließlich von einer definierten äußeren Intervention abhängiger Zustand sei.

Im Folgenden werden die drei respektive vier Qualitätsdimensionen nach Donabedian genauer erläutert und auf die Tiergestützte Therapie mit geeigneten Modellen adaptiert und illustriert.

12.2.1 Die Planungs-/Konzept-/Assessmentdimension

Die Assessmentqualität sei laut Trojan (2001) ausschlaggebend für eine effektive Zielerreichung und lasse sich im Wesentlichen durch vier Parameter ausdrücken. Eine wesentliche Voraussetzung für die Beurteilung von Qualität sei die Bestimmung von:

1. Interventionszielen
2. Zielgruppen
3. Strategien und
4. Kooperationspartnern.

Um Ziele und Zielgruppen zu bestimmen, muss ein Bedarf an gesundheitsbezogenen Leistungen innerhalb der Bevölkerung festgestellt worden sein (Friedrich Ebert Stiftung, 2006). Ferner müssen einer qualitativ hochwertigen Intervention epidemiologisch erhobene Maßzahlen zugrunde liegen. Die verwendeten Strategien müssen den spezifischen Merkmalen der Zielgruppe angepasst sein und sollten auf ihre Wirksamkeit hin überprüft worden sein. Ein letzter Punkt seien vorliegende Kenntnisse über rechtliche, kulturelle und politische Rahmenbedingungen der Intervention (Friedrich Ebert Stiftung, 2006).

Modell des Regelkreises nach Fiechter und Meier

Bezogen auf die Definition von Qualität und die Komplexität eines Qualitätsmanagements bildet das Modell des Regelkreises nach Fiechter und Meier (1981) im Sinne des Therapieprozesses beziehungsweise der Planung in der Tiergestützten Therapie das Herzstück der Qualitätssicherung (s. **Abb. 12-2**). Es stellt zusammen mit dem Modell des Lebens (s. S. 282) die wichtigste Dimension im aktuellen und künftigen Qualitätsmanagement dar.

Der Regelkreis ist ein theoretisch-praktisches Arbeitsinstrument, das einen systematischen Handlungsablauf der Therapie skizziert. Die Planung und Umsetzung des Therapieprozesses ermöglicht eine laufende Einschätzung der Situation des Klienten oder Patienten, gewährleistet Kontinuität in der Therapie, bildet die Basis für die Zielüberprüfung, führt zu Klienten-/Patienten- und Therapeutenzufriedenheit, respektiert das Therapiebegleittier als Partner mit Bedürfnissen und Rechten

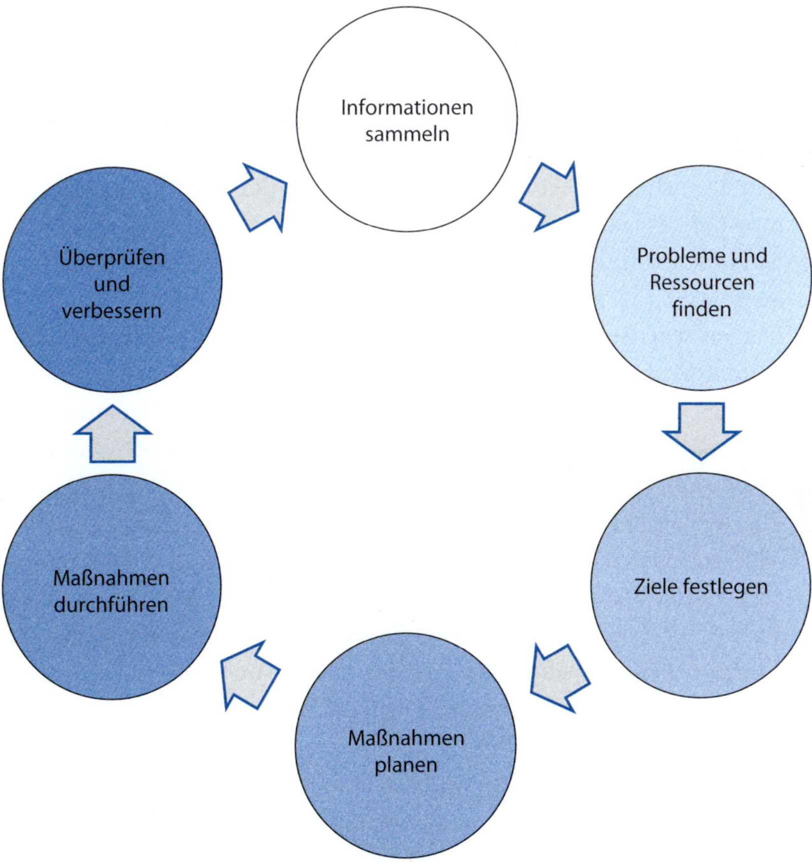

Abbildung 12-2: Regelkreis. (In Anlehnung an Fiechter und Meier, 1981, S. 31)

und ist ein wesentlicher Teil der Qualitätssicherung. Die Dokumentation der Therapie, wie sie der Regelkreis vorgibt, ist letztlich der Leistungsnachweis für die Kosten-/Nutzenanalyse einer professionalisierten Tiergestützten Therapie. Sie ist Voraussetzung und Verhandlungsbasis für eine künftige Kostenübernahme durch Krankenkassen und andere Institutionen.

Nachstehend werden die sechs Punkte des Regelkreises auf der Grundlage der Informationssammlung, wie sie das Modell des Lebens vorgibt, genauer beschrieben:

1. Der Bedarf, die Probleme, die Ressourcen, die Fähigkeiten, die Handlungsmöglichkeiten und der Grad der Bereitschaft zur Mitwirkung sollten gemeinsam mit dem Klienten oder dem Patienten erhoben und geplant werden.
2. Die künftigen Ziele der Dienstleistung sollen soweit wie möglich mit dem Betroffenen ausgehandelt werden. Sie müssen transparent sein. Sie sind der Qualitätsmaßstab für den Klienten oder Patienten und den Dienstleister. Sie sind nach dem SMART-Prinzip (spezifisch, messbar, erreichbar, realistisch, terminiert) zu formulieren.
3. Es ist sinnvoll, kurz-, mittel- und langfristige Ziele oder Nah- und Fernziele zu formulieren.
4. Die entsprechenden Maßnahmen sollten mit dem Klienten oder Patienten geplant werden und die Machbarkeit insbesondere auch für das Therapiebegleittier nachgewiesen sein. Das bedeutet, die Ziele sollten möglichst plausibel sein, damit die Motivation zur Mitwirkung gewährleistet ist.
5. Bei der Durchführung der Maßnahmen übernimmt bei klassischen Methoden der Dienstleister die Rolle der Steuerung und des Motivators. In der Tiergestützten Therapie fungiert das Tier als Motivator, Eisbrecher und Türöffner. Das ist von großer Bedeutung, da die Klienten oder Patienten im Bereich des Gesundheits-, Sozial- und Bildungswesens oft eine fragile Disposition mitbringen und nur eingeschränkt mitwirken können.
6. Die festgelegten Ziele sollen in einem bestimmten Zeitraum erreicht werden. Ziele und die dazugehörenden Maßnahmen müssen ausgewertet werden. Das beinhaltet, dass die Differenz zwischen der Zielerreichung und dem Erfolg evaluiert werden muss und dies

soweit möglich in Zusammenarbeit mit dem Klienten oder Patienten. Es sollten stets die Fragen gestellt werden: „Ist der Therapieplan erfüllt? War er sinnvoll? Wurde das Therapiebegleittier artgerecht eingesetzt und zeigt es nach wie vor Freude an seiner Arbeit?" Nach jeder Zwischenevaluation oder Endevaluation sollten neue Ziele mit entsprechenden Maßnahmen und Ressourcen festgelegt werden.

Therapieplanung bedeutet, dass die Tiergestützte Therapie sich an den Gegebenheiten, Bedürfnissen, Fähigkeiten, Ressourcen und Defiziten des einzelnen Menschen in der aktuellen Lebensphase/Lebenssituation ausrichtet und immer prozesshaft verläuft. Ebenso berücksichtigt sie den Einsatz des Therapiebegleittieres entsprechend seinen Bedürfnissen, Fähigkeiten und der zur Verfügung stehenden Infrastruktur.

12.2.2 Die Prozessdimension

In der Prozessqualität fließen Elemente der systematischen Organisationsentwicklung, Evaluation und des Prozessmanagements zusammen. Rahmenkonzept und Selbstverständnis müssen sich entsprechend der dynamischen Definition von Qualität ständig fortentwickeln (Trojan, 2001). Weitere zentrale Bestandteile der Prozessqualität betreffen das Projektmanagement, -controlling sowie den Umgang mit Mitarbeitern und Kooperationspartnern. Auch welches Qualitätsmanagementkonzept innerhalb der Intervention vorliegt, ist für die Prozessqualität von Bedeutung (Ruckstuhl et al., 2001).

In Kapitel 2 haben wir einen Abriss der Konzepte und Modelle der Mensch-Tier-Beziehung aufgezeichnet. Sie sind unzureichend, wenn es um die Erfassung der Therapiesituation und das Aufstellen von Qualitätsmerkmalen geht. Sie ergänzen aus unserer Sicht den Therapieprozess im Sinne eines tieferen Verständnisses der Wirksamkeit, die Tiere auf Menschen haben, und ermöglichen so ein effizienteres Erreichen der gesetzten Ziele. In der Pflege wird für die gesamte Dokumentation gemäß dem Regelkreis nach wie vor am meisten auf das Modell des Lebens nach Roper und Mitarbeiter (Roper et al., 2002) zurückgegriffen, ergänzt mit den aktuellen Pflegediagnosen. Das Modell des Lebens kann mit wenigen Anpassungen in der Tiergestützten Therapie in fast allen Berufsfeldern angewendet werden. Die folgenden Ausführungen basieren auf unserem breiten theoretischen und praktischen Wissen und Können im Gesundheits- und Sozialwesen. Die theoretischen Hintergründe haben wir uns über Jahrzehnte in Ausbildungen und Weiterbildungen und Dozententätigkeiten angeeignet und durch verschiedenste Praxisfelder komplettiert. Maßgeblich beeinflusst haben uns Roper und Mitarbeiter (Roper et al., 2002) und Juchli (1997). Wir adaptieren diese Modelle mit unserem Erfahrungswissen auf das Feld der Tiergestützten Therapie. Außergewöhnlich ist in der Interaktion Mensch-Tier, bzw. im Beziehungsdreieck die Tatsache, dass auch das Tier mit seinen Bedürfnissen, seiner Individualität und seinen Möglichkeiten berücksichtigt werden muss.

Nach Roper und Mitarbeitern (Roper et al., 2002) sowie Juchli (1997) ist es oberstes Ziel in der Therapie, den Menschen nicht symptombezogen, also entsprechend der Pathogenese zu betrachten, sondern wie in Kapitel 3.2 über die Salutogenese skizziert, individuell, ganzheitlich und mit dem Fokus auf Gesundheitsförderung, Prävention, Ressourcen und Bewältigungsstrategien. Therapie soll sich stets am täglichen Leben, an der aktuellen Lebenssituation, den Lebensereignissen und dem Schweregrad der Störung orientieren. In diesem Zusammenhang möchten wir auch noch einmal auf die WHO-Definition von Gesundheit als körperlichem, geistigem und sozialem Wohlbefinden verweisen. Tiergestützte Interventionen fördern Prozesse zur Gesundung und Gesunderhaltung. Das sind Prozesse, die nicht nur die Abwesenheit von Krankheit anstreben, sondern ein physisches, mentales, soziales und spirituelles Wohlbefinden ermöglichen.

Zielorientierte Therapie bedeutet, den Klienten oder Patienten zu unterstützen, Probleme/Störungen im Zusammenhang mit den Aktivitäten des täglichen Lebens zu erfassen, zu vermeiden, zu lösen, zu lindern oder zu bewältigen sowie entsprechende Ressourcen und Bewältigungsstrategien zu finden. Der gesamte Therapieprozess wird von verschiedenen Faktoren beeinflusst. Das zeigt sich am besten am Modell des Lebens nach Nancy Roper und Mitarbeitern (Roper et al., 2002), das im Folgenden detailliert und durch die Autorinnen auf die Tiergestützte Therapie angepasst beschrieben wird.

Adaptiertes und erweitertes Modell des Lebens für die Tiergestützte Therapie

Das Modell des Lebens (**Abb. 12-3**) wurde in den 1970er Jahren von der Pflegetheoretikerin Nancy Roper zusammen mit Winifred W. Logan und Alison J. Tierney entwickelt und besteht aus folgenden fünf Komponenten:

1. Lebensspanne
2. Lebensaktivitäten (LAs) (Roper et al., 2002) verwenden 12 LAs, die Autorinnen haben drei weitere, spezifisch für die TGT hinzugefügt: Emotionalität, Soziabilität und Kognition.)
3. Abhängigkeits-/Unabhängigkeits-Kontinuum
4. Faktoren, die die Ausübung der LAs beeinflussen, ergänzt durch die Autorinnen mit dem Faktor „bildungspolitisch".
5. Individualität des Lebens beziehungsweise der Tiergestützten Therapie.

Jeder Mensch bewegt sich auf der *Lebensspanne* zwischen Empfängnis und Tod. Während eines Lebens durchläuft jeder Mensch und jedes Tier verschiedene Abschnitte (z.B. Kindheit, Jugend, Alter etc.) oder wird von Lebensereignissen getroffen, sodass er bestimmte *Lebensaktivitäten* noch nicht, nur teilweise oder nicht mehr unabhängig ausführen kann. In den meisten Lebenssituationen fallen die Lebensaktivitäten nicht weg, sondern der Grad der *Abhängigkeit/Unabhängigkeit* auf dem Kontinuum verändert sich. Grade der relativen Selbstständigkeit beziehungsweise Unselbstständigkeit sollten wenn immer möglich mit dem Klienten oder Patienten und seinen Bezugspersonen eingeschätzt werden – in einer Sprache, die diesen vertraut ist, nicht (nur) in Begriffen der Diagnosesysteme DSM oder ICD.

Gemeinsam sollten Bewältigungsmechanismen unter Einbezug des Tieres festgelegt werden. Es darf nur gezielte Unterstützung entsprechend der Abhängigkeit in Teilen der LAs ausgeübt werden. Die *Individualität* im Modell des Lebens spiegelt die Vielfältigkeit bei der Ausgestaltung der Lebensaktivitäten und betont die Einzigartigkeit jedes Menschen in seiner Lebenssituation. Jede Therapiesituation wird durch folgende elementare *Faktoren* beeinflusst:

- biologische (anatomische und physiologische Leistungsfähigkeit)
- psychologische (intellektuelle oder emotionale Aspekte, wie z.B. Auswirkung von Stress, Lernfähigkeit, Lernbereitschaft)
- soziokulturelle (Biografie, Gesellschaftsschicht, kultureller Einfluss, Religion, Spiritualität, philosophische und ethische Aspekte)
- umgebungsabhängige (Räumlichkeit außerhalb des Menschen, z.B. die Wohnsituation, Aufenthaltsort, Umgebung, Einfluss von Lärm)
- politisch-ökonomische (Staat, Gesetze, Krankenkasse, Wirtschaftslage, z.B. die Prävention seitens der Gesetzgebung)
- bildungspolitische (Schulbildung, Ausbildung, Beruf, Studium)

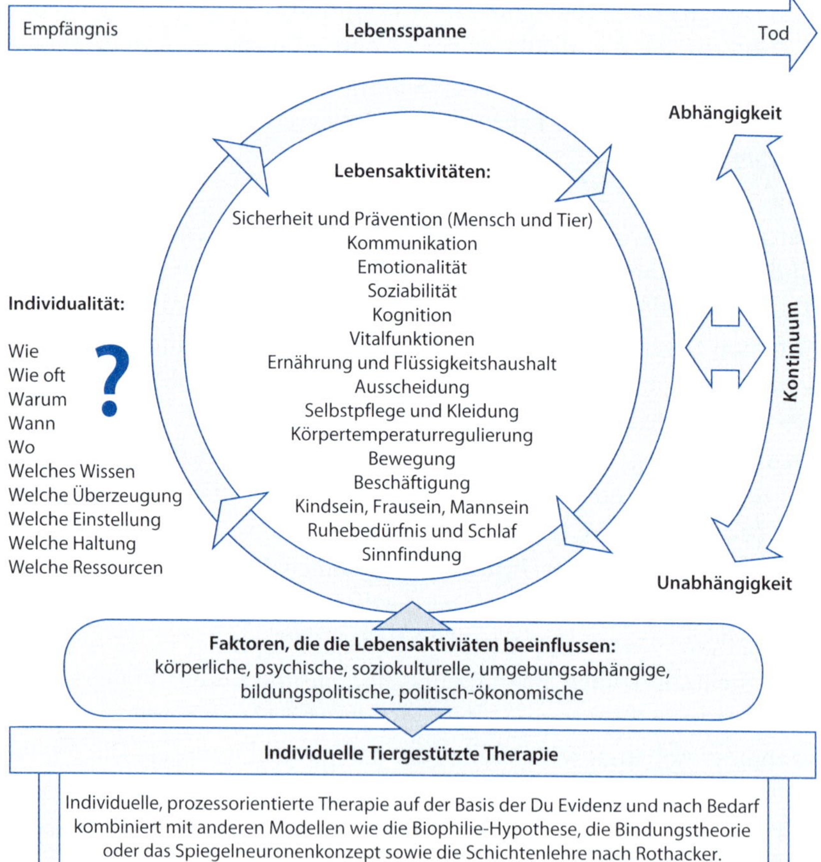

Abbildung 12-3: Modell des Lebens für die Tiergestützte Therapie. (In Anlehnung an Roper et al., 2002, S. 99)

Das Modell des Lebens haben wir für die Tiergestützte Therapie entsprechend der Wichtigkeit und der Relevanz ergänzt.

Die *15 Lebensaktivitäten (LA)* bilden die Hauptkomponenten des Modells. Sie stellen Oberbegriffe für viele Aktivitäten dar, die wir (fast) alle tun oder erleben, um den Alltag selbstständig zu bewältigen. Mithilfe der LAs kann man überprüfen, in welchen Bereichen individueller Pflege- oder Handlungsbedarf bei einem Klienten oder Patienten besteht. Die LAs erleichtern die Systematisierung und Ganzheitlichkeit beim Erstellen der Pflegeplanung und der Informationssammlung (Pflegewiki, 2013). Sie sind beobachtbar, messbar und bilden eine zentrale Orientierungshilfe bei der Einschätzung menschlichen Verhaltens für die Planung, Festlegung, Durchführung und Evaluation des Therapieplanes oder der Therapiesitzungen. Ihre Einschätzung unter Berücksichtigung der vier anderen Komponenten ergibt ein realistisches Bild von den Bedürfnissen und Fähigkeiten eines Klienten oder Patienten und ermöglicht so das Erstellen eines zielorientierten Therapieplanes. Wir sind überzeugt, dass das tiergestützte Therapiemodell auf der Grundlage des Modells des Lebens von allen Fachleuten, die Tiergestützte Therapie anbieten, umgesetzt und angewendet werden kann.

Im Folgenden beziehen wir die Umschreibung einiger relevanter Lebensaktivitäten auf die Tiergestützte Therapie. Die LAs können mit dem bestehenden Raster je nach Berufsfeld und entsprechend der Therapiesituation ergänzt werden.

1. Sicherheit und Prävention für Mensch und Tier

- Verhüten von Risiken, Gefahren und Schäden
- Sicherheits- und Gesundheitsverhalten einschließlich Prävention für Mensch und Tier
- Selbstgefährdung (z. B. Sturz- und Verletzungsgefahr, Suizid)
- Fremdgefährdung (z. B. Übertragung von Krankheiten durch Therapiebegleittiere, Biss- und Kratzwunden durch Therapiebegleittiere, offene Wunden, venöse Zugänge)
- Infrastruktur (z. B. Bodenbeschaffenheit für Mensch und Tier; gesicherter und geschützter Raum für Mensch und Tier, Hilfsmittel)
- Hygiene allgemein und persönlich sowie Risikomanagement beim Einsatz von Tieren

- Hygieneplan für das Tier (Impfungen, Entwurmung, artgerechte Haltung, etc.)
- Artgerechter Umgang mit Tieren (Verhaltensregeln)
- Berufshaftplicht für Mensch und Tier
- Versicherungswesen.

2. Kommunikation

- verbale Kommunikation bezogen auf Mensch und Tier (z.B. Sprechen und Verstehen, Lautstärke, Tonlage, Bellen)
- nonverbale Kommunikation (Körperhaltung, Körperbewusstsein, Mimik, Gestik), Körpersprache bei Mensch und Tier (Lesen und Interpretieren) Nähe und Distanz
- Sensibilität bei Mensch und Tier (Fühlen, Tasten, Riechen)
- Bewusstseinslage /Orientierung.

3. Emotionalität

- Persönlichkeit (Struktur, Störungen)
- Verhalten (unauffällig, auffällig, gestört, sozial, asozial)
- Umgang mit Gefühlen (konstruktiv, Aggression, Aversion, Depression, Freude ausdrücken)
- Wahrnehmung
- Sensibilität
- Therapieresistenz.

4. Soziabilität

- Selbsthilfegruppen
- soziale Kontakte (Kontaktaufnahme, Kontaktpflege)
- soziales Netz
- Beziehung zu Tieren.

5. Kognition

- Intelligenz (normalbegabt, hochbegabt, minderintelligent)
- Bildung (Anzahl Schuljahre, Stufe, Beruf, Ausbildung)
- Lernen (Auffassungsgabe: normal, eingeschränkt).

6. Vitalfunktionen

- Atemsituation (Atemwegserkrankungen wie Allergien auf Tierhaare)

- Gefährdung der Atmung (Rauchen)
- Husten
- Atemqualität/Atemfrequenz
- Herz-/Kreislauffunktionen.

7. Ernährung und Flüssigkeitshaushalt
- Größe, Gewicht
- allgemeiner Ernährungszustand (reduziert, Anorexie, Adipositas)
- Appetit, Durstgefühl
- Ausgleich (Mensch: schwitzen; Tier: hecheln, schwitzen).

8. Ausscheidung
- Selbstständigkeit bei der Ausscheidung (z.B. Hilfsmittel)
- Katheter.

9. Selbstpflege und Kleidung
- Gewohnheiten (z.B. duschen, waschen, baden, Kleidung, Frisur)
- Selbstständigkeit bei der Körperpflege und beim Kleiden
- Ästhetik.

10. Regulation der Körpertemperatur
- Gewohnheiten (z.B. Kleidung, Raumtemperatur)
- Vorlieben für den Aufenthalt drinnen oder draußen
- Regulation der Körpertemperatur (frieren/schwitzen).

11. Bewegung
- Körperhaltung
- Mobilität und Beweglichkeit (Selbstständigkeit, Kräftezustand, Hilfsmittel)
- Gangbild, Bewegungsablauf, Koordination der Bewegung
- Motorik.

12. Beschäftigung
- Lebensgestaltung (Aufenthaltsort/Arbeit/Freizeit/Beruf)
- Beschäftigung und Entfaltungspotentiale
- Haltung zu Tieren
- Gleichgewicht zwischen Aktivität und Erholung.

13. Kind sein, Frau sein, Mann sein

- Bedeutung des äußeren Erscheinungsbildes (Körperbild/Kleidung/Kosmetik)
- Lebensgestaltung (Familie/Partnerschaft)
- Bedeutung von körperlichem Kontakt
- Schamgefühl/Intimsphäre.

14. Ruhebedürfnis und Schlaf

- Gewohnheiten (z.B. Schlaf- und Ruhebedarf, Dauer, Schlafrituale, Träume)
- Schlafstörungen (z.B. Schmerz, Medikamente, Stimmungslage)
- Gestörter Schlaf-wach-Rhythmus.

15. Sinnfindung

- Zukunftsperspektiven
- Körper, Geist, Seele und Sozialkontakte
- Beruf, Familie, Zusammenleben
- Religionsausübung
- Schmerz
- Sterben.

Die Individualität eines Menschen bei der Ausführung der Lenbensaktivitäten wird laut Roper und Mitarbeitern (Roper et al., 2002) zum Teil durch seinen Standort in der Lebensspanne und den Grad der Abhängigkeit/Unabhängigkeit geformt und von den sechs Faktoren „körperlich, psychologisch, soziokulturell, umgebungsabhängig, bildungspolitisch und politisch-ökonomisch" geprägt.

Das adaptierte Modell des Lebens zeigt die Komplexität auf, in der Tiergestützte Therapie stattfindet. Interessant ist der Vergleich zum Bedingungs- und Wirkgefüge von Vernooij und Schneider (2010), das wir in Kapitel 6 veranschaulicht haben. Einige wenige Bereiche decken sich im Ansatz mit dem Modell des Lebens und betonen ebenso die Intensität der zielgerichteten Intervention. Zudem veranschaulicht das Therapiemodell die vielen Schnittstellen zu den in Kapitel 6 beschriebenen Fachdisziplinen. Dieses Modell ermöglicht die Berücksichtigung des multiprofessionellen Ansatzes und unterstreicht die Interdisziplinarität in der Tiergestützten Therapie.

Durch die Anwendung des Regelkreises nach Fiechter und Meier (1981) in Kombination mit dem adaptierten Modell des Lebens kann die Therapiesituation des Einzelnen erfasst, geplant, dokumentiert und evaluiert werden. So wird einerseits der prozesshaften Dimension Rechnung getragen und andererseits ein Schritt in Richtung Qualitätssicherung unternommen.

Als grob umfassende Arbeitsdefinition bezeichnet Jaster (1997: 25) Qualität als etwas, „was in einem ständigen Beobachtungs- und Anpassungsprozess verbessert werden kann". Dokumentation ist die Aufzeichnung von Daten zur Sicherung von therapierelevanten Informationen.

Die Dokumentation ist unabdingbar für:

- die Weitergabe von Informationen (an Berufsangehörige aller beteiligten Fachdisziplinen, den Klienten oder Patienten, die Angehörigen, die Leiter von Institutionen, die Überprüfung durch Behörden, Krankenkassen, etc.)
- die Transparenz (Arbeitsinhalte und Leistungserbringung)
- die juristische Absicherung
- die Qualitätssicherung
- den Tierschutz, die Tierethik
- das Anerkennungsverfahren.

Für die Ausübung von Therapien bestehen gesetzliche Verpflichtungen, die erbrachten Leistungen festzuhalten. Ohne korrekte, teilweise sehr unterschiedlich vorgegebene Dokumentationsformen werden die Leistungen nicht bezahlt und die Anerkennung der Ausübung des Berufes oder die Anerkennung einer Institution kann gefährdet sein.

Es ist erwiesen (Selinger, 2010), dass angewandte Pflegetheorien die Entwicklung in der Praxis maßgeblich beeinflussen. Theorien können nebst dem Nachweis von Leistung zuhanden des Klienten oder Patienten und der Krankenkassen für die Erstellung der Inhalte von Ausbildungsprogrammen und Lehrplänen genutzt werden, indem sie in einen Gesamtkontext eingebettet werden. Sie vereinfachen daher die Konzeption einer Aus- oder Weiterbildung. Zudem fördern sie die Akzeptanz eines Fachbereiches und unterstützen seine Relevanz für die

Wissenschaft. All dies sind Aspekte, die beim heutigen Stand der Tiergestützten Therapie von nicht zu unterschätzender Bedeutung sind.

12.2.3 Die Strukturdimension

Nach Ruckstuhl und Mitarbeitern (Ruckstuhl et al., 2001) bezeichnet die Strukturqualität die persönliche Qualifikation der Akteure und die sachlichen Anforderungen an die Wirkungsstätte. Die Strukturqualität von gesundheitsfördernden Programmen oder Maßnahmen wird gemessen an der Tragfähigkeit der Kooperationsbeziehungen, am Grad der Professionalität des Projektmanagements, an der Qualifikation der eingesetzten Fachkräfte, an den finanziellen und personellen Ressourcen und an den Kommunikationsstrukturen. Diese Kriterien sind exemplarisch für die organisatorischen und institutionellen Rahmenbedingen einer Intervention, die unter dem Begriff der Strukturqualität zusammengefasst werden können. Die Strukturqualität beeinflusst in starkem Maße die Prozessqualität (Ruckstuhl et al., 2001).

In Kapitel 13.3 werden wir ausführlich auf die Kriterien und Standards für eine mögliche Anerkennung der Tiergestützten Therapie eingehen. Die Strukturqualität beinhaltet insbesondere auch den artgerechten Einsatz der Tiere, die geeigneten Tiere, den Tierschutz, tierethische Richtlinien, die Hygienestandards, das Verständnis für das Beziehungsdreieck, die Gesetzesgrundlagen des Bundesamtes für Veterinärwesen. Diese Themenkreise haben wir in den vorgängigen Kapiteln umfassend ausgeführt und abgehandelt.

12.2.4 Die Ergebnisdimension

Bei der Ergebnisqualität geht es nach Honig und Neumann (2004) um die Frage nach den tatsächlichen Wirkungen von Programmen, Maßnahmen und Einrichtungen sowie um ihre dauerhafte und beharrliche Optimierung, um die Beschreibung realistischer Ziele und um die Kontrolle des Verhältnisses von angestrebten und erzielten Wirkungen. Wächter (2006) ergänzt, dass Effektivitäts- und Effizienzerwartungen artikuliert und die Nachhaltigkeit der Wirkung bestimmt werden. Im Zentrum der Ergebnisqualität steht die Zielsetzung. Meist wird die Ergebnisqualität, so Wikipedia (2013), durch den Klienten oder Patienten bewertet, Zufriedenheit und Lebensqualität seien dabei wichtige Qualitätsaspekte. Auch der Grad der Zielerreichung und Einhaltung von Zielvereinbarungen dienen in vielen Unternehmen als Synonyme für Erfolg. Jedoch können auch Kriterien wie die Zunahme an wahrgenommenen Ressourcen, z.B. einer besseren Zusammenarbeit nach innen und außen, als Kriterien der Ergebnisqualität dienen.

Die Ergebnisse in der Tiergestützten Therapie sollten laut Strunz (2011) stets den drei Kategorien Projekt-, Interventions- oder Vermittlungsprozesse zugeschrieben werden können.

Die Ergebnisqualität können wir in unserem Fall mithilfe des Regelkreises nach Fiechter und Meier (1981) in Kombination mit dem adaptierten Modell des Lebens beurteilen. Die Auswertung der Ziele erfolgt anhand der fünf Komponenten des Modells des Lebens und wird mit konkreten Fragestellungen ermittelt, wie zum Beispiel:

- Ist eine Verminderung, Erleichterung, Verbesserung der vorhandenen Störung wahrnehm- oder beobachtbar?
- Wie hat sich die Abhängigkeit/Unabhängigkeit bei den LAs verschoben?
- Konnten neuen Bewältigungsstrategien durch den Einsatz des Tieres entwickelt und eingeübt werden?
- Sind Veränderungen in der Einstellung zu Prävention, Gesundheit und Krankheit ins Bewusstsein gerückt?
- Konnten schädliche oder behindernde Faktoren eliminiert oder reduziert werden?

Jede einzelne Frage muss dabei immer um die Frage nach dem Mehrwert/Anteil, den das Tier zum Ergebnis beigetragen hat, ergänzt werden.

Die Ergebnisqualität zeichnet sich letztlich durch die Zufriedenheit des Klienten oder Patienten sowie den artgerechten Einsatz des Tieres aus. Qualität ist die Summe des Zusammenwirkens aller vier Dimensionen. Auf der Grundlage der Wechselwirkung und des Zusammenspieles führen Wohlfarth und Mitarbeiter die möglichen aussagekräftigen Kriterien wie folgt auf:

- Grad der Zielerreichung
- Zufriedenheit für Klient oder Patient und Therapeutin sowie Tier
- Qualität der Intervention betreffend Zielerreichung

- Erhöhung der Lebensqualität und des Wohlbefindens
- Übernahme von Verantwortung seitens des Klienten oder Patienten für seine Lebenssituation und damit verbunden eine Steigerung der Lebensqualität (Wohlfarth et al., 2013).

An diesem Punkt bekommt auch die grundsätzliche Überprüfung der Wirkungsweise (s. Kap. 2) durch die integrierte Anwendung eines Erklärungsmodells der Mensch-Tier-Beziehung große Bedeutung. Je nach gewählten Modellen kann es sich um eine positive Veränderung in der Bindungsfähigkeit handeln (Bindungstheorie), um einen konstruktiveren Umgang mit Emotionen wie Frust, Aggression, Depression (Spiegelneuronenkonzept) oder um eine veränderte Beziehung zur Natur und zu Tieren, also eine Erdung des Klienten oder Patienten (Biophilie-Hypothese) etc.

12.3 Risikomanagement

Die Qualität einer Dienstleistung muss stets ihre Risiken und Gefahren ermitteln und berücksichtigen. Ein gutes und nachhaltiges Qualitätsmanagement arbeitet präventiv und ist sich bewusst, wo Schwachstellen, Lücken, Differenzen, Gefahren und Risiken stecken und wie weit sie die Qualitätssicherung negativ beeinflussen können. In den Kapiteln 7 und 10 haben wir ausführlich über mögliche Risiken und Gefahren im Zusammenhang mit der Tiergestützten Therapie geschrieben. Nur durch eine regelmäßige Analyse der vier Qualitätsdimensionen zum Beispiel anhand des Regelkreises kann und muss die Qualität gesichert, erhalten und weiterentwickelt werden.

12.4 Qualitätssicherung und Qualitätsmanagement

Der Umgang mit Qualität ist durch die Begriffe Qualitätsmanagement, Qualitätssicherung und umfassendes Qualitätsmanagement oder Total Quality Management (TQM) geprägt. Leider würden, so Graf (2003), diese Bezeichnungen in der Literatur nicht einheitlich oder synonym verwendet.

Aufgrund dieser Terminologieprobleme möchten wir zunächst versuchen, die verschiedenen Begrifflichkeiten definieren.

Laut Selbmann (2002) ist der Umgang mit Qualität unabhängig von den Produkten und Dienstleistungen, die ein Unternehmen herstellt beziehungsweise erbringt. Das umfassende Qualitätsmanagement, auch Total Quality Management (TQM) genannt, beruhe auf dem Prinzip der kontinuierlichen Qualitätsentwicklung. Das Deutsche Institut für Normung (DIN) (1995); zitiert nach Gissel-Palkovich, 2002: 132; definiert TQM als eine „auf die Mitwirkung aller ihrer Mitglieder gestützte Führungsmethode einer Organisation, die Qualität in den Mittelpunkt stellt und durch Zufriedenstellung der Kunden auf langfristigen Geschäftserfolg sowie auf Nutzen für die Mitglieder der Organisation und für die Gesellschaft zielt". Gissel-Palkovich (2002) ist der Meinung, dass das TQM als Bestandteil des allgemeinen Führungsverständnisses zu sehen sei.

12.4.1 Kontinuierliche Qualitätsentwicklung

Laut Ruckstuhl und Mitarbeitern liegen der Qualitätssicherung und dem TQM zwei unterschiedliche Paradigmen des Umgangs mit Qualität zugrunde (Ruckstuhl et al., 2001). Während sich Qualitätssicherung mit dem Erreichen und Erhalten von Qualität befasse, habe das TQM die kontinuierliche Weiterentwicklung von Qualität zum Ziel. Zum besseren Verständnis wird die Funktionsweise von Qualitätssicherung sowie des TQM kurz vorgestellt.

Die Qualitätssicherung beruht nach Wächter (2006) auf der Festlegung bestimmter Anforderungen an Dienstleistungen und Produkte sowie auf externen oder internen Maßnahmen, mit denen die Beachtung dieser Anforderungen kontrolliert wird. Der Qualitätssicherung liegt ein statischer Qualitätsbegriff zugrunde, der sich an definierten Anforderungen ausrichte. Für Festlegungen werden, so Wächter (2006), verschiedene Begriffe verwendet, mit denen zum Teil auch Hinweise auf die rechtliche Verbindlichkeit gegeben werden sollen: Richtlinien, Leitlinien, Empfehlungen. Als Oberbegriff lasse sich, auch im Hinblick auf die eventuelle rechtliche Bedeutung, die neutrale Bezeichnung Standard verwenden. Standard bezeichnet die Norm für ein Handeln, die aufgrund wissenschaftlicher Erkenntnis oder praktischer Erfahrung innerhalb bestimmter Fachkreise akzeptiert wird.

Das Ziel des TQM sei nach Ruckstuhl und Mitarbeitern die kontinuierliche Weiterentwicklung der Qualität von Strukturen, Prozessen und Produkten eines Unternehmens (Ruckstuhl et al., 2001). Sie empfehlen TQM als Qualitätsmanagementmethode für die Gesundheitsförderung, da die Interventionen auf sehr komplexen Handlungsabläufen basieren und mit einer ständig wandelnden Umwelt konfrontiert sind. Bezogen auf die Tiergestützte Therapie haben wir anhand des Regelkreises und des tiergestützten Therapiemodells die komplexen Handlungsabläufe skizziert.

Aus unserer Sicht beginnt die Qualität beim Bewusstsein jedes einzelnen Anbieters tiergestützter Therapien. Das bedeutet, dass die Anwender Tiergestützter Therapien Qualitätsmanagement mögen und wollen, sich dafür engagieren müssen. Qualität beinhaltet stets das Reflektieren der eigenen Arbeit im engeren und weiteren Sinn. Anhand der Schlüsselqualifikationen (Voraussetzung in allen anerkannten Berufen), die ein lebenslanges Lernen voraussetzen, kann jede und jeder ihre/seinen persönlichen Beitrag zu einem künftigen TQM im noch jungen Feld der Tiergestützten Therapie leisten. Dazu bedarf es der Fachkompetenz, Sozialkompetenz, Selbstkompetenz/Individualkompetenz, Methodenkompetenz, Handlungskompetenz und Medienkompetenz. Im Weiteren setzt Qualitätsbewusstsein das Erkennen des Zusammenspiels der vier Dimensionen im Qualitätsmanagement voraus. Berufsangehörige aus den Fachbereichen der Ergotherapie, Pflege einschließlich Rehabilitation, Logotherapie, Pädagogik, Psychiatrie, Medizin, Forensik, Seelsorge, Physiotherapie, Sozialarbeit, etc. bringen grundsätzliche Voraussetzungen für das Verständnis von Qualität mit. Qualitätskriterien bezogen auf Mensch und Tier, wie sie Zeithaml und Mitarbeiter empirisch ermittelt haben (Zeithaml et al., 1992), können für die Sicherung, Erhaltung und Entwicklung der Qualität unterstützend sein. Dazu gehören Information/Kommunikation, Verstehen, Kenntnis der Klientensituation, Kompetenz, Sicherheit, Erreichbarkeit, Zuverlässigkeit, materielles Umfeld, Höflichkeit, Vertrauenswürdigkeit, Entgegenkommen und Einsatzbereitschaft.

Die Tiergestützte Therapie verpflichtet sich nicht nur gegenüber dem Klienten oder Patienten, sondern insbesondere auch gegenüber dem Schutz und Wohle des Tieres für ein transparentes und messbares Qualifikationssystem. Petermann (2012) wirft die Frage auf, ob wir nicht achtsamer mit den Fähigkeiten und Möglichkeiten, die uns Therapiebegleittiere zur Verfügung stellen, umgehen und verstehen lernen sollten, dass es außergewöhnliche Gaben und Mittel sind, die jedoch nicht unbedingt in unsere Strukturen von Sicherheitsdenken passen.

Durch Selbst- und Fremdeinschätzung (Supervision für Mensch und Tier sowie Intervision mit Kollegen), Besuch von Fortbildungen, Absolvieren von Weiterbildungen, Mitgliedschaft in einem Berufsverband, aktive Teilnahme an Symposien und Kongressen, etc. wird den Forderungen nach Sicherung, Erhaltung und Entwicklung von Qualität Rechnung getragen. Letztlich geht es auch um eine Orientierung und Standortbestimmung: Wo stehen wir, wohin wollen wir und wohin bewegen wir uns im Vergleich mit Gleichgesinnten und anderen Berufsangehörigen?

Wohlfarth und Mitarbeiter leiten folgende fünf Aspekte aus der Qualitätsdiskussion ab, die gegeben sein müssen, um professionell tiergestützt zu arbeiten, insbesondere wenn an eine künftige formale Anerkennung der Tiergestützten Therapie durch Kostenträger gedacht wird:

1. Die Ergebnisse der Tiergestützten Interventionen müssen eindeutig bestimmten Projekt-, Interventions- oder Vermittlungsprozessen zugeschrieben werden können (Effektivität).
2. Die Zielorientierung Tiergestützter Interventionen kann sich zwar aus verschiedenen Perspektiven (Nutzer, Anbieter, Angehörige, Kostenträger) unterschiedlich darstellen, im Mittelpunkt steht aber die Perspektive der Klienten (Klientenorientierung).
3. Auch die Möglichkeit, dass Klienten unerwünschten Wirkungen tiergestützter Interventionen ausgesetzt sind, etwa Allergien, Komplikationen, Unfällen und Übertherapie, muss beachtet werden (Klientensicherheit).
4. Qualitätsmaße machen die verschiedenen Dimensionen von Qualität einer Messung und Bewertung zugänglich, sodass sie als Gegenstände von Qualitätssicherung, Qualitätsmanagement und Evaluation untersucht werden können (Messbarkeit).
5. Es ist notwendig, sich am jeweils aktuellen Kenntnisstand zu orientieren, das heißt Qualität weiterzuentwickeln (Qualitätsentwicklung). (Wohlfarth et al., 2013)

Diese Beispiele sollen belegen, dass nicht „Empathie", „Wertschätzung", „Selbstbestimmung" oder „gut vorgebrachte Argumente" potenzielle Kostenträger überzeugen, sondern nur eine eindeutige Orientierung an empirisch fundierten Wirksamkeitsnachweisen, evidenzbasierter Anwendung und strikter Qualitätssicherung.

Wohlfarth und Mitarbeiter (Wohlfarth et al., 2013) geben zu bedenken, dass es nachvollziehbar sei, dass gerade im Bereich der Tiergestützten Therapie solche Überlegungen abschreckend wirken. Hier steht dann eine wesentliche Entscheidung an: *Entweder* man gehe den Weg einer (formalen) Anerkennung der Tiergestützten Therapie im Sozial- und Gesundheitswesen, dann sind auch die dort geltenden „Spielregeln" einzuhalten. *Oder* man sei überzeugt, dass durch Professionalisierung und Qualitätssicherung die, so Petermann (2012) „eigentlichen Besonderheiten tiergestützter Interventionen verloren gehen" (Wohlfarth et. al., 2013). Dann jedoch muss, so Wohlfarth et al. (2013) weiter, man sich vom Gedanken verabschieden, in absehbarer Zeit eine formale Anerkennung zu erhalten. Andererseits müssen wir uns sicher die Frage stellen, ob wir wirklich Teil des primär marktwirtschaftlichen, mit Medikamenten und instrumentellen Methoden die Pathogenese bekämpfenden Medizinsystems sein wollen – und wenn ja, zu welchem Preis.

12.5 Schlussbetrachtung

Die vorangegangenen Ausführungen zeigen, dass Qualitätsmanagement in der Tiergestützten Therapie sehr umfassend, multiprofessionell und inter- bzw. transdisziplinär sein muss. Qualitätssicherung, -erhaltung und -entwicklung beinhalten viele kleine Bausteine. Die wichtigsten Bausteine aus Sicht der Autorinnen sind die Qualität des Therapeuten, das Verständnis von Qualität durch den Therapeuten selbst sowie das Bewusstsein für Qualität. In den Richtlinien des Erfahrungsmedizinischen Registers (EMR) steht geschrieben, dass die Registrierung des Therapeuten mit einer Methode nichts über seine Qualität bei der Ausführung der täglichen Arbeit oder seine Sozialkompetenz aussagt. Das bedeutet im weitesten Sinne, dass die Qualität und die Anerkennung bei den einzelnen Ausführenden von Tiergestützter Intervention nur schwer überprüfbar sind. Alle sind diesbezüglich aufgefordert, sich über die verschiedenen Elemente, die Qualität beinhaltet, Gedanken zu machen und zu überprüfen, wo ihnen Wissen und Können bei der Ausübung ihrer Tätigkeit fehlen. Denn Aneignung von Wissen ist der erste Schritt zu mehr Qualität, indem es die Selbstreflexion fördert und einen anderen Horizont für die professionelle Durchführung von Tiergestützter Therapie eröffnet. Qualitätsbewusstsein kann sich zudem nur entwickeln, wenn sich jeder Einzelne verschiedene Fragen stellt und diese für sich oder mit Unterstützung von anderen Berufsangehörigen beantwortet. Exemplarisch könnten die Fragen wie folgt lauten:

- Kenne und beachte ich den Unterschied zwischen Tiergestützter Aktivität und Tiergestützter Therapie? Welche Berufsausbildung benötige ich, um eine Weiterbildung in Tiergestützter Therapie zu absolvieren?
- Wie und wo kann ich mein Tier und mich zum Begleittier-Team ausbilden?
- Welche Standards für Tier und Mensch berücksichtige ich bei der Durchführung der Tiergestützten Intervention?
- Verwende ich ein Dokumentationssystem, das Aufschluss gibt über Zielsetzungen, Maßnahmen, Ressourcen und Evaluation?
- Halte ich Leitlinien der Ethik für Mensch und Tier ein?
- Kenne ich das Tierschutzgesetz und die internationalen Vorgaben für den Einsatz von Therapiebegleittieren?
- Setze ich das Tierwohl an oberste Stelle und würde ich auch eine Sitzung absagen, wenn es meinem Tier nicht gut geht?
- Arbeite ich interdisziplinär und transparent?
- Kenne ich Chancen und Risiken der Tiergestützten Therapie?
- Unterstütze ich wissenschaftliche Projekte entsprechend meinen Kompetenzen, meinem Erfahrungswissen und meinen Fähigkeiten und Möglichkeiten?
- Bin ich an der Gründung eines Berufsverbandes interessiert oder Mitglied eines solchen?
- Gehören Fortbildungen selbstverständlich zu meiner Berufs- und Persönlichkeitsentwicklung?
- Mache ich mir bei der Berufsausübung Gedanken über Kosten/Nutzen der Tiergestützten Therapie?
- Welchen Beitrag leiste ich an die Nachhaltigkeit der Tiergestützten Therapie?

Die Beantwortung dieser und weiterer Fragen durch Intervision, Supervision beziehungsweise Selbst- und Fremdeinschätzung kann einen Anfang oder die Fortsetzung eines Qualitätsmanagements für das künftige Feld der Tiergestützten Therapie darstellen.

13. Vom Ehrenamt über die Professionalisierung zur Anerkennung

Fortschritt besteht nicht in der Verbesserung dessen, was war, sondern in der Ausrichtung auf das, was sein wird.
Khalil Gibran

Wohlfarth wähnte die Tiergestützte Therapie 2011 an einer bedeutsamen Weichenstellung (Wohlfarth et al., 2011). Schritte hin zu mehr Professionalität seien notwendig, aber nicht unbedingt zwingend für eine Profession. Ansonsten bleibe die Tiergestützte Intervention weiterhin eine „Graswurzelbewegung", was zur Folge habe, dass tierethische, qualitative und quantitative Standards nicht definiert und somit auch nicht überprüfbar seien (Wohlfarth et al., 2011).

Olbrich (2013) hielt dem zwei Jahre später entgegen, dass wir noch weit von einer Professionalisierung entfernt, aber bestrebt seien, gute Arbeit zu leisten. Viele Praktiker betrieben maßgeschneiderte Qualitätssicherung und Qualitätsentwicklung und beachteten die von der Tierärztlichen Vereinigung für Tierschutz formulierten Anforderungen.

In der Erstauflage unseres Buches skizzierten wir 2014 einen möglichen Weg in Richtung Professionalisierung. Heute schreiben wir das Jahr 2019. Die beiden großen internationalen Verbände ISAAT und ESAAT sowie die Berufsverbände in Deutschland und der Schweiz haben klare Definitionen der verschiedenen Formen Tiergestützter Interventionen. Immer mehr Ausbildungen sind akkreditiert und zum Teil an Universitäten angegliedert. Es gibt auch in Europa zahlreiche Gruppen, die zur Mensch-Tier-Beziehung forschen und es sind zum Teil sogar entsprechende Lehrstühle besetzt. ESAAT und ISAAT haben gemeinsame Qualitätsstandards herausgebracht (Wohlfahrt & Olbrich, 2014). Mit anderen Worten: Die Richtung stimmt. Für die Anerkennung eines neuen Berufsbildes ist zu wünschen, dass es in Zukunft eine einheitliche Definition gibt, die die Tiergestützte Therapie, angelehnt an die Begrifflichkeiten der International Classification of Functions (ICF), von Tiergestützter Arbeit abgrenzt.

Tiergestützte Therapie muss sich aus dem Schatten der Tiergestützten Aktivität lösen, wenn sie zu mehr Eigenständigkeit und Anerkennung bei Kostenträgern, in der Gesellschaft und in bestehenden Berufskreisen gelangen will. Ohne Qualitätsmanagement keine Professionalisierung, ohne Professionalisierung keine Anerkennung der Methode bei den Kostenträgern und ohne eine solche keine Profession. Nach Merten und Olk (1999) bezeichnet man Fachbereiche, in denen die Bearbeitung und Regulierung sozialer Probleme im Vordergrund stehen, als soziale Dienstleistungsberufe. Diesen Berufen sei gemeinsam, dass sie für und an Personen arbeiten und personale Dienstleistungen erbringen, um durch Prozesse der Beratung, Begleitung, Erziehung, Bildung, Therapie und Pflege den gesundheitlichen, biopsychosozialen sowie bildungsbezogenen Status des Klienten oder Patienten nachhaltig zu beeinflussen und zu verändern. Die Tiergestützte Therapie als Angebot reiht sich nach Meinung von Badura und Gross (1976) hier nahtlos ein und lässt eine andere als die im medizinischen System gewünschte Qualitätssicherung zu. „Sozial“ bezeichne in diesem Zusammenhang die Erbringung von Dienstleistung durch Interaktion, die eine personale Beziehung, in unserem Fall eine personal-tierische Beziehung zwischen Anbieter und Nutznießer, voraussetzt.

Die oben umschriebenen Anforderungen machen deutlich, dass die Erbringung einer effizienten, nachhaltigen Interaktion zwischen Mensch und Tier der Ausführung durch qualifizierte Berufsangehörige bedarf. Im Sinne von Wohlfarth (2011) bedeutet das, dass Tiergestützte Therapie von Berufsangehörigen des Sozial- und Gesundheitswesens (Pädagogen, Psychologen, Pflegefachpersonen, Sozialarbeiter u. Ä.) entsprechend ihren Grundausbildungen durchgeführt werden darf und kann. Tiergestützte Therapie ist bis heute eine Methode und (noch) keine eigenständige Therapieform. In der Praxis gibt es jedoch immer wieder Menschen, die aufgrund ihrer Erfahrungen und ihres Wissens großartige Arbeit in einem anderen Bereich als dem ihres ursprünglich gelernten Grundberufs leisten. In diesem Fall sind die Zusammenarbeit mit Experten aus dem entsprechenden Fachgebiet, die Weiterbildung und die Supervision besonders wichtig.

13.1 Begriffe und Definitionen

Nach Wohlfarth kann die Mitnahme eines Hundes durch die Lehrperson, der Besuch einer Demenzkranken von Angehörigen mit ihrer Malteser Besuchshundestaffel oder die Versorgung von Pferden auf dem Bauernhof durch einen Teenager nicht als Tiergestützte Therapie bezeichnet werden (Wohlfarth, 2011). Diese Beispiele zeigen deutlich, wie wichtig die Funktion einer offiziell anerkannten Definition ist. Die drei Beispiele veranschaulichen, was Tiergestützte Therapie nicht ist. Eine Definition für Tiergestützte Therapie ermöglicht eine „Grenzziehung" zur Tiergestützten Aktivität und ist dadurch gekennzeichnet, was auf der einen und was auf der anderen Seite der Grenze angesiedelt ist (Wohlfarth, 2011). Oder anders ausgedrückt: Wo beginnt Professionalität durch qualifizierte Fachleute?

Das Substantiv „Professionalität" ist vom Adjektiv „professionell" abgeleitet, was so viel bedeutet wie „berufsmäßig". Jemanden, der eine Tätigkeit berufsmäßig ausübt, bezeichnet man als einen „Professionellen" oder „Profi". Synonyme zu Profi sind: Experte, Fachmann, Könner, Sachkenner, Sachkundiger, Sachverständiger, Spezialist, Spezialistin (Bibliographisches Institut, 2013).

Eine Professionalisierung beinhaltet nach Mieg (2005) im engen Sinne den Entwicklungsprozess einer neuen Berufsgruppe in Richtung Profession. Sie bedeutet den Übergang von Tätigkeiten im Ehrenamt hin zu bezahlter Arbeit, die bestimmten Richtlinien und Standards unterliegt. Profession als Ziel wird von Merten und Olk (1999) als soziologische Tradition von Dienstleistungsberufen bezeichnet. Laut Seiler (2013) heißt das, dass viele Berufe im Sozial- und Gesundheitswesen ursprünglich aus dem Ehrenamt (Almosen-, Armen- und Fürsorgewesen) oder der Laienarbeit entstanden sind. Seiler zeigt anhand der Sozialen Arbeit auf, dass der Vorgang der Etablierung für die Tiergestützte Therapie kompliziert und umfassend ist. Insbesondere müssen unter anderem folgende Faktoren berücksichtigt werden: Einheitliche Begrifflichkeit, eine von allen akzeptierte Definition für die Tiergestützte Therapie und separat für die Tiergestützte Aktivität, ein Nachweis für das Verhalten von Mensch Tier (bis jetzt wird vorwiegend das Verhalten der Tiere oder das Verhalten der Menschen beleuchtet) sowie ein wissenschaftlicher Nachweis über die Wirksamkeit der Tiergestützten Therapie, wie zum Beispiel der Vergleich der sozialen Interaktionen von Kindern mit einem Roboterhund und einem echten Hund durch das Institut für interdisziplinäre Erforschung der Mensch-Tier-Beziehung (IEMT) (Seiler, 2013).

In Kapitel 4 haben wir aufgezeigt, dass sich in der Wissenschaft langsam eine einheitliche Begrifflichkeit für das Betätigungsfeld der Tiergestützten Therapie durchsetzt. In Zukunft plädieren wir in Anlehnung an die International Classification of Functioning, Disability and Health für die Verwendung des Begriffs Tiergestützte Therapie für alle zielorientierten Maßnahmen, bei denen Tiere begleitend in Therapie, Förderung, Training, Rehabilitation und der Initiierung von Lernprozessen involviert sind. Eine einheitliche Begrifflichkeit, eine entsprechende Beschreibung des Aufgabenbereiches, der Voraussetzungen, der Dauer einer Ausbildung, der Ausbildungsinhalte für Mensch und Tier sowie ein Berufsbild, das Prüfungswesen, die Abgrenzung zur Tiergestützten Aktivität, ein Berufsverband und die Schnittstellen zu anderen Fachbereichen sind unabdingbar die ersten Schritte auf dem Weg zur Professionalisierung und damit zur offiziellen Anerkennung der Tiergestützten Therapie. Im Sozial- und Gesundheitswesen der Schweiz existieren für jeden Fachbereich klare Vorgaben und Reglementierungen durch die Kantone, den Bund, die Krankenkassen, die Schweizerische Stiftung für Komplementärmedizin (ASCA) und das Erfahrungsmedizinische Register EMR, die letztlich über die Anerkennung oder Nichtanerkennung eines neuen Berufsstandes oder einer neuen Methode entscheiden. Es reicht also nicht, tiergestützte Einsätze mit Artikeln, rührseligen Geschichten und Fernsehreportagen einer breiten Öffentlichkeit zugänglich zu machen. Das ist zwar wichtig für die Sensibilisierung in der Gesellschaft, für den Bekanntheitsgrad des neuen Fachgebietes, es ist aber illusorisch anzunehmen, dass auf diesem Weg eine offizielle Anerkennung erreicht werden könnte, denn: „Die Problembearbeitung mit Klienten führt nur dann zur Entwicklung von Professionen, wenn die angestrebte Lösung der Probleme eine hohe gesellschaftliche Wertschätzung genießt und besondere kognitive Fähigkeiten erfordert.“ (Kurtz, 2002, S. 50).

Um also eine Professionalisierung erreichen zu können, bedarf es nebst den „Akteuren an der Front“ immer auch der öffentlichen Meinung, der oben genannten staatlichen Instanzen und der Medien, der Gesundheitsorganisationen, der Wissenschaft und eines Berufsverbandes, der sich an ähnliche bestehende Berufsverbände wie zum Beispiel den der Reittherapeuten und -pädagogen in der Schweiz anlehnt, mit ihnen kooperiert oder sogar zusammenschließt. In Deutschland wurde der erste Berufsverband für Tiergestützte Therapie, Pädagogik und Fördermaßnahmen e.V. 2011 gegründet. Mitglied kann nur werden, wer eine Weiterbildung zum Fachmann/zur Fachfrau Tiergestützte Therapie/Pädagogik, die durch ESAAT oder ISAAT akkreditiert ist, absolviert hat. Der Verband wird von einem wissenschaftlichen Beirat unterstützt und setzt sich für ein einheitliches Berufsbild ein. In der französischsprachigen Schweiz gibt es die Association Suisse de Zoothérapie (ASZ) und die Society for Human-Animal Relationship, Research and Education (SHARRE). In der deutschsprachigen Schweiz besteht die Gesellschaft für Tiergestützte Therapie und Aktivitäten (GTTA). Vollwertige Mitglieder, können Personen werden, die in diesem Feld tätig sind und sich ordnungsgemäß bewerben. Die GTTA vertritt „die fachlichen und beruflichen Interessen der einzelnen Mitglieder, die Pflege der Beziehungen unter den Mitgliedern und deren wissenschaftliche Weiterbildung, die Kontakte und den Austausch mit verwandten Organisationen im In- und Ausland“ (GTTA, 2016, http://gtta.ch/verein/) und setzt sich für die Förderung und Akzeptanz Tiergestützter Interventionen ein. Alle drei Berufsorganisationen verwenden eigene Definitionen für verschiedene Formen Tiergestützter Arbeit und stellen unterschiedliche Anforderungen an ihre Mitglieder. So gesehen befinden wir uns im Fachbereich der Tiergestützten Therapie nach wie vor am Anfang eines Umbruches von häufig unbezahlter Tätigkeit hin zu bezahlter Arbeit mit dem Ziel, herauszufinden, ob Tiergestützte Therapie eine Methode ist oder daraus ein eigenständiger Beruf werden soll und kann.

13.2 Zwischenstation Methode

Aktuell wird die Tiergestützte Therapie, wenn sie professionell ausgeübt wird, schwerpunktmäßig als Methode umgesetzt. Das bedeutet, dass Berufsangehörige aus dem Sozial- und Gesundheitswesen wie zum Beispiel Lehrpersonen, Ergotherapeuten, Pflegefachpersonen, Physiotherapeuten, Psychologen, Logotherapeuten, Seelsorger, Sozialpädagogen, Sozialarbeiter, Psychiater oder Forensiker die Tiergestützte Therapie zusätzlich zu ihren gängigen Methoden und klassischen Therapien anbieten. Im günstigsten Fall tun sie das mit einem ausgebildeten Therapiebegleittier und mit einer zusätzlichen Weiterbildung im Fachbereich der Tiergestützten Therapie.

In dieser Situation sprechen wir von professioneller Methode und nicht von einem eigenständigen Beruf, also einer Profession. Ob die Ausführenden der Tiergestützten Therapie ihre Methode entsprechend dem Regelkreis zielorientiert planen, durchführen und evaluieren, hängt gegenwärtig von der Eigeninitiative jeder einzelnen Fachperson ab. Dies trifft auch für den Einsatz von Inter- und Supervision zu. Der Besuch einer bestimmten Anzahl Fortbildungen pro Jahr und die Teilnahme an Symposien ist ebenfalls (noch) freigestellt. So gesehen bestehen also keine verbindlichen Definitionen, festgelegte Standards, Richtlinien zur Qualitätssicherung, standardisierte Dokumentationsunterlagen, tierethische Grundsätze, ethische Leitlinien für die Mensch-Tier-Beziehung etc. Es fehlen ein Berufsverband oder Fachpersonen aus allen bestehenden Institutionen, die sich für diese Anliegen im noch jungen Fachbereich der Tiergestützten Therapie verantwortlich fühlen und sich um der Sache Willen entsprechend engagieren. Für eine Anerkennung der Tiergestützten Therapie sind das unabdingbare Pflichtaspekte.

Die Soziologie kennt zahlreiche Professionskonzepte; zusammenfassend kristallisieren sich sieben Hauptkriterien heraus, die als Merkmale zur Bestimmung professioneller Berufsgruppen gelten. Die folgende Auflistung stammt von Thomas Kurtz (2002, S. 49), der dieser von Cogan (1953) zusammengefassten Taxonomie nicht den Stellenwert einer eigenständigen Theorie beimisst:

1. Die Angehörigen eines Berufs sind in einem selbst verwalteten Berufsverband organisiert.

2. Der Berufsverband stellt spezifische Verhaltensregeln in Form einer Berufsethik auf, an die die Professionellen in ihrer Praxis gebunden sind.
3. [...]
4. Die professionelle Arbeit ist ein Dienst an der Allgemeinheit und auf zentrale gesellschaftliche Werte (Erziehung, Gerechtigkeit, Gesundheit, Seelenheil etc.) bezogen. Mit dieser Gemeinwohlorientierung ist das Postulat einer eher altruistischen denn egozentrischen Dienstmotivation verbunden.
5. In der asymmetrischen Beziehung zwischen Professionellen und Klienten fungieren erstere als Experten und können weitgehend autonom entscheiden und gestalten. Sie haben ein hohes Verantwortungsbewusstsein für ihre Klienten, erwarten von diesen aber auch Vertrauen in ihre fachliche Kompetenz und moralische Integrität.
6. Durch die hohe Autonomie und Verantwortung genießt die professionelle Arbeit ein hohes Maß an gesellschaftlicher Wertschätzung. (Auswahl von Merkmalen).
7. Vom Ehrenamt über die Anerkennung der Methode bis hin zu einer Profession ist es also ein steiniger Weg, bei dem ein langer Atem von allen Akteuren von Vorteil ist.
8. [...]

13.3 Anerkennung der TGT

Seit der Revision des Krankenversicherungsgesetzes KVG vom 1. Januar 2012 werden in der Schweiz die Kosten für erfahrungsmedizinische Leistungen nichtärztlicher Therapeuten nur über Zusatzversicherungen vergütet. Aktuell werden Therapien mit dem Pferd, Hippotherapie, heilpädagogisches Reiten und therapeutisches Reiten (s. **Kap. 8.3**) von vielen Zusatzversicherungen der Krankenkassen zumindest anteilig übernommen, sie sind als Methode anerkannt. Es ist deshalb naheliegend, dass wir im Folgenden exemplarisch den möglichen (und nach Ansicht der Autorinnen notwendigen) Weg zur Anerkennung der Methode Tiergestützter Therapie vorerst mit Hund (Esel, Maultier) durch die Schweizerische Stiftung für Komplementärmedizin ASCA und/oder das Erfahrungsmedizinische Register EMR im

Vergleich mit dem Therapeutischen Reiten aufzeigen. Dabei haben wir stets den Ist-Zustand der Tiergestützten Intervention mit all ihren vorgängig beschriebenen Facetten wie wünschenswerten einheitlichen Definitionen, Begrifflichkeiten, fehlendem Qualitätsmanagement, tierethischen Aspekten, dem Abgrenzungsdiskurs Tiergestützte Aktivität und Tiergestützte Therapie mit ihren dazugehörigen Untergruppen etc. vor Augen.

13.3.1 Schweizerische Stiftung für Komplementärmedizin

Zusammengefasst können der Website (www.asca.ch) folgende Informationen entnommen werden: Die Stiftung für Komplementärmedizin versteht sich als neutrale, unabhängige und gemeinnützige Organisation. Sie wurde durch Krankenversicherungsspezialisten und Gesundheitspraktiker am 21. April 1991 in der französischsprachigen Schweiz gegründet. Der Hauptsitz befindet sich in Genf. In Zürich und Lugano ist sie aktuell mit Repräsentationen aktiv. Sie setzt sich insbesondere für die Anerkennung und Entwicklung alternativer und komplementärer Therapien ein.
Wichtigste Zielsetzungen:

- Erforschung und Förderung von komplementärmedizinischen Disziplinen
- Zulassung von nichtärztlichen Gesundheitspraktikern
- Akkreditierung von Ausbildungsstätten
- Gesundheitsprävention
- Abschluss von Vereinbarungen mit Vertretern des Gesundheitswesens und mit Krankenversicherungen.

Ihr zentrales Anliegen ist dabei die Förderung des Ethos des Berufstandes und des individuellen Ansatzes eines jeden Gesundheitspraktikers (Die Aufnahme jedes Therapeuten erfolgt trotzdem nach klar vorgegebenen qualitativen und quantitativen Kriterien [Anm. der Autorinnen]). In der Zusammenarbeit mit Naturärzten, Heilpraktikern, Gesundheitspraktikern, Versicherern und Patienten verfügt sie über eine mehr als 20-jährige Erfahrung.

13.3.2 Das Erfahrungsmedizinische Register EMR

Eine genaue Beschreibung des EMR findet sich auf der Homepage www.emr.ch. Wir fassen die wichtigsten Informationen nachstehend zusammen:

Das EMR ist der Haupttätigkeitsbereich der Eskamed AG. Das EMR sieht sich als eine unabhängige, gesamtschweizerisch tätige Stelle, die ein Qualitätslabel für die Aus- und Fortbildung von Therapeuten der Komplementärmedizin vergibt. Seit mehr als 13 Jahren leistet das EMR einen wesentlichen Beitrag zur Qualitätssicherung in der Erfahrungsmedizin in der Schweiz. Dabei ist ihm die Zusammenarbeit mit Berufsverbänden, Schulen, Versicherern und anderen Institutionen wichtig. Das Qualitätslabel des EMR basiert auf einer Vielzahl von Qualitätskriterien, den sogenannten Registrierungsbedingungen. Das EMR bietet ein Qualitätssicherungssystem an, dessen Endprodukt die Methodenliste beziehungsweise die Therapeutenliste ist. Großen Wert legt die Organisation auf den Schutz des Klienten oder Patienten. Oberstes Ziel ist eine systematische und transparente Qualitätssicherung. Das EMR bezeichnet sich durch seinen umfangreichen Daten- und Wissenspool als das Kompetenzzentrum in der Erfahrungsmedizin für das Gesundheitswesen in der ganzen Schweiz.

13.3.3 Schlussfolgerungen für das Anerkennungs-Prozedere

Beide Organisationen haben verbindliche Registrierungsbedingungen, unter anderem die Ausbildung der Therapeuten, ihre Weiterbildung, ihre praktische Erfahrung, ihren Leumund oder die kontinuierliche Fortbildung, festgelegt. Diese qualitativen und quantitativen Bedingungen werden auch als Qualitätskriterien bezeichnet. Sie korrespondieren mit den von uns aufgeführten und geforderten beruflichen Standards und den Anforderungen an ein aktuelles Qualitätsmanagement im Berufsfeld der Tiergestützten Therapie. Leider fehlen bis heute bei beiden Organisationen explizite Richtlinien für die Therapiebegleittiere im Einsatz.

Darüber hinaus gibt es in der Schweiz zahlreiche Anbieter von Methoden, die nicht durch EMR und/oder ASCA registriert sind beziehungsweise überprüft werden. Nicht jede Ausbildung, die den Begriff „Therapie" beinhaltet, verfügt über eine Anerkennung durch eine der beiden Organisationen. Dies bedeutet, dass sich theoretisch jeder „Therapeut" nennen und Behandlungen vornehmen kann, auch wenn er über keine oder nur eine ungenügende Ausbildung verfügt. Am 1. April 2013 trat auf Bundesebene ein Gesetz in Kraft, das erstmals die gesundheitspolitisch wichtigen Psychologieberufe gesamtschweizerisch verbindlich betreffend Standards in Sachen Aus- und Weiterbildung sowie Berufsausübung regelt. Damit gelten endlich auch für die Psychologieberufe hohe Qualitätsstandards. Die prägnante Aussage betreffend „wilden Therapeuten" hat Konsequenzen für die heutigen professionellen Anbieter der Tiergestützten Therapie. Solange wir mit der Tiergestützten Therapie „Hund" (Esel/Maultier) nicht grundsätzlich in die Methodenliste des ASCA oder des EMR aufgenommen werden, gibt es keine Chance für die Registrierung von professionellen Anbietern der Tiergestützten Therapie mit einem anderen Tier als dem Pferd. Das hat gegenwärtig zur Folge, dass keine offizielle Abgrenzungsmöglichkeit zu Anbietern und Ausbildern der Tiergestützten Aktivität möglich ist. Zwar sind theoretisch akkreditierte Weiterbildungen in Kombination mit den Erstausbildungen im Sozial- und Gesundheitswesen eine mögliche Abgrenzung. In der Praxis werden beide Begriffe jedoch häufig synonym verwendet, sodass der Klient oder Patient keinen Unterschied erkennt. So sind zum Beispiel Besuchshunde-Teams als ehrenamtliche Therapiehunde-Teams im Einsatz. Das bedeutet für den Patienten oder Klienten, dass er professionelle und unprofessionelle Angebote nur schwer unterscheiden kann. Zudem ist (noch) kein Berufsverband für Tiergestützte Therapie in der Schweiz gegründet worden, dem sich Fachpersonen, die eine von ESAAT oder ISAAT akkreditierte Ausbildung abgeschlossen haben, anschließen können. Weiter bedeutet es, dass niemand eine Qualitätssicherung, wie wir sie in Kapitel 12 skizziert haben, fordert und die Unterschiede zwischen professionellen und nichtprofessionellen Angeboten für Klienten oder Patienten weiterhin undurchsichtig bleibt.

13.3.4 Vergleich Therapeutisches Reiten und TGT mit dem Hund

Im deutschsprachigen Raum haben das heilpädagogische oder therapeutische Reiten und die Hippotherapie eine sehr viel längere Geschichte als Tiergestützte Interventionen mit anderen Tieren. Sie sind in der

Öffentlichkeit bekannter und werden zum Teil von Krankenkassen und anderen Trägern (mit)finanziert. So finden sich Hippotherapie, heilpädagogisches Reiten und therapeutisches Reiten auf den Methodenlisten der ASCA und/oder des EMR. Viele Krankenzusatzversicherungen beteiligen sich in der Schweiz also an den Kosten der Therapie mit Pferden, sofern sie durch eine zertifizierte Fachperson angeboten wird, die auf der Therapeutenliste des EMR oder des ASCA registriert ist. Da das heilpädagogische und das therapeutische Reiten nach Definition von Pet Partners zu den Tiergestützten Therapien gehören und die Weiterbildungen zur Reittherapeutin und zur Fachfrau für Tiergestützte Therapie/Pädagogik sich sehr ähneln, liegt es nahe, auf dieser Basis zu argumentieren, um eine Anerkennung bei den Krankenkassen zu erreichen.

Interessanterweise taucht in der Methodenliste der ASCA der Begriff Tiergestützte Therapie auf, obwohl dort bis vor kurzem nur Therapeuten auftauchten, die mit Pferden arbeiten, also Heilpädagogisches Reiten und Voltigieren, therapeutisches Reiten und Hippotherapie anbieten.

Da bei allen drei Formen der Tiergestützten Therapie nicht das Reiten(Lernen) im Vordergrund steht, sondern der Umgang mit dem Tier, ist es nur folgerichtig, Parallelen zur Tiergestützten Therapie zum Beispiel mit Hunden anzuführen. In beiden Fällen handelt es sich um psychologisch, therapeutisch und rehabilitativ ausgerichtete Behandlungsformen, die als therapiebegleitende Maßnahmen bei einem breiten Spektrum von Erkrankungen oder Störungen eingesetzt werden können. Im Vordergrund steht der Umgang mit dem Tier im Sinne von Beziehung, Bindung und Führarbeit. Ausübende müssen in beiden Fällen über einen therapeutischen und/oder pädagogischen Grundberuf verfügen und absolvieren vergleichbare Weiterbildungen.

Betrachtet man die derzeit existierenden Curricula für die in der Schweiz angebotenen Ausbildungen für therapeutisches Reiten, so fallen zahlreiche Parallelen zu den Ausbildungen in Tiergestützter Therapie auf. Alle verlangen ähnliche Voraussetzungen, nämlich eine therapeutische und/oder pädagogische Grundausbildung, wobei das Freiburger Institut für Tiergestützte Therapie (F. I. T. T.) und das Institut für angewandte Ethologie und Tierpsychologie in Zürich angeben, zu einem kleinen Prozentsatz auch fachfremde Interessenten zuzulassen, die jedoch in beiden Fällen eine besondere Motivation und eine derzeitige oder zukünftige Tätigkeit in einer sozialen Einrichtung nachweisen müssen. Alle Ausbildungen beinhalten einen theoretischen und einen praktischen Teil. Sie verlangen (außer der Ausbildung in Hippotherapie-K®) zusätzlich Praktika/Hospitationen und schließen mit einer Prüfung ab, die sich aus theoretischen und praktischen beziehungsweise mündlichen und schriftlichen Anteilen zusammensetzt.

13.3.5 Grundlage für die Anerkennung der TGT mit Hund?

ASCA folgte dieser Argumentation und hat im Herbst 2013 eine erste Fachfrau für Tiergestützte Therapie, die mit Hunden arbeitet, in ihre Therapeutenliste aufgenommen. Anders das EMR. Es listet auf seiner Homepage nicht Tiergestützte Therapie als Methode auf, sondern heilpädagogisches/therapeutisches Reiten. Einen Vergleich der Tiergestützten Therapie mit Pferden (= therapeutisches Reiten) und Hunden anhand obiger Argumentation lehnte es ab:

> Leider können wir Ihrem Antrag momentan nicht entsprechen. Die Frage ob eine Ähnlichkeit oder Gleichartigkeit zwischen zwei Methoden besteht, bedarf einer umfassenden Überprüfung, in die alle betroffenen Fachgruppierungen, Berufsverbände und Ausbildungsinstitutionen einzubeziehen wären. Deshalb ist es notwendig, dass Sie zunächst mit diesen Gruppierungen eine so genannte Organisation der Arbeitswelt OdA bilden, die dann ein breit abgestütztes Gesuch ausarbeitet.
> *(Escamed, persönliche Mitteilung, 20. Februar 2012)*

Dafür müsste zuallererst geklärt werden, wer zu dieser OdA gehört. Die Anzahl der Ausbildungsinstitute in der Schweiz ist (noch) überschaubar. Als Interessens- und Berufsverbände sind derzeit die Association Suisse de Zoothérapie ASZ und die Society for Human-Animal Relationship, Research and Education SHARRE, die Vereinigung Pferdegestützte Therapie Schweiz PT-CH (ehemals Schweizerische Vereinigung für heilpädagogisches Reiten SV HPR), die Schweizer Gruppe Therapeutisches Reiten, die Schweizer Gruppe für Hippotherapie-K sowie die Gesellschaft für Tiergestützte Therapie und Aktivitäten zu nennen. Zusätzlich wären das Institut für Interdisziplinäre Erforschung der Mensch-Tier-Beziehung (IEMT), Ärzte, Krankenkassenvertreter, Anwender der Tiergestützten Therapie, Verhaltensmediziner, Tierpsychologen, Ethologen, Personen des Therapiehundevereins Schweiz etc. in die Projektgruppe aufzunehmen. Wünschenswert wären auch Vertreter der internationalen Verbände ESAAT und ISAAT. Betrachtet man diese Liste, wird klar, dass trotz offensichtlicher Parallelen zwischen der Tiergestützten Therapie mit Pferden und Hunden noch viele Schritte nötig sind, bis auf diesem Weg eine Anerkennung der Tiergestützten Therapie mit anderen Tieren als dem Pferd beim EMR erreicht werden kann.

Dieser Ansatz wird auch in Deutschland verfolgt. So äußerten Vernooij und Schneider (2010) in ihrem Schlusswort den Wunsch, dass neben der Hippotherapie in Deutschland auch andere Formen mit Therapiebegleittieren staatlich anerkannt werden sollten. Leider hat sich inzwischen eine gegenläufige Tendenz abgezeichnet. Die Hippotherapie ist als „nicht verordnungsfähiges Heilmittel" eingestuft worden und die Kosten werden nur im Einzelfall übernommen. Wohlfarth und Mitarbeiter sprechen in ihrem Fazit von der Weichenstellung „pro" und „contra" betreffend Qualitätsmanagement im Feld der Tiergestützten Interventionen. Sie wäre der Schritt hin zu mehr Professionalität und einer Anerkennung der Tiergestützten Therapie als professionelle Tätigkeit mit Übernahme von Kosten durch die Kostenträger (Wohlfarth et al., 2011). Beetz (2012) meint, dass für die Zukunft der Tiergestützten Therapie mit Hunden in Deutschland mehr Professionalität wünschenswert wäre, damit sie in der Öffentlichkeit und von den Entscheidungsträgern positiv wahrgenommen wird. Als sinnvoll erachtet Beetz Rahmenbedingungen und Richtlinien als Orientierung im Qualitätsmanagement. Seiler (2012) plädiert für ein Qualitätslabel im Sinne einer Akkreditierungsanerkennung für Absolventen von durch ESAAT und ISAAT anerkannten Weiterbildungen, sofern sie den Kriterien des EMR für die Methode „Therapeutisches Reiten" entsprechen. Das wiederum ermögliche Berufsangehörigen, als selbstständig erwerbende Therapeuten im Bereich der Tiergestützten Therapie tätig zu sein (Seiler, 2013).

13.4 Tierethische Aspekte

Auf den ersten Blick kann man sich fragen, weshalb dieses Thema unter dem Aspekt Anerkennung subsumiert wird. Wir Autorinnen sind überzeugt, dass in der Professionalisierungsdebatte rund um die Tiergestützte Therapie die Dimension Tier und Ethik nicht fehlen darf. Wir haben aufgezeigt, dass das Tier in der Intervention im Mittelpunkt stehen soll und muss. Als Leitplanken dienen uns das Schweizerische Tierschutzgesetz und die in Kapitel 7 beschriebenen internationalen Deklarationen. In der Tiergestützten Therapie haben wir es nebst den Menschen mit tierischen Lebewesen zu tun. Die Entwicklung vom Ehrenamt zur Methode beinhaltet bezogen auf die Tiere eine potenzielle Gefahr. Die Probleme, die sich dadurch ergeben können, hat Petermann (2012) insbesondere bezogen auf die tierethischen Aspekte skizziert. Diesen Gedankengängen können wir nur beipflichten. Von den über 125 Methoden des EMR arbeiten gerade mal drei mit Tieren, nämlich Pferden – Blutegel, die zum Schröpfen verwendet werden, nicht eingerechnet. In der EMR-Methode „anthroposophische Musiktherapie“ kann der Therapeut seine Instrumente täglich über mehrere Stunden einsetzen (Wohlfarth, 2012), in der Methode „Lichttherapie“ kann der Therapeut seine Lichtquellen ebenfalls fast unbegrenzt nach Bedarf beanspruchen und in der Methode „Aromatherapie“ stehen dem Therapeuten fast unbegrenzt Essenzen zur Verfügung. Aus eigener, jahrelanger Erfahrung und Tätigkeit kennen wir die Problematik in der professionellen Arbeit mit Tieren. Tiere dürfen nicht unbegrenzt eingesetzt werden, es sind Einsatzzeiten je nach Tierrasse einzuhalten. Tiere können krank werden, erleiden einen Unfall oder fühlen sich nicht wohl. Wie gehen wir mit einer solchen Situation um? Tiere werden alt und haben ein Recht auf „Pensionierung“. Wo darf das Tier alt werden und sterben? Geben wir es weg, um Raum und Zeit für ein neues, einsatzfähiges Tier zu erhalten, oder darf es in Würde weiterleben und in Begleitung seines Menschen wohlverdient zuhause sterben?

Die Deutsche Reiterliche Vereinigung hat schon vor über zehn Jahren die „Ethischen Grundsätze des Pferdefreundes“ herausgegeben. Die Broschüre liegt inzwischen in der 9. Auflage vor und wurde rund 115 000 Mal verschickt. Sie ist unserer Meinung nach ein gutes Beispiel dafür, wie Wissen und Erfahrungen aus anderen Bereichen im Sinne der interdisziplinären Zusammenarbeit als Grundlage für weitere Diskussionen genutzt werden können, das Einverständnis der Urheber vorausgesetzt.

1. Wer auch immer sich mit dem Pferd beschäftigt, übernimmt die Verantwortung für das ihm anvertraute Lebewesen.

2. Die Haltung des Pferdes muss seinen natürlichen Bedürfnissen angepasst sein.
3. Der physischen wie psychischen Gesundheit ist unabhängig von seiner Nutzung oberste Bedeutung einzuräumen.
4. Der Mensch hat jedes Pferd gleich zu achten, unabhängig von dessen Rasse, Alter, und Geschlecht sowie Einsatz in Zucht, Freizeit oder Sport (Tiergestützte Interventionen, Anm. der Autorinnen).
5. Das Wissen um die Geschichte des Pferdes, um seine Bedürfnisse sowie die Kenntnisse im Umgang mit dem Pferd sind kulturgeschichtliche Güter. Dies gilt es zu wahren und zu vermitteln und nachfolgenden Generationen zu überliefern.
6. Der Umgang mit dem Pferd hat eine persönlichkeitsprägende Bedeutung gerade für junge Menschen. Diese Bedeutung ist stets zu beachten und zu fördern.
7. Der Mensch, der gemeinsam mit dem Pferd Sport betreibt (oder tiergestützt arbeitet, Anm. der Autorinnen), hat sich und das ihm anvertraute Pferd einer Ausbildung zu unterziehen. Ziel jeder Ausbildung ist die größtmögliche Harmonie zwischen Mensch und Pferd.
8. Die Nutzung des Pferdes im Leistungs- sowie im Allgemeinen Reit-, Fahr- und Voltigiersport oder (im Feld der Tiergestützten Interventionen, Anm. der Autorinnen) muss sich an seiner Veranlagung, seinem Leistungsvermögen und seiner Leistungsbereitschaft orientieren. Die Beeinflussung des Leistungsvermögens durch medikamentöse sowie nicht pferdegerechte Einwirkung des Menschen ist abzulehnen und muss geahndet werden.
9. Die Verantwortung des Menschen für das ihm anvertraute Pferd erstreckt sich auch auf das Lebensende des Pferdes. Dieser Verantwortung muss der Mensch stets im Sinne des Pferdes gerecht werden.
(Deutsche Reiterliche Vereinigung, 2013)

Ergänzt man den Einsatzbereich der Tiergestützten Interventionen und ersetzt Pferde durch Hunde oder Tiere generell, können diese Grundsätze auch als Grundlage tierethischer Standards für die Tiergestützte Therapie mit Therapiebegleithunden und anderen Tieren dienen.

Die Professionalisierung der tiergestützten Arbeit muss tierethische Standards beinhalten. Nur so können wir die Würde und die Ethik der für den Menschen im Einsatz stehenden Tiere sichern und verankern.

13.5 Schlussbetrachtung

Jedes neue Fachgebiet wird durch Pioniere „eröffnet“. Sie sind Wegbereiter, tun etwas als Erste und werden so zum Vorbild für die Nachfolger. Sie stecken viel Herzblut in die Sache, gehen mit viel Enthusiasmus ans Werk und entzünden ein Feuer für ihre Vision. So auch im Feld der Tiergestützten Therapie. Einige wenige haben in verschiedenen Ländern mit der Arbeit mit Therapiebegleittieren begonnen. Und sie zog zwar langsam, aber stetig Kreise, wie ein Stein, den man ins Wasser wirft. Ja, sie schwappte auch von den USA zu uns herüber. Ohne die Pioniere wären wir heute mit der Tiergestützten Therapie nicht da, wo wir sind. Die Krux der Pioniere jedoch ist, dass sie zum Teil übers Ziel hinausschießen oder der Weiterentwicklung nicht folgen können oder wollen. Sie tun sich mitunter schwer im Loslassen oder Weitermarschieren gemeinsam mit Neuen, die in ihren Augen vor allem von den Pionierleistungen „profitieren“. Es ist hart mitanzusehen, dass andere kommen und einiges übernehmen, kopieren und weiter vorantreiben. Plötzlich braucht es die Pioniere nicht mehr, es sind Berufsangehörige da, die sich des neuen Feldes der Tiergestützten Therapie annehmen. Altbewährtes reicht nicht mehr, ja wird kritisiert. Das ist der natürliche Lauf einer Entwicklung in die richtige Richtung, das schmälert auf keinen Fall die Leistung der Pioniere. Im Gegenteil: Es zeigt, wie vorausschauend und wichtig die Aufbauarbeit war und wie bedeutungsvoll sie geworden ist. Aber Stillstand und Treten am Ort ist für die Sache hinderlich und schadet letztlich dem Therapiebegleittier und dem Klienten oder Patienten in der Tiergestützten Therapie sowie dem Anerkennungsverfahren der Methode. Der Weg vom Ehrenamt über die Professionalisierung zur Anerkennung führt über eine gemeinsame Weiterbildung für Berufsangehörige im Sozial- und Gesundheitswesen zu Fachfrauen und Fachmännern in Tiergestützter Therapie mit entsprechenden Schwerpunkten zu Fachgebiet und Tier. Der Vergleich der verschiedenen Weiterbildungsangebote für das Therapiebegleittier Pferd (Pferdegestützte Therapie bzw. heilpädagogisches Reiten und therapeutisches Reiten) mit den Ausbildungsangeboten für das Therapiebegleittier Hund am Freiburger Institut für Tiergestützte Therapie (F.I.T.T.), am Institut für angewandte Ethologie und Tierpsychologie (I.E.T.) sowie an der Akademie für Tierheilkunde macht deutlich, dass die Unterschiede schon heute minim sind. Wünschenswert für die Zukunft sind gemeinsame Curricula, die modular aufgebaut sind und die der Spezialisierung für ein bestimmtes Fachgebiet (Pädagogik, Rehabilitation, Forensik, Geriatrie etc.) mit einem geeigneten Therapiebegleittier (Pferd, Hund, Esel etc.) Rechnung tragen. Selbstverständlich sollte auch ein Angebot enthalten sein, das das freiberufliche Arbeiten mit Hund und Esel ermöglicht, wie wir das heute beim therapeutischen Reiten kennen und wie es die ASCA inzwischen auch für die Tiergestützte Therapie mit Hunden vergibt. Alle von ESAAT, ISAAT, ATN und ASZ akkreditierten Abschlüsse sind künftig gleichwertig und als Methoden von den beiden Organisationen ASCA und EMR als Tiergestützte Therapie anerkannt, wie wir das in der Schweiz heute bereits beim Heilpädagogischen und Therapeutischen Reiten und der Hippotherapie kennen. Vernooij und Schneider (2010) hoffen, dass in Deutschland künftig nicht nur die Hippotherapie als Methode staatlich anerkannt wird, sondern dass auch qualifizierte Berufsangehörige anerkannt werden, die auf der Basis von theoretisch fundierten Konzepten und Modellen Tiergestützte Therapien mit ausgebildeten Therapiebegleittieren (Pferd und Hund) durchführen. Das bedeutet insbesondere, dass künftig für den Klienten/Patienten oder für Institutionen im Gesundheits- und Sozialwesen eine objektive Transparenz bezüglich der Unterschiede von tiergestützter Aktivität und Tiergestützter Therapie möglich wird.

14. Tiergestützte Therapie: Gestern – Heute – Morgen

Gestern

Mensch-Tier-Beziehungen durchziehen die Entwicklung der Menschheit seit ihren Anfängen. Die Koevolution von Mensch und Tier fand über die Jahrtausende in unterschiedlichen Beziehungsformen statt, die auch in der menschlichen Kulturgeschichte vielfältigen Ausdruck fanden. Ob in Zeichnungen und Bildern, Geschichten und Gesängen, in Literatur, Film und Theater – überall wird nicht nur von Menschen und nicht nur von Tieren erzählt, sondern oft von der Beziehung zwischen ihnen – und zwar nicht nur von Jägern und Gejagten, von Bedrohlichen und Bedrohten, gegenseitigem „Fressen und gefressen werden", sondern auch von Geselligkeit, Begleitung und Kooperation, von Nähe und Zuwendung, von Zuneigung und Liebe, gegenseitiger Hilfe und Unterstützung.

Nicht nur in persönlichen, vertrauten Beziehungen von Menschen und ihren vierbeinigen oder geflügelten, felligen, gefiederten oder schuppigen, kleinen und großen „Freunden" und „Familienmitgliedern", sondern auch in therapeutischen und pädagogischen Settings sind die förderlichen Wirkungen von Mensch-Tier-Interaktionen seit Langem bekannt. Dokumentierte Berichte Tiergestützter Arbeit gibt es schon aus dem 18. Jahrhundert beispielsweise aus York Retreat, einer von Quäkern gegründeten psychiatrischen Anstalt.

Angestoßen durch zunächst oft eher zufällige Beobachtungen und Erfahrungen aus der Praxis von Ärzten, Therapeuten, Lehrern oder Pflegenden – in der Arbeit mit Kindern, erwachsenen und alten Menschen, mit (psychisch) kranken, behinderten wie gesunden Menschen – entwickelte sich seit Mitte des 20. Jahrhunderts zunehmend schneller ein eigenständiges Praxisfeld des Einsatzes von Tieren als therapeutische, pädagogische und pflegerische Unterstützung.

Die Wirkpotentiale Tiergestützter Interventionen wurden dabei in den Anfängen von ihren Anhängern nicht reflektiert, sondern es wurde eher pauschalisierend von förderlichen Effekten des Zusammenseins mit Tieren auf alle Menschen in allen Lebenslagen ausgegangen. Studien zur Prüfung der Wirksamkeit fehlten weitgehend.

Das Thema Tiergestützte Arbeit bewegte sich lange Zeit zwischen einer Romantisierung und Idealisierung einerseits und einer insbesondere in der Wissenschaft verbreiteten grundlegenden Skepsis und Ablehnung andererseits. Seit den 1960er Jahren wurde die Verbindung zwischen Mensch und Tier – „Human-Animal-Bond" – vereinzelt auch Gegenstand des wissenschaftlichen Interesses. Vor allem in den USA und England (auch in Kanada und Australien) wurden in den Human-Animal-Studies nicht nur die sozialisations-, gesundheits- und wohlbefindensförderlichen Wirkungen von Beziehungen zwischen Menschen und Tieren zum Thema, sondern naheliegender Weise und insbesondere in den praxisnahen Disziplinen (wie der Pädagogik, der Psychotherapie, der Medizin und Pflege, der Sozialarbeit und der Rehabilitation etc.) auch die Frage, ob und wie diese Effekte in einer Tiergestützten Arbeit oder Intervention genutzt werden könnten.

In Deutschland und im deutschsprachigen Raum dauerte es deutlich länger, bis Praxis, Forschung und Wissenschaft sich der Mensch-Tier-Beziehung in ihren potenziell positiven Einflüssen zuwenden und beginnen, ein aktives Interesse an Tiergestützter Intervention zu entwickeln. Die große Ausnahme ist hier die breite Aufmerksamkeit und Resonanz, die schon früh die Hippotherapie und das therapeutische Reiten einnimmt. Hier waren und bleiben Deutschland, die Schweiz und Österreich im internationalen Vergleich bis heute führend – in der Breitenetablierung entsprechender Angebote, insbesondere für kranke, behinderte, aber auch traumatisierte und psychisch hoch belastete Kinder und Jugendliche, wie in den (oft tiefenpsychologischen) Versuchen der Ermittlung und Erklärung ihrer Wirkung.

Ansonsten dauerte es im deutschsprachigen Raum bis Ende der 1980er Jahre, ehe auch einige wenige Wissenschaftler sich für Tiergestützte Interventionen zu interessieren begannen – Interventionen, die sich zu diesem Zeitpunkt bereits stetig in der erzieherischen, schulischen, sonder- und sozialpädagogischen, psycho-, physio- und ergotherapeutischen Praxis verbreiteten. Die Praxis schreitet voran, die Wissenschaft hinkt hinterher. Vereinen und Organisationen wie „Tiere helfen Menschen" und dessen langjährigem Vorsitzenden und Promotor Graham Ford (1939–2015), dem Forschungskreis „Heimtiere in der Gesellschaft" um den Sozialpsychologen Reinhold Bergler (1929–2017) oder der Stiftung „Bündnis Mensch und Tier" sowie einigen Vorreitern in der Forschung – etwa Dennis Turner, langjähriger Präsident der IAHAIO, Gründer und Präsident des Instituts für Interdisziplinäre Erforschung der Mensch-Tier-Beziehung (IEMT Schweiz) und Mitbegründer der ISAAT, und dem Psychologen Erhard Olbrich (1941–2016), Vorreiter der Erforschung, theoretischen Begründung, Diskussion und Verbreitung von Tiergestützter Intervention auf der Basis einer wissenschaftlichen Analyse gesundheitsförderlicher Wirkungen – ist es zu verdanken, dass auch in Deutschland, Österreich und der Schweiz eine sich ausbreitende Praxisbewegung ab den 1990er Jahren endlich auch wissenschaftlichen Widerhall findet.

Heute

Typischerweise für ein recht neues und innovatives Entwicklungsfeld – sowohl der Intervention wie auch der Forschung – fand die Verbreitung Tiergestützter Interventionen zunächst eher ungeregelt statt, getragen von Begeisterung und Engagement oft ehrenamtlicher Helfer und von Professionellen und Wissenschaftlern, die meist auch privat mit Tieren leben und die Tiere mögen. Die Praxis, Tiere in pflegerische, erzieherische und therapeutische Aktivitäten einzubeziehen, verbreitet sich nach wie vor rasant und in verschiedensten Einrichtungen wie Kindergärten, Schulen, Sonderschulen, Heimen, Senioreneinrichtungen, Tagesstätten sowie Hospizen, Kliniken, Strafanstalten und Resozialisierungseinrichtungen.

Die Arbeit mit Tieren in pädagogischen, sozialen und therapeutischen Kontexten findet – auch aufgrund ihrer oft verblüffenden und teils zu augenfälligen Effekten – ein großes mediales Interesse. Zeitschriften und Fernsehen schaffen große öffentliche Aufmerksamkeit und fördern die schwunghafte Entwicklung und Ausbreitung Tiergestützter Interventionen.

Auch die wissenschaftliche Beschäftigung mit Tiergestützten Interventionen hat deutlich zugenommen. Sowohl international wie auch im deutschsprachigen Raum gibt es eine wachsende Zahl an empirischen Studien und wissenschaftlich begleiteten und evaluierten Praxisprojekten. Die Forschungsprojekte werden dabei zunehmend in größerem Maße finanziell gefördert (z.B. von der Deutschen Forschungsgemeinschaft DFG oder über das NICHD/Waltham-Programm in den USA). Forschung zu Mensch-Tier-Beziehungen etabliert sich auch an europäischen Universitäten langsam, wie etwa beispielhaft die Einrichtung einer Professur für Anthrozoologie an der Open University of the Netherlands im Jahr 2013 zeigt. Ebenso wird die Vernetzung der Forscher weltweit immer weiter vorangetrieben. So gibt es etwa die Online-Plattform und -Datenbank ‚HABRI Central' (initiiert vom Purdue University's College of Veterinary Medicine sowie den Purdue University Libraries und unterstützt von der IAHAIO), die eine breite Bibliographie zu den Human-Animal-Studies bereitstellt und den Austausch internationaler Forschungsgruppen befördern soll. Zudem finden vermehrt interdisziplinäre Kongresse und Tagungen statt, die insbesondere einen fruchtbaren Austausch zwischen Praktikern und Wissenschaftlern herstellen können.

Es lassen sich also sowohl hinsichtlich der Verbreitung Tiergestützter Interventionen wie auch der wissenschaftlichen Beschäftigung mit den Wirkpotenzialen viele positive Tendenzen aufzeigen. Und trotzdem werden in der aktuellen Entwicklung auch einige Schattenseiten deutlich: Sowohl in der praktischen Arbeit wie der wissenschaftlichen Beschäftigung mit Tiergestützten Interventionen standen lange Zeit die positiven Wirkpotenziale auf Seiten der Klienten im Fokus, die „Tier-Seite" wurde in der Diskussion um Mensch-Tier-Interaktionen hingegen weitgehend ausgeblendet. Außerdem sind Grenzen und potenzielle Nebenwirkungen von Tiergestützten Interventionen in der Diskussion konsequent ausgeblendet worden. Erst in der jüngsten Vergangenheit erhalten diese blinden Flecken langsam Beachtung.

Die Formen und Settings Tiergestützter Arbeit sowie die Zielsetzungen, Rahmenbedingungen und die Qualifikationen der tiergestützt Tätigen sind heute äußerst vielgestaltig und kaum noch zu überschauen.

Das zunehmende Interesse an Tiergestützter Intervention hat zur Schaffung von unzähligen Ausbildungsstätten und Fort- und Weiterbildungsmöglichkeiten mit verschiedenen Curricula, Schwerpunkten und unterschiedlicher Dauer und Qualität geführt. Einerseits haben Tiergestützte Interventionen in der Alltagspraxis nichts von ihrer Anziehungskraft verloren – im Gegenteil, das Angebot wird immer breiter. Andererseits wird langsam klarer, dass Tiere nicht immer „Wunder bewirken", Tiergestützte Interventionen nicht für jeden der passende therapeutische/pädagogische Ansatz sind und bestimmte Rahmenbedingungen gegeben sein müssen, damit Tiergestützte Arbeit gelingen kann. So mehren sich gerade mit Blick auf die zunehmende Verbreitung Tiergestützter Interventionen kritische Stimmen, die auf die Notwendigkeit der Entwicklung und verbindlichen Einhaltung von grundlegenden Regelungen und Rahmenbedingungen hinweisen. Bislang fehlen solche allgemeingültigen, verbindlichen Richtlinien oder Standards Tiergestützter Interventionen.

Im deutschsprachigen Raum werden zwar vermehrt Fachweiterbildungen angeboten, die von der ESAAT oder ISAAT zertifiziert sind – worüber also gewährleistet ist, dass die Curricula den Richtlinien der jeweiligen Vereinigung entsprechen –, allerdings ist eine solche Zertifizierung für die Ausbildungsstätten nicht verbindlich vorgeschrieben. Zudem kann über die Einhaltung der Ausbildungsstandards allein keine Qualitätskontrolle tiergestützter Alltagspraxis sichergestellt werden. 2011 erfolgte die Gründung des Berufsverbandes Tiergestützte Therapie, Pädagogik und Fördermaßnahmen e.V. (heute Bundesverband Tiergestützte Intervention e.V.) u.a. mit dem wichtigen Ziel, Qualitätssicherung durch Entwicklung von eigenen Qualitätsstandards in der Tiergestützten Arbeit zu gewährleisten und hierbei insbesondere Tierwohl und Tierschutz in den Vordergrund zu stellen. Vor dem Hintergrund fehlender einheitlicher und rechtlich verbindlicher Regelungen zur Verwendung von Bezeichnungen wie „Fachkraft für Tiergestützte Therapie" o.Ä. und entsprechender obligatorischer Ausbildungsstandards und -abschlüsse kann die Vernetzung in einem Fach- oder Berufsverband zum gegenwärtigen Zeitpunkt nur auf dem Stand einer Selbstverpflichtung verbleiben. Dies ist sicherlich ein erster und wichtiger Schritt in die richtige Richtung, kann allein aber nicht ausreichen, um qualifizierte, verantwortliche Tiergestützte Arbeit zu gewährleisten.

Verschiedene nationale und internationale Organisationen bemühen sich gegenwärtig um die Entwicklung allgemeiner Leitlinien, Best-Practice-Standards und Protokollen für die Entwicklung und Durchführung Tiergestützter Interventionen – unter ausdrücklicher Berücksichtigung von Tierwohl und Tierschutz. Verwiesen sei an dieser Stelle etwa auf das White Paper der IAHAIO (2014; 2018 aktualisiert) sowie die von Zenithson et al. (2015) entwickelten Richtlinien zur Gewährleistung des Tierwohls in Tiergestützten Interventionen.

In der Schweiz lud das IEMT erstmals alle Schweizer Organisationen, die sich mit dem sozialen Einsatz von Tieren und dem Tierschutz befassen, zu einem „Runden Tisch» für Tiergestützte Interventionen ein. Im September 2015 haben zahlreiche Organisationen über die Definition von tiergestützten Interventionen und Richtlinien zum Schutz von Tieren diskutiert. Es wurde festgehalten, dass von allen getragene Definitionen und Richtlinien verabschiedet werden sollen. In einem ersten Schritt wurden dazu bereits bestehende Dokumente in die Vernehmlassung gegeben.

Wir stehen heute an einer wichtigen Weggabelung und mit Blick auf die Zukunft Tiergestützter Interventionen stellen sich viele Fragen und Herausforderungen: Begeben wir uns auf den Weg, der vom Ehrenamt zur Profession führt? Werden Ausbildungsinstitute ihre Curricula einander angleichen, gegebenenfalls mit Spezialmodulen je nach Fachgebiet und Tier? Wird es spezifische Standards für Mensch und Tier geben? Wird eine mögliche Professionalisierung von Tiergestützter Therapie die vielen Formen und Konzeptionen von Tiergestützten Interventionen erhalten, die die Vielfalt Tiergestützter Arbeit heute ausmacht? Wird es eine Anerkennung Tiergestützter Interventionen durch Kostenträger und Öffentlichkeit geben? Wird Qualitätssicherung eine größere Rolle spielen? Sind die Akteure gewillt – oder im Zuge des Professionalisierungsprozesses gezwungen –, sich für ein Qualitätsmanagement zu engagieren? Wird sich die Forschung weiterhin bemühen, die Beziehung zwischen Mensch und Tier zu verstehen und die Wirkweisen ganzheitlich zu begreifen? Oder wird sie in einem klassischen biomedizinischen Verständnis die Frage nach dem „Wirkstoff" (Welche Tierart, -größe, -farbe, -form für welche ‚Störung'?) und der „Dosis" in den Vordergrund stellen? Wird es eine Fokussierung auf physiologische und neurologische Wirkungsdimensionen in Form von Hormonanalysen und bildgebenden Verfahren geben, deren quantitativ messbare Ergebnisse als „eigentliche Effekte“ und einzig wichtige Wirkungen gelten? Werden sich die Human-Animal-Studies in verschiedenen Disziplinen weiter etablieren können und werden sich weitere Möglichkeiten der Forschungsförderung erschließen?

Morgen

Die Zukunft Tiergestützter Interventionen wird deutlich von verschiedenen, teilweise ambivalenten oder konträren Entwicklungen bestimmt. Ganz zentral stellt sich die Frage, inwiefern die verschiedenen Akteure im Feld den Professionalisierungsprozess vorantreiben. Von besonderer Bedeutung sind in diesem Zusammenhang sozial- und gesundheitspolitische Entscheidungs- und Kostenträger auf lokaler wie gesamtgesellschaftlicher Ebene. Erste Anfänge zur Anerkennung und Etablierung professioneller Tiergestützter Angebote sind schon heute erkennbar. So wurde etwa 2014 in Deutschland auf Initiative von zwei Bundestagsabgeordneten das „Forum Heimtier“ ins Leben gerufen, ein Zusammenschluss von Vertretern aus Politik, Wissenschaft, Fachverbänden, NGOs und der Wirtschaft. Die politische Dialogplattform möchte die Anerkennung der Bedeutung von Heimtieren für die Gesellschaft fördern, die Potenziale Tiergestützter Interventionen sichtbar machen und u. a. auch eine Anerkennung von Tiergestützten Therapien durch Krankenkassen diskutieren. Der Dialog zu solchen Themen ist sicherlich ein erster Schritt, noch vermögen die zarten Anfänge aber keinen Paradigmenwechsel einzuleiten. In der Schweiz existiert eine erste Anerkennung der Tiergestützten Therapie durch die Stiftung für Komplementärmedizin, welche als Partnerin von Krankenkassen fungiert. In Österreich gibt es seit mehreren Jahren eine formal-rechtliche Regelung für „Therapiebegleithunde“. Zum 1. Januar 2015 wurden Assistenz- und Therapiehunde in das Bundesbehindertengesetz aufgenommen (§ 39 BBG) und es traten verbindliche Regelungen zur Ausbildung und Prüfung von Therapiebegleithund-Teams in Kraft.

Als zentral bedeutsam für die weitere Entwicklung des Feldes scheint die Etablierung verbindlicher, international anerkannter Regelungen zur Verwendung von Begrifflichkeiten und zu Weiterbildungsmöglichkeiten für die Menschen und unterschiedlichen Ausbildungen und Eignungstests für die Therapiebegleittiere. Wissenschaft wie Praxis stehen zukünftig vor der großen Herausforderung, allgemeingültige wie auch (feld-, tier-, klienten-)spezifische Verfahren und Richtlinien zu entwickeln, die das Wohlbefinden und die Rechte aller an einer Tiergestützten Intervention Beteiligten berücksichtigen und den Schutz insbesondere der einbezogenen Tiere gewährleisten.

Der Wunsch nach Qualitätssicherung kommt schon heute vermehrt aus dem Praxisfeld selbst und wir hoffen, dass sich diese Tendenz weiter fortsetzen wird. Zukünftig werden sich hoffentlich immer mehr Praktiker in Fach- und Berufsverbänden zusammenschließen, um sich auszutauschen, weiterzubilden, sich für die Anerkennung Tiergestützter Interventionen in der Öffentlichkeit einzusetzen und in der Diskussion stets auch Grenzen und Schwierigkeiten des eigenen Tuns im Blick zu behalten. Eine solch kritisch-reflexive Haltung könnte auch über eine verstärkte Etablierung von Intervisions- und Supervisionsangeboten befördert werden.

Außerdem hoffen wir, dass Wissenschaft und Praxis die Weiterentwicklung Tiergestützter Interventionen verstärkt als gemeinsame Aufgabe ansehen. Über kooperative Evaluationsprojekte, gemeinsame Tagungen und eine verstärkte Einbindung von wissenschaftlichen Erkenntnissen in die Weiterbildungen könnte der Wissenschaft-Praxis-Transfer befördert und eine wechselseitig anregende und befruchtende Zusammenarbeit angeregt werden.

Mit Blick auf die wissenschaftliche Beschäftigung mit Mensch-Tier-Beziehungen und Tiergestützten Interventionen hoffen wir zudem, dass diese Themen in Forschung wie auch Lehre in verschiedensten Fachdisziplinen an immer mehr Hochschulen stärker Raum einnehmen. Dabei sind sowohl Theoriebildung und Grundlagenforschung zu den Wirkfaktoren förderlicher Mensch-Tier-Begegnungen als auch fundierte quantitative und qualitative Studien zu den Effekten Tiergestützter Interventionen auf die Klienten und die einbezogenen Tiere bedeutsam. Die Forschung zu Mensch-Tier-Interaktionen sowie die Praxis Tiergestützter Arbeit waren von Beginn an breit und vielgestaltig – diese Vielfalt gilt es auch zukünftig zu erhalten!

Literaturverzeichnis

Bücher und Artikel in (Fach-) Zeitschriften

Abrantes R. (2005). Hundeverhalten von A-Z. Stuttgart: Kosmos.

Antonowsky A. (1997). Salutogenese. Zur Entmystifizierung der Gesundheit. Tübingen: dgvt-Verlag.

Appleby M. (1999). What Should We Do About Animal Welfare? Oxford: Blackwell Science.

Aschmann C. (2012). Einfluss des Therapiehunde-Teams auf die Mitmachbereitschaft und Kommunikation in der Ergotherapie: Eine Pilotstudie. Masterarbeit, Universität Zürich. [Unveröffentlicht]

Auer C. (2004). Performance Measurement für das Customer Relationship Management. Wiesbaden: Deutscher Universitäts-Verlag.

Aymon N. (2010). La thérapie avec le cheval. Psychoscope, 31: 12–15.

Badura B., Gross, R. (1976). Sozialpolitische Perspektiven. München: Piper.

Balzer J., Hug P., Perrotta I., Scharf S., Schneider I., Steinegger E. (2012). Konzept: Tiergestützte Therapien im Rehabilitationszentrum Affoltern am Albis. [Unveröffentlicht]

Barlow M.R., De Marni Cromer L. (2012). Comparison of Normative and Diagnosed Dissociation on Attachment to Companion Animals and Stuffed Animals. Psychological Trauma, 4(5): 501–506.

Bauer J. (2006). Das Gedächtnis des Körpers. München: Piper.

Bauer J. (2005). Warum ich fühle, was du fühlst. Intuitive Kommunikation und das Geheimnis der Spiegelneurone. Hamburg: Hoffmann und Campe.

Baumeister S. (2011). Wer nicht vertraut, dem kann man nicht vertrauen: der Einsatz der Tellington-Methode in der Reittherapie. Tellington Special, 4: 18–20.

Beck R. und Meiling L.S. (2013). Vertrau doch einfach. Tellington Special, 2: 29–30.

Becker H., Scheermesser M., Früh M., Treusch Y., Auerbach H., Hüppi R.H., Meier F. (2013). Robotik in Betreuung und Gesundheitsversorgung. ETH Zürich: Hochschulverlag.

Becker R. (2012). Dublette Mensch. Cassirers Plädoyer für einen kritischen Anthropomorphismus. In: Recki, B. (Hrsg.) Philosophie der Kultur – Kultur des Philosophierens. Ernst Cassirer im 20. und 21. Jahrhundert. Hamburg: Felix Meiner Verlag.

Beetz A. (2013). Die Mensch-Tier-Beziehung: Was gibt es Neues aus der Forschung für die Praxis? Zusammenfassung und Vortrag auf dem Kongress Tiergestützte Therapie und Pädagogik am 20./21. September 2013 in Freiburg. [Unveröffentlicht]

Beetz A. (2012). Hunde im Schulalltag. Grundlagen und Praxis. München: Ernst Reinhardt.

Beetz A. (2009). Psychologie und Physiologie der Bindung zwischen Mensch und Tier. In: Otterstedt C., Rosenberger M. Gefährten – Konkurrenten – Verwandte: Die Mensch-Tier Beziehung im wissenschaftlichen Exkurs. Göttingen: Vandenhoeck & Ruprecht.

Beetz A. (2006a). Theoretische Grundlagen der Mensch-Tier-Beziehung. Lernen konkret, 25 (1): 27–29.

Beetz A. (2005). Bindung zu Mensch und Tier als Grundlage der Entwicklung. Vortrag anlässlich der Fortbildungstage „Kinder und Tiere" des Vereins Tiere helfen Menschen e.V., Rothenburg am 8. Oktober 2005. [Unveröffentlicht].

Beetz A., Kotrschal K., Turner D., Hediger K., Uvnäs-Moberg K., Julius H. (2011). The effect of a real dog, toy dog and friendly person on insecurely attached children during a stressful task: An exploratory study. Anthrozoos, 24: 349–368.

Beholz S. (2003). Qualitätsmanagementsysteme in stationären Einrichtungen des Gesundheitswesens: Qualitätsverbesserung durch Zertifizierung von klinischen Teileinrichtungen. Berlin: Humboldt Universität. [Unveröffentlichte Habilitationsschrift zur Erlangung der Lehrbefähigung für das Fach Herzchirurgie.] Online verfügbar unter: http://edoc.hu-berlin.de/habilitationen/beholz-sven-2004-02-12/HTML/. [Letztes Zugriffsdatum: 25. August 2017]

Bergler R. (2000). Gesund durch Heimtiere. Beiträge zur Prävention und Therapie gesundheitlicher und seelischer Risikofaktoren. Köln: Deutscher Institutsverlag.

Bergmann M., Jahn T., Knobloch T., Krohn W., Pohl Ch., Schramm E. (2010). Methoden transdisziplinärer Forschung. Ein Überblick mit Anwendungsbeispielen. Frankfurt/New York: Campus Verlag.

Bergmann M., Schramm E. (2008). Transdisziplinäre Forschung: Integrative Forschungsprozesse verstehen und bewerten. Frankfurt/New York: Campus Verlag.

Birch S. (1997). Dolphin-human interaction effects. Doctor Thesis at Dept. of Electrical and Computer Systems Engineering, Monash University, Caulfield Campus. [Unpublished]

Bitzer, E., Wohlfarth, R. (2012). Qualitätsmanagement und Qualitätssicherung im Gesundheitswesen. In F.W. Schwartz et al. (Hrsg.) Das Public Health-Buch. München/Jena: Urban & Fischer.

Bloch G., Radinger E. (2010). Wölfisch für Hundehalter Stuttgart: Kosmosverlag.

Bolliger G. (2007). Tiertherapie aus rechtlicher Sicht – Abstract. Vortrag am Kongress Mensch und Tier, Berlin, 17.–19. Mai 2007, Workshop VIII – Die Belange des Tieres. [Unveröffentlicht]

Bolliger G., Rüttimann A. (2013). Tiere sind keine Sachen – was heisst das genau? Welt der Tiere Nr. 4/13: 14 ff.

Bolliger G., Richner M., Rüttimann A. (2011). Schweizer Tierschutzstrafrecht in Theorie und Praxis. Schriften zum Tier im Recht, Band 1. Zürich/Basel/Genf: Schulthess Verlag.

Bolliger G., Goetschel A.F., Richner M., Spring A. (2008). Tier im Recht transparent. Zürich/Basel/Genf: Schulthess Verlag.

Bowlby J., Ainsworth M. (1958). The nature of the child's tie to his mother. International Journal of Psycho-Analysis, 39, 350–373.

Brakes P., Williamson C. (2008). Delphintherapie. Eine Faktensammlung. München: WDCS Whale and Dolphin Conservation Society.

Brandill N., Hutchinson S. (1997). Animal-assisted therapy with hospitalized adolescents. Journal of Child and Adolescent Psychiatric Nursing, 10(1): 17–24.

Breitenbach E., Stumpf E. (2003). Tiergestützten Therapie mit Delfinen. In: Olbrich, E., Otterstedt, C. (Hrsg.) Menschen brauchen Tiere. Stuttgart: Kosmos Verlag, S. 145–172.

Brensing K. (2013). Persönlichkeitsrechte für Tiere. Freiburg im Breisgau: Herder.

Brensing K., Linke K., Busch M., Matthes I., van der Woude S.E. (2005). Impact of different kinds of humans in Swim-With-The-Dolphin-Programs in two settings. Anthrozoos, 18(4): 409–429.

Brensing K., Linke K. (2004). Behaviour of dolphins Tursiops truncatus towards adults and children during swim-with-dolphin programs and towards children with disabilities during therapy sessions. Anthrozoos, 16(4): 315–330.

Brensing K., Linke K., Todt D. (2003). Can dolphins heal by ultrasound? Journal of Theoretical Biology, 225(1): 99–105.

Buck C.D., Schroeder J.P. (1990). Public Health Significance of Marine Mammal Diseases. In: Dierauf L.A., Gulland F.M.D. (Eds.). CRC Handbook of Marine Mammal Medicine. Health, Disease, and Rehabilitation. Boca Raton: CRC Press, pp. 163–173.

Butler-Stroud C. (2012). Fostering Moral and Legal Change Toward Cetacean Rights. Abstract 6693 at the 2012 AAAS Annual Meeting, Vancouver, Canada, 16–20 February 2012. Abstract online verfügbar unter: http://aaas.confex.com/aaas/2012/webprogram/Paper 6693.html. [Letzter Zugriff: 25. August 2017]

Buytendijk F. (1958). Mensch und Tier. Reinbek bei Hamburg: Rowohlt TB-Verlag.

BzgA (Bundeszentrale für gesundheitliche Aufklärung) (2005). Kriterien guter Praxis in der Gesundheitsförderung bei sozial Benachteiligten. Ansatz – Beispiele – Weiterführende Informationen. Gesundheitsförderung Konkret, Band 5. Köln: Bundeszentrale für gesundheitliche Aufklärung.

Camenzind S. (2011). Klonen von Tieren – eine ethische Auslegeordnung. Schriften zum Tier im Recht, Band 7. Zürich/Basel/Genf: Schulthess Verlag.

Caprilli S., Messeri A. (2006). Animal-assisted activity at A. Meyer children's hospital: A pilot study. Evidence-based Complementary and Alternative Medicine, 3(3): 379–383.

Casaulta T., Leung-Zwicky E. (2005). Erfahrungen mit einem Therapiehund. Schweizerische Zeitschrift für Heilpädagogik, 2: 18–20.

Carter N. (1982). Effects of psycho-physiological stress on captive dolphins. International Journal for the Study of Animal Problems 3: 193–198.

Cavalieri P. (2008). Whales as Persons. In: Armstrong S.J., Botzler, R.G. (Eds). The Animal Ethics Reader. 2nd ed. London/New York: Routledge, pp. 204–214.

Chinn P.L., Kramer M.K., (1996). Pflegetheorie, Berlin/Wiesbaden: Ullstein Mosby.

Claus A. (2000). Tierbesuch und Tierhaltung im Krankenhaus. Eine Untersuchung zu Verbreitung, Chancen und Grenzen von Tierkontakten als therapieflankierende Möglichkeit der Psychiatrie, Geriatrie und Psychomotorik. München: Ludwig-Maximilian-Universität. [Diss.]

Clubb R., Mason G. (2003). Captivity effects on wide-ranging carnivores. Nature, 425: 463–474.

Cogan M.L. (1953). Toward a Definition of Profession. Harvard Educational Review, 23: 33–50.

Cole D.M. (1996). Phenomenological effect of dolphin interaction on humans. International Symposium on Dolphin Healing. Co-hosted by the AquaThought Foundation, pp. 1–7.

Concannon M. (2012). A comparative study of training with negative and positive reinforcement. Edinburgh: International Society of Equitation Science.

Coren, S. (2015). Foreword. In: A.H. Fine (Ed.), *Handbook on Animal-Assisted Therapy. Foundations and Guidelines for Animal-Assisted Interventions* (4. ed., pp. XIX–XXII). London: Academic Press.

Couquiaud L. (2005). A survey of the environments of cetaceans in human care. Aquatic Mammals, 31: 3.

Cusack O., Smith, E. (1984). Pets and the Elderly: The Therapeutic Bond. Binghamton NY: Haworth Press.

De Bergerac O. (1998). The dolphin within: Awakening human potential. East Roseville: Simon & Schuster.

De Smet S. (1990). Therapieersatz Tier. Psychologie heute, S. 16–17.

De Smet S. (1988). Öffnet die Heime – für Haustiere. Altenpflege, S. 308–314.

De Smet S. (1983). Die Bedeutung von Haustieren für die seelische Situation von Erwachsenen. Hamburg: Universität Hamburg, Fakultät für Erziehungswissenschaft, Psychologie und Bewegungswissenschaft. [Unveröffentlichte Diplomarbeit]

Delta Society (Ed.) (1996). Animal-Assisted Therapy Standards of Practice. Bellevue, WA: Delta Society.

Dominguez J. (2008). Demenzpflegetheorie. Ansätze für die Entwicklung einer Mikrotheorie für Menschen mit schwerer Demenz und Verhaltenssymptomen. München: Grin Verlag.

dtv-Lexikon in 24 Bänden (2006). Salutogenese. München: Deutscher Taschenbuch-Verlag.

Duden (1997). Das Fremdwörterbuch. Mannheim: Dudenverlag.

Duncan I.J.H., Fraser D. (1997). Understanding animal welfare. In: Appleby M.A., Hughes B.O. (Eds.). Animal Welfare. Wallingford/New York: CAB International, pp. 19–31.

Dunn J.L., Buck J.D., Robeck T.R. (2001). Bacterial Diseases of Cetaceans and Pinnipeds. In: Dierauf L.A., Guilland, F.M.D. (Eds). CRC Handbook of Marine Mammal Medicine. 2nd ed.). Boca Raton: CRC Press, pp. 309–335.

Eliade M. (2001). Shamanism: Archaic techniques of ecstacy. New Jersey: Arkana.

Erziehungsdirektion des Kantons Bern (1995). Lehrplan Volksschule. Bern: Staatlicher Lehrmittelverlag des Kantons Bern.

Ewing C.A., MacDonald P.M., Taylor M., Bowers M. (2007). Equine-facilitated learning for youth with severe amotional disorders: A quantitative and qualitative study. Child and Youth Care Forum, 36: 59–72.

Feddersen-Petersen D. (2006). Ausdrucksverhalten beim Hund. Stuttgart: Kosmos.

Feddersen-Petersen D. (1989). Hundepsychologie. Wesen und Sozialverhalten. Stuttgart: Kosmos.

Fiechter V., Meier M. (1981). Pflegeplanung. Basel: Recom.

Fine (2010). Handbook on animal-assisted therapy. Theoretical foundations and guidelines for practice. San Diego : Academic Press

Fine, A.H., Beck, A.M. (2015). Understanding Our Kinship with Animals: Input for Health Care Professionals Interested in the Human-Animal Bond. In: A.H. Fine (Ed.), *Handbook on Animal-Assisted Therapy. Foundations and Guidelines for Animal-Assisted Interventions* (4. ed., pp. 3–10). London: Academic Press.

Fleischer M. (1987). Hund und Mensch. Eine semiotische Analyse ihrer Kommunikation. Tübingen: Staffenburg.

Fraser D., Weary D.M., Pajor E.A., Milligan, B.N. (1997). A scientific conception of animal welfare that reflects ethical concerns. Animal Welfare, 6: 187–205.

Fremmer-Bombik E., Grossmann K.E. (1991). Frühe Formen empathischen Verhaltens. Zeitschrift für Entwicklungspsychologie und Pädagogische Psychologie, 23, 299–317.

Friedmann E., Katcher A.H., Thomas S.A., Lynch J.J., Messent P.R. (1983). Social interaction and blood pressure: Influence of animal companions. Journal of Nervous and Mental Disease, 171: 461–465.

Friedrich Ebert Stiftung, Gesprächskreis Sozialpolitik (FES) (2006). Prävention und Gesundheitsförderung. Programm für eine bessere Sozial- und Gesundheitspolitik. Bonn: FES. Online verfügbar unter: http://library.fes.de/pdf-files/asfo/03637.pdf. [Letztes Zugriffsdatum: 25. August 2017].

Frischknecht C. (2002). Im Wasser zu Hause. Lass mich Dein Delfin sein. In: Whale Zone02. Arbeitsgruppe zum Schutz der Meeressäuger (ASMS). Zürich: Tierschutzverlag, S. 92–94.

Frohoff T.G., Packard J.M. (1995). Interactions between humans and free-ranging and captive bottlenose dolphins. Anthrozoos 8(1): 44–54.

Frohoff T.G. (2000). Behavioral indicators of stress in odontocetes during interactions with humans: A preliminary review and discussion. In: Proceedings from the 7th International Conference of the American Cetacean Society. 17–19 November, Monterey, California.

Fromm E. (1974). Anatomie der menschlichen Destruktivität. Stuttgart: Deutsche Verlags-Anstalt.

Frömming H. (2006). Die Mensch-Tier-Beziehung. Theorie und Praxis tiergestützter Pädagogik. Saarbrücken: VDM, Müller.

Gaschler K. (2006). Die Entdeckung des Anderen. Gehirn und Geist, Oktober: 26–33.

Gee N.R., Sherlock T.R., Bennett E.A., Harris S.L. (2009). Preschoolers' adherence to instructions as a function of presence of a dog and motor skill tasks. Anthrozoos, 22(3): 267–276.

Gee N.R., Harris S.L., Johnson K.L. (2007). The role of therapy dogs in speed and accuracy to complete motor skills task for preschool children. Anthrozoos, 20(4): 375–386.

Gehrig T. (1999). Struktur und Instrumente im Tierschutzrecht. Zürich: Schulthess Verlag. [Diss.]

Geraci J.R., Ridgway S.H. (1991). On disease transmission between cetaceans and humans. Marine Mammal Science, 7(2): 191–194.

Gissel-Palkovich I. (2002). Total Quality Management in der Jugendhilfe? Von der Qualitätssicherung zur umfassenden Qualitätsentwicklung in der Sozialen Arbeit. Münster/Hamburg/London: Lit.

Glenk L.-M. (2013). Animal-Human-Welfare in tiergestützten Interventionen: Welche Bedingungen müssen gegeben sein, dass tiergestützte Therapie wirkt? Zusammenfassung und Vortrag am Kongress Tiergestützte Therapie und Pädagogik am 20./21. September 2013 in Freiburg. [Unveröffentlicht]

Glenk, L.M., Kothgassner, O.D., Stetina, B.U., Palme, R., Kepplinger, B., Baran, H. (2014). Salivary cortisol and behavior in therapy dogs during animal-assisted interventions: A pilot study. *Journal of Veterinary Behavior: Clinical Applications and Research* 9(3), 98–106.

Goetschel A.F., Bolliger G. (2003). Das Tier im Recht. 99 Facetten der Mensch-Tier-Beziehung von A bis Z. Zürich: Orell Füssli.

Graf B. (2003). Grundzüge und Überlegungen zum Qualitätsmanagement und zur Qualitätssicherung der Dienstleistung Ernährungsberatung. Inaugural-Dissertation zur Erlangung des Doktorgrades Dr. oec. troph. beim Fachbereich Agrarwissenschaften, Oecotrophologie und Umweltmanagement. Gießen: Justus-Liebig-Universität.

Graf S. (1999). Betagte Menschen und ihre Haustiere: Förderliche und problematische Aspekte der Haustierhaltung und Implikationen für die (Kranken-)Pflege: Eine beschreibende Untersuchung. Pflege, 12: 101–111.

Greiffenhagen S., Buck-Werner O. (2007). Tiere als Therapie. Neue Wege in Erziehung und Heilung. Mürlenbach: Kynos.

Grull P. (2006). Qualitätsmanagement sozialer Dienstleitungen. Grundlagen, Konzepte, Instrumente. München: Grin Verlag.

Haase G. (1995). Heimtiere als Prävention. Bonn: Psychologisches Institut der Universität Bonn. [Unveröffentlicht]

Hama H., Yogo M., Matsuyama Y. (1996). Effects of stroking horses on both humans' and horses' heart rate responses. Japanese Psychological Research, 38 (2): 66–73.

Hartje W. (2009). Therapieren mit Pferden. Stuttgart: Ulmer.

Headey B., Grabka M.M. (2004). The relationship between pet ownership and health outcomes. DIW-Diskussionspapiere 434. Berlin: Deutsches Institut für Wirtschaftsforschung (DIW). Online verfügbar unter: http://hdl.handle.net/10419/18171. [Letzter Zugriff: 25. August 2017]

Hehlmann W. (1965). Wörterbuch der Psychologie. Stuttgart: Alfred Körner Verlag.

Hendriksen P., Elmgreen K., Ladewig J. (2011). Trailer loading of horses: Is there a difference between positive and negative reinforcement concerning effectiveness and stress-related signs? Journal of Veterinary Behavior, 6: 261–266.

Hegedusch E., Hegedusch L. (2007). Tiergestützte Therapie bei Demenz: Die gesundheitsförderliche Wirkung von Tieren auf demenziell erkrankte Menschen. Hannover: Schlütersche.

Hergovich A., Monshi B., Semmler G., Zieglmayer V. (2002). The effects of the presence of a dog in the classroom. Anthrozoos, 15(1): 37–50.

Hesselmar B. (1999). Does early exposure to cat or dog protect against later allergy development?, Clin Exp Allergy, 29(5): 611–617.

Heyer M., Kloke N. (2011). Der Schulhund, eine Praxisanleitung zur hundegestützten Pädagogik im Klassenzimmer. Nerdlen/Daun: Kynos.

Hillenbrand C.(2008). Einführung in die Pädagogik bei Verhaltensstörungen. München: Ernst Reinhardt.

Honig S., Neumann S. (2004). Wie ist „gute Praxis" möglich? Pädagogische Qualität als Gegenstand erziehungswissenschaftlicher Forschung. In: Beckmann C., Otto H., Richter M., Schrödter M. (Hrsg.) Qualität in der sozialen Arbeit. Zwischen Nutzerinteresse und Kostenkontrolle. Wiesbaden: Verlag für Sozialwissenschaften, S. 251–281.

Humphries T. L. (2003). Effectiveness of Dolphin-Assisted Therapy as a Behavioral Intervention for Young Children with Disabilities. Bridges 1(6): 1–9.

Jablonowski K., Köse C. (2012). Co-Pädagoge Hund, Lernbegleiter auf vier Pfoten. Kerpen: Kohl.

Jaster H.-J. (Hrsg.) (1997). Qualitätssicherung im Gesundheitswesen. Stuttgart: Thieme.

Juchli L. (1997). Pflege. Praxis und Theorie der Gesundheits- und Krankenpflege. Stuttgart: Thieme Verlag.

Julio F. (2000). Avedis Donabedian. Bulletin of the World Health Organization, 78(12): 1475.

Julius, H., Beetz, A.M., Kotrschal, K., Turner, D.C., Uvnäs-Moberg, K. (2014). *Bindung zu Tieren. Psychologische und neurobiologische Grundlagen tiergestützter Interventionen.* Göttingen: Hogrefe.

Julius H., Beetz A., Kotrschal K., Turner D., Uvnäs-Moberg K. (2013). Attachment to Pets. Göttingen: Hogrefe.

Julius H., Beetz A.M., Niebergall K. (2010). Breaking the transmission of insecure attachment relationships. Special session presented at the 12th International Conference on Human-Animal Interactions (IAHAIO), Stockholm, Sweden [Unveröffentlicht]

Jung C.G. (1945). Psychologische Betrachtungen. Zürich: Rascher.

Kaplan A. (2006). Die Mensch-Tier-Beziehung. Eine irrationale Angelegenheit. Saarbrücken: VDM, Müller.

Karol J. (2007). Applying a traditional individual psychotherapy model to equine-facilitated psychotherapy (EFP): Theory and method. Clinical Child Psychology and Psychiatry, 12: 77–90.

Keller R. (2010). Xenophon. Über die Reitkunst & Der Reitoberst: Zwei hippologische Lehrbücher der Antike. Cham: Müller Rüschlikon.

Kellert S., Wilson E. (1993). The biophilia hypothesis. Washington D.C.: Island Press.

Kennedy-Stoskopf S. (2001). Viral Diseases. In: Dierauf, L.A. and Guilland, F.M.D. (Eds.). CRC Handbook of Marine Mammal Medicine (2nd ed.). Boca Raton: CRC Press.

King, C., Watters, J., Mungre, S. (2011). Effect of a time-out session with working animal-assisted therapy dogs. *Journal of Veterinary Behavior: Clinical Applications and Research* 6(4), 232–238.

Kommorell T. (2010). Gesundheitsförderung und Prävention: In: Pflege Heute. München: Verlag Urban und Fischer.

Konstanze K., Köse C. (2012). Co-Pädagoge Hund. Lernbegleiter auf vier Pfoten. Kerpen: Kohl.

Kotrschal K., Ortbauer B. (2003). Behavioral effects of the presence of a dog in a classroom. Anthrozoos, 16(2): 147–159.

Kruger K.A., Serpell J.A. (2006). Animal-Assisted Interventions in Mental Health: Definitions and Theoretical Foundations. In: Fine A.H. Fine (Ed.) Handbook on Animal-Assisted Therapy: Theoretical Foundations and Guidelines for Practice. (2nd ed.) Amsterdam/Boston: Elsevier, pp. 21–38.

Künzle K. (2000). Hippotherapie auf den Grundlagen der Funktionellen Bewegungslehre Klein-Vogelbach. Hippotherapie-K®: Theorie, praktische Anwendung, Wirksamkeitsnachweis. Berlin u.a.: Springer.

Kurdek L. (2008). Pet dogs as attachment figures. Journal of Social and Personal Relationships, 25: 247–266.

Kurtz T. (2002). Berufssoziologie. Bielefeld: Transcript-Verlag.

Lampe J.F., Andre J. (2012). Cross-modal recognition of human individuals in domestic horses (Equus caballus). Animal Cognition, Vol 15, issue 4: 623–630.

Langewitz W. (2011). Placebo – Nocebo. In: Adler R.H., Herzog W., Joraschky P., Köhle K., Langewitz W., Söllner W., Wesiack W. (Hrsg.). Uexküll. Psychosomatische Medizin. Theoretische Modelle und klinische Praxis. München: Elsevier, Urban & Fischer. 493–498.

Legl T. (2002). Tiergestützte Therapie in der Behandlung von Suchtkranken. In: 1. Internationales TAT-Symposium „Tiere als Therapie – Theorie und Praxis“ am 20./21. April 2002 in Wien. Wien: Verein Tiere als Therapie [Eigendruck], S. 129–139.

Lesimple C., Sankey C., Richard M.A., Hausberger M. (2012). Do Horses Expect Humans to Solve their Problems? Front Psychol., 3: 306. doi: 10.3389/fpsyg.2012.00306. Epub.

Levinson B. (1969). Pet oriented child psychotherapy. Springfield: Charles C Thomas Publishers.

Limond J., Bradshaw J., Cormack M. (1997). Behavior of children with learning disabilities interacting with a therapy dog. Anthrozoos, 10(2/3): 84–89.

Locke J. (1989). Some thoughts concerning education. Oxford: Clarendon.

Marino L. (2013). Dolphins are not healers. Aeon Magazine. 18. Juni 2013. Online verfügbar unter: http://www.aeonmagazine.com/nature-and-cosmos/lori-marino-dolphins-are-not-healers/. [Letztes Zugriffsdatum: 25. August 2017]

Marino L. (2012). The Scientific Evidence for Complex Intelligence and Self-Awareness in Cetaceans. Abstract 6688 at the 2012 AAAS Annual Meeting, Vancouver, Canada, 16–20 February 2012. Online verfügbar unter: http://aaas.confex.com/aaas/2012/webprogram/Paper6688.html. [Letztes Zugriffsdatum: 25. August 2017]

Marino L., Lilienfeld, S. (2007). Dolphin-assisted therapy: more flawed data and more flawed conclusions. Anthrozoos 20(3): 239–249.

Marino L., Lilienfeld, S. (1998). Dolphin-Assisted Therapy: flawed data, flawed conclusions. Anthrozoos11(4): 194–200.

Martin P., Bateson P. (2004). Measuring Behavior: An Introductory Guide. Cambridge: Cambridge University Press.

Martin F., Farnum J. (2002). Animal-assisted therapy for children with pervasive developmental disorders. Western Journal of Nursing Research, 24: 657–670.

Max Planck Institut (2009). „Der Hund denkt mit“, Max Planck Forschung, 4: 18–25.

Meleis A.I. (1999). Pflegetheorie. Gegenstand, Entwicklung und Perspektiven des theoretischen Denkens in der Pflege. Bern: Verlag Hans Huber.

Merkies K., Insensee A., von Borstel-König U.U., MacGregor H., Tucker A., Bergeron R. (2012). Influence of psychological and physiological arousal in humans on horse heart rate and behaviour. Edinburgh: International Society of Equitation Science.

Merklin E. (2013). Vergleichende Evaluation Tiergestützte Therapie mit Eseln, Stallarbeit und Suchttherapie in der Strafanstalt Saxerriet. [Unveröffentlicht]

Merten R., Olk Th. (1999). Soziale Dienstleistungsberufe und Professionalisierung. In: Albrecht G., Groenemeyer A., Stallberg F. Handbuch soziale Probleme. Opladen/Wiesbaden: Westdt. Verl., S. 955–982.

Mertens C. (1991). Human-Cat Interactions in the Home Setting. Anthrozoos, 4(4): 214–231.

Mertens C., Turner, D.C. (1988). Experimental Analysis of Human-Cat Interactions During First Encounters. Anthrozoos, 2(2): 83–97.

Messent P.R. (1983). Social facilitation of contact with other people by pet dogs. In: Katcher A.H., Beck A.M. (Eds.) New Perspectives on Our Lives with Companion Animals. Philadelphia: University of Pennsylvania Press.

Meyer-Abich K.M. (2010). Was es bedeutet, gesund zu sein. Philosophie der Medizin. München: Hanser.

Mieg H.A. (2005). Professionalisierung. In: Rauner F. (Hrsg.) Handbuch der Berufsbildungsforschung. Bielefeld: Bertelsmann. 342–349.

Morgan K., Zetterqvist M., Hassmen P., Visser E.K. et al. (2000). Rider's personality and the perception of the co-operation between rider and horse. Abstract. 51st Annual Meeting of the European Association for Animal Production. Den Haag: Wageningen Academic Publishers.

Nathanson, D.E. (1998). Long-term effectiveness of dolphin assisted therapy for children with severe disabilities. Anthrozoos 11(1): 22–32.

National Marine Fisheries Service (Ed.) (2010). U.S. Marine Mammal Inventory Report. Silver Spring, MD: Office of Protected Resources.

Nejat G., Sun Y., Nies M. (2009). Assistive robots in health care settings. Home Health Care Management & Practice, 21(3): 177–187.

Neville P. (1989). Feline Behavior Problems. A Review of Cases Referred. Vortrag auf dem Symposium für Mensch-Tier-Beziehung. Monaco. [Unveröffentlicht]

Niepel G. (1998). Mein Hund hält mich gesund. Der Hund als Therapeut für Körper und Seele. Augsburg: Naturbuch Verlag.

Nimer, J., Lundahl, B. (2007). Animal-assisted therapy: A meta-analysis. *Anthrozoös 20*(3), 225–238.

Nübling R., Schmidt, J. (1998). Interne Qualitätssicherung in der stationären psychosomatischen Rehabilitation. Erfahrungen mit einem „zweigleisigen Modell". In: Laireiter A.-R., Vogel H. (Hrsg.) Qualitätssicherung in der Psychotherapie und psychosozialen Versorgung. Ein Werkstattbuch. Tübingen: dgvt-Verlag.

Olbrich E. (2013). Neugierig bleiben! Wissenschaftliche Evidenzbasierung oder praktisches Erfahrungswissen: Was hilft den praktisch Tätigen? Zusammenfassung und Vortrag auf dem Kongress Tiergestützte Therapie und Pädagogik am 20./21. September 2013 in Freiburg i. Breisgau. [Unveröffentlicht].

Olbrich E. (2012). Das Interesse richtet sich auf die Beziehung zwischen Helfer und Tier. In: Welsch B. Hund – Katze – Mensch. Verden: Mars Petcare.

Olbrich E. (2010). Salutogenese durch Tiergestützte Intervention. tiergestützt, 2, 30–34.

Olbrich E. (2006). Psychologie der Mensch-Tier-Beziehung. Beitrag zu „Tiergestützte Therapie und Tiergestützte Pädagogik", Vortrag in Wedemark am 22. April 2006. [Unveröffentlicht].

Olbrich E. (2003a). Zur Ethik der Mensch-Tier-Beziehung aus der Sicht der Verhaltensforschung. In: Olbrich E., Otterstedt C. (Hrsg.) Menschen brauchen Tiere. Grundlagen und Praxis der Tiergestützten Pädagogik und Therapie. Stuttgart: Kosmos, S. 32–57.

Olbrich E. (2003b). Psychologie der Mensch-Tier-Beziehung. In: 1. Internationales TAT-Symposium „Tiere als Therapie – Theorie und Praxis" am 20./21. April 2002 in Wien. Wien: Verein Tiere als Therapie (Eigendruck), S. 33–68.

Olbrich, E. (1997). Psychische und physische Auswirkungen von Heimtieren auf die Lebensqualität älterer Menschen. GeroCare Newsletter 7, 8–9.

Olbrich E., Otterstedt C. (2003). Menschen brauchen Tiere. Grundlagen und Praxis der tiergestützten Pädagogik und Therapie. Stuttgart: Kosmos.

Ollenschläger G. (2001). Von der Qualitätskontrolle zum Total Quality Management. In: Bundeszentrale für gesundheitliche Aufklärung (BzgA). Qualitätsmanagement in Gesundheitsförderung und Prävention. Grundsätze, Methoden und Anforderungen. Forschung und Praxis der Gesundheitsförderung Band 15. Köln, Bundeszentrale für gesundheitliche Aufklärung, S. 98–112.

Opgen-Rhein C., Kläschen M., Dettling, M. (2011). Pferdegestützte Therapie bei psychischen Erkrankungen. Stuttgart: Schattauer.

Otterstedt C. (2016). Tiergestützte Interventionen: Methoden und tiergerechter Einsatz in Therapie, Pädagogik und Förderung. Stuttgart. Schattauer

Otterstedt C. (2011). Mensch und Tier. Von der Begegnung zur Beziehung. Tagungsband DVG 12. Internationale Fachtagung Verhaltenskunde, Tierhaltung, Tierschutz. [Unveröffentlicht].

Otterstedt C. (2007). Mensch und Tier im Dialog. Stuttgart: Kosmos.

Otterstedt C. (2001). Tiere als therapeutische Begleiter. Gesundheit und Lebensfreude durch Tiere – eine praktische Anleitung. Stuttgart: Kosmos.

Otterstedt C., Rosenberger M. (2009). Gefährten – Konkurrenten – Verwandte. Die Mensch-Tier-Beziehung im wissenschaftlichen Diskurs. Göttingen: Vandenhoeck & Ruprecht.

Petermann P.K. (2012). Ein Artikel mit vielen Fragen. Definition Tiergestützte Therapie, eine Fragestellung, die Wellen schlägt. tiergestützte, 2: 29–31.

Pflege Heute (2010). Lehrbuch für Pflegeberufe. München: Elsevier, Urban & Fischer.

Pfungst O. (1977). Der kluge Hans: ein Beitrag zur nichtverbalen Kommunikation. Frankfurt a.M.: Fachbuchhandlung für Psychologie.

Pottmann-Knapp B. (2013). Tiergestützte (Psycho-)Therapie. Saarbrücken: Akademikerverlag.

Proops L., McComb K. (2010). Attributing attention: The Use of Human-given Cues by Domestic Horses (Equus Caballus). Anim Cogn, 13(2): 197–205.

Prothmann A. (2007). Tiergestützte Kinderpsychotherapie. Theorie und Praxis der tiergestützten Psychotherapie bei Kindern und Jugendlichen. Frankfurt am Main: Europäischer Verlag der Wissenschaften.

Prothmann A., Bienert M., Ettrich C. (2006). Dogs in child psychotherapy: Effects on state of mind. Anthrozoos, 19(3): 265–277.

Rebsamen-Albisser B. (1994). Der Vollzug des Tierschutzrechts durch Bund und Kantone. Dissertation. Basel/Bern/Stuttgart/Wien: Haupt.

Rogers C. (1998). Entwicklung der Persönlichkeit. Stuttgart: Klett-Cotta.

Rose N.A., Parsons E.C.M., Farinato R. (2009). The case against marine mammals in captivity. Washington, D.C.: The Humane Society of the United States and the World Society for the Protection of Animals.

Röger-Lakenbrink I. (2010). Das Therapiehunde-Team. Ein praktischer Wegweiser. Nerdlen: Kynos Verlag.

Röger-Lakenbrink I. (2006). Das Therapiehunde-Team. Nerdlen: Kynos Verlag.

Roper N., Logan W., Tierney A. (2002). Das Roper-Logan-Tierney-Modell. Basierend auf den Lebensaktivitäten (LA). Bern: Verlag Hans Huber.

Ruckstuhl B., Kolip P., Gutzwiller F. (2001). Qualitätsparameter in der Prävention. In: Bundeszentrale für gesundheitliche Aufklärung [BzgA]. Qualitätsmanagement in Gesundheitsförderung und Prävention. Grundsätze, Methoden und Anforderungen. Forschung und Praxis der Gesundheitsförderung. Band 15. Köln: Bundeszentrale für gesundheitliche Aufklärung, S. 38–50.

Saint-Exupéry A. de (1999). Der Kleine Prinz. Düsseldorf: Karl Rauch Verlag.

Samuels A., Spradlin T. (1995). Quantitative behavioral study of bottlenose dolphins in swim-with-dolphin programs in the United States. Marine Mammal Science 11(4): 520–544.

Schlappack, O. (1998). G'sund mit Hund. Die gesundheitsfördernden Effekte der Beziehung zwischen Mensch und Tier. Leoben: Kneipp-Verlag.

Schneider C. (2007). Pflege und Betreuung bei psychischen Alterserkrankungen, eine gerontosoziologisch-pflegewissenschaftliche Analyse. Wien: Facultas.

Schöning B. (2008). Pferdeverhalten. Stuttgart: Kosmos.

Schwarzkopf (2011). Tiereinsatz im Gesundheitsdienst und der Pädagogik. Positionspapier eines Lobbyisten in spe. Tiergestützt, Heft 2, S. 34f.

Seiler J. (2013). Tiergestütztes Arbeiten im Strafvollzug. Anregungen für eine Professionalisierung. München: GRIN Verlag.

Selbmann H.-K. (2002). Qualitätsmanagement im Gesundheitswesen. In: Kolip, P. (Hrsg.) (2002). Gesundheitswissenschaften. Eine Einführung. Grundlagentexte Gesundheitswissenschaft. Weinheim/München: Juventa, S. 247–267.

Selinger Y. (2010). Pflegewissenschaft: In: Pflege Heute. Lehrbuch für Pflegeberufe. München: Urban & Fischer, S. 79–101.

Serpell J.A., Paul E.S. (1994). Pets and the development of positive attitudes to animals. In: Manning A. (Ed.) Animals and Human Society: Changing Perspectives. London: Routledge, pp. 127–144.

Simon, W. (2006). Grundlagen der Kommunikation. Ottenbach: Gabal Verlag.

Smith, B. (2003). The Discovery and Development of Dolphin-assisted Therapy. In: Frohoff, T., Peterson, B. (Eds.) Between Species: Celebrating the Dolphin-Human Bond. San Francisco: Sierra Club Books, pp. 239–246.

Spangler G., Grossmann K. (1995). 20 Jahre Bindungsforschung in Bielefeld und Regensburg. In: Spangler G., Zimmermann P. (Hrsg.) Die Bindungstheorie: Grundlagen, Forschung und Anwendung. Stuttgart: Klett-Cotta, S. 50–63.

Spitzer M. (2012). Digitale Demenz. München: Droemer Knaur.

Steiger A., Schweizer R. (2008). Kommentar zu Tierschutzartikel 80 der Bundesverfassung. In: Ehrenzeller B., Mastronardi Ph., Schweizer R. und Vallender K. (Hrsg.) Die schweizerische Bundesverfassung – Kommentar. Zürich: Dike Verlag, 1410–1421.

Stephan I. (2013). Das Tierwohl muss vor finanziellen und anderen menschlichen Interessen stehen. In: Welsch, B. Hund – Katze – Mensch. Verden: Mars Petcare, S. 198.

Stewart K.L., Marino L. (2009). Dolphin-human interaction programs: policies, problems, and practical alternatives. Policy paper. Ann Arbor, MI: Animals and Society Institute.

Strunz I.A. (2011). Praxisfelder der tiergestützten Pädagogik. In: Wohlfarth R., Mutschler B., Bitzer E.-M. Qualitätsmanagement bei Tiergestützten Interventionen. Baltmannsweiler: Schneider-Verlag Hohengehren, S. 292–309.

Szendrödi V. (2002). Wirkungsmechanismen und Effizienzkontrolle der Therapie mit Tieren. In: 1. Internationales TAT-Symposium „Tiere als Therapie – Theorie und Praxis".

Wien: Verein Tiere als Therapie (Eigendruck), S. 12–32.

Sweeney J. (1990). Marine mammal behavioral diagnostics. In: Dierauf, L.A., Gulland F.M.D. (Eds.) CRC Handbook of Marine Mammal Medicine: Health,Disease, and Rehabilitation, Boston: CRC Press, pp. 53–72.

Tellington-Jones L. (2013). Dressage with Mind, Body and Soul: A 21st-Century Approach to the Science and Spirituality of Riding and Horse-And-Rider Well-Being. Vermont: Trafalgar Square.

Tellington-Jones L. (2008). Die Persönlichkeit Ihres Pferdes. Stuttgart: Kosmos.

Teutsch G.M. (1987). Lexikon der Tierschutzethik. Göttingen: Vandenhoeck & Ruprecht.

Thiel U. (2011). Geritten werden. Stuttgart: Kosmos.

Thomas K. (1983). Man and the natural world: Changing attitudes in England, 1500–1800. London: Allen Lane.

Trojan A. (2001). Qualitätsentwicklung in der Gesundheitsförderung. In: Bundeszentrale für gesundheitliche Aufklärung [BzgA] (2001). Qualitätsmanagement in Gesundheitsförderung und Prävention. Grundsätze, Methoden und Anforderungen. Forschung und Praxis der Gesundheitsförderung, Band 15. Köln: Bundeszentrale für gesundheitliche Aufklärung, S. 51–72.

Tseng S.H., Chen H.C., Tam K.W. (2013). Systematic review and meta-analysis of the effect of equine assisted activities and therapies on gross motor outcome in children with cerebral palsy. Disabil Rehabil, 35(2): 89–99.

Turner D. (2013). Quo Vadis? Entwicklungsperspektiven der Wissenschaft und Praxis bei tiergestützten Interventionen. Zusammenfassung und Vortrag am Kongress Tiergestützte Therapie und Pädagogik am 20./21. September 2013 in Freiburg. [Unveröffentlicht].

Turner D.C. (2003). Die Ethologie der Mensch-Heimtier-Beziehung. In: Olbrich E., Otterstedt C. (Hrsg.) Menschen brauchen Tiere. Grundlagen und Praxis der Tiergestützten Pädagogik und Therapie. Stuttgart: Kosmos, S. 378–384.

Uvnäs-Moberg K. (2011). The Oxytocin Factor: Tapping the Hormone of Calm, Love and Healing. Tewkesbury: The Overbury Press.

Vail C.S., Risch D. (2006). Driven By Demand. Dolphin drive hunts in Japan and the involvement of the aquarium industry. Ed. by C. Williamson. The Whale and Dolphin Conservation Society (WDCS), April 2006. Online verfügbar unter: https://uk.whales.org/sites/default/files/driven-by-demand.pdf. [Letztes Zugriffsdatum: 27. August 2017]

Vanek-Gullner A. (2007). Lehrer auf vier Pfoten. Theorie und Praxis der hundegestützten Pädagogik. Wien: Verlagsgesellschaft GmbH.

Vanek-Gullner A. (2003). Das Konzept der Tiergestützten Heilpädagogik – TGHP. Wien: WUV Universitätsverlag.

Vernooij M.A., Schneider S. (2010). Handbuch der Tiergestützten Intervention, Grundlagen – Konzepte – Praxisfeld, 2. Aufl. Wiebelsheim: Quelle & Meyer.

Vernooij M.A., Schneider S. (2008). Handbuch der Tiergestützten Intervention, Grundlagen – Konzepte – Praxisfeld, 1. Aufl. Wiebelsheim: Quelle & Meyer.

Vidrine M., Owen-Smith P, Faulkner P. (2002). Equine-facilitated group psychotherapy. Applications for therapeutic vaulting. Issues in Mental Health Nursing; 23: 587–603.

Wächter M., (2006). Qualitätsentwicklung in der Gesundheitsförderung Darstellung und Diskussion des Good Practice-Ansatzes des Kooperationsverbundes „Gesundheitsförderung bei sozial Benachteiligten“. Diplomarbeit. Bremen: Hochschule. [Unveröffentlicht]

Walters Esteves S., Stokes T. (2006). Social effects of a dog's presence on children with disabilities. Anthrozoos, 21(1): 5–15.

Waples K.A., Gales N.J. (2002). Evaluating and Minimising Social Stress in the Care of Captive Bottlenose Dolphins (Tursiops aduncus). Zoo Biology 21: 5–26.

Watzlawick P., Beavin J.H. und Jackson D.D. (2003). Menschliche Kommunikation. Formen, Störungen, Paradoxien. Bern: Verlag Hans Huber.

Weber A., Schwarzkopf A. (2003). Heimtierhaltung –Chancen und Risiken für die Gesundheit. Heft 19. Berlin: Robert Koch-Institut.

Webster, L.S., Neil D.T., Madden C.A. (1998). Dolphin-initiated inter- and intra-specific contact and aggression during provisioning at Tangalooma. Special Topic report. Queensland: The University of Queensland, Department of Geographical Sciences and Planning and School of Marine Science. Abstract online verfügbar unter: http://citeseerx.ist.psu.edu/viewdoc/download?doi=10.1.1.501.6097&type=pdf. [Letztes Zugriffsdatum: 27. August 2017]

Welsch B. (2012). Hund – Katze – Mensch. Verden: Mars Petcare.

Wesenberg, S. (2015). *Tiergestützte Interventionen in der Demenzbetreuung.* Wiesbaden: Springer.

White T.I. (2012). The Ethical Implications of Dolphin Intelligence: Dolphins as Nonhuman Persons. Abstract 6692 at the 2012 AAAS Annual Meeting, Vancouver, Canada, 16–20 February 2012. Online verfügbar unter: http://aaas.confex.com/aaas/2012/webprogram/Paper6692.html [Letztes Zugriffsdatum: 25. August 2017

Wiedenmann R. (2002). Die Tiere der Gesellschaft: Studien zur Soziologie und Semantik von Mensch-Tier-Beziehungen. Konstanz: UVK.

Wielens H., Kothes P.J. (2006). Raus aus der Führungskrise: Innovative Konzepte integraler Führung. Bielefeld: Kamphausen.

Wilson, C.C., Turner, D.C. (Hrsg.). (1998). *Companion animals in human health.* Thousand Oaks: Sage Publications.

Wohlfarth R. (2013). Sind die Wirkungen von Heimtieren gleich der Wirkung von Tiergestützter Therapie? Wirkmechanismen tiergestützter Therapie? Zusammenfassung und Vortrag am Kongress Tiergestützte Therapie und Pädagogik am 20./21. September 2013 in Freiburg.

Wohlfarth R. (2012). Beginnt mit einer Definition ein Prozess der Professionalisierung? Fachzeitschrift tiergestützte, 3, 31–34. Lindwedel: Institut für soziales Lernen mit Tieren.

Wohlfarth R., Mutschler B., Bitzer E. (2013). Qualitätsmanagement bei Tiergestützten Interventionen. F.I.T.T.-Forschungsbericht 6/2103. Gundelfingen: Freiburger Institut für tiergestützte Therapie (F.I.T.T.). Forschungsbericht online als PDF verfügbar unter: http://www.tiere-begleiten-leben.de/fileadmin/medien/tiere-begleiten-leben/Forschung/Forschungbericht_6_Qualit%C3%A4tsmananegement_bei_TgT.pdf. [Letztes Zugriffsdatum: 25. August 2017]

Zeithaml V.A., Parasuraman A., Berry, L.L. (1992). Qualitätsservice: Was Ihre Kunden erwarten – Was Sie leisten müssen. Frankfurt am Main: Campus.

Zenithson, N., Albright, J., Fine, A., Peralta, J. (2015). Our Ethical and Moral Responsibility: Ensuring the Welfare of Therapy Animals. In: A.H. Fine (Ed.), *Handbook on Animal-Assisted Therapy. Foundations and Guidelines for Animal-Assisted Interventions* (4. ed., pp. 357–376). London: Academic Press.

Zeuner F. (1967) Geschichte der Haustiere. München: Bayrischer Landwirtschaftsverlag.

Zimmer K. (2004). Doktor Delphin. Berlin: Ullstein.

Zollondz H.-D. (2006). Grundlagen Qualitätsmanagement. Oldenburg: Wissenschaftsverlag.

Zubieta J.-K., Bueller J.A., Jackson L.R., Scott D.J., Xu Y., Koeppe R.A., Nichols T.E., Stohler C.S. (2005). Placebo Effects Mediated by Endogenous Opioid Activity on µ-Opioid Receptors.The Journal of Neuroscience, 25: 7754–7762.

Internetquellen

20 Minuten (2013). Tierische Therapie: Esel sollen Schweizer Gefangenen helfen. 3. August 2013. http://www.20min.ch/schweiz/ostschweiz/story/17216773. [Letztes Zugriffsdatum: 25. August 2017]

Akademie für Tiernaturheilkunde (ATN) (2017): Studium der Tierpsychologie Spezialgebiet Hund. https://www.atn-ag.ch/hundepsychologie-studieren. [Letztes Zugriffsdatum: 25. August 2017]

Animal_Studies. http://human-animal-studies.de/ [Letztes Zugriffsdatum 25. August 2017]

Bibliographisches Institut (2013): Beziehung. http://www.duden.de/rechtschreibung/Beziehung. [Letztes Zugriffsdatum: 25. August 2017]

Bibliographisches Institut (2013). Pionierarbeit. http://www.duden.de/rechtschreibung/Pionierarbeit. [Letztes Zugriffsdatum: 25. August 2017]

Bibliographisches Institut (2013). Profi. http://www.duden.de/rechtschreibung/Profi. [Letztes Zugriffsdatum: 25. August 2017]

Bibliographisches Institut (2013). Qualität. http://www.duden.de/rechtschreibung/Qualitaet. [Letztes Zugriffsdatum: Zugriff 25. August 2017]

Bundesministerium für Gesundheit (o.J.). Gesundheitsdefinition der WHO 1948. https://www.bmgf.gv.at/home/Gesundheit_und_Gesundheitsfoerderung. [Letztes Zugriffsdatum: 27. August 2017]

Bundesamt für Statistik: ICD-10. https://www.bfs.admin.ch/bfs/de/home/statistiken/gesundheit/nomenklature3n/medkk.html. [Letztes Zugriffsdatum: 25. August 2017]

Centre Of Applied Pet Ethology (COAPE). http://www.coape.org./aboutcoape.html. [Letztes Zugriffsdatum: 24. September 2013]

Deutsche Reiterliche Vereinigung e.V. (2013). Ethik im Pferdesport – Teil I: Die Ethischen Grundsätze des Pferdefreundes. 13., überarbeitete Aufl. http://www.pferd-aktuell.de/fn/ethische-grundsaetze/ethische-grundsaetze. [Letztes Zugriffsdatum: 25. August 2017]

Donkey Co (2017). Zielgruppen tiergestützter Therapie. Online: http://donkey-co.ch/angebote/tiergestutzte-therapie/. > Zielgruppen. [Letztes Zugriffsdatum: 26. August 2017]

EMindex (2010). Therapiemethoden. https://www.emindex.ch/_d/methodensuche/methode.las?c=0090. [Letztes Zugriffsdatum: 26. August 2017]

ESAAT (European Society for Animal Assisted Therapy). Grundsätze tiergestützter Therapie. http://www.esaat.org/grundsaetze-tiergestuetzter-therapie/. [Letztes Zugriffsdatum: 25. August 2017]

Esel in Not (2009). Das Tier. http://www.eselinnot.ch/index.php?page=389. [Letztes Zugriffsdatum: 25. August 2017]

Eskamed (2013). Erfahrungsmedizinisches Register. Online: http://www.emr.ch/das-emr/index.las. [Letztes Zugriffsdatum: 25. August 2017]

Europäischer Dachverband für Tiergestützte Therapie ESSAT (2012). Definition „Tiergestützte Therapie“ http://www.esaat.org/fileadmin/medien/downloads/Die_Definition_TgT-20.2.2012.pdf[Letztes Zugriffsdatum: 08.September 2017]

Europäischer Dachverband für Tiergestützte Therapie ESSAT (2016). http://www.esaat.org/definition-tiergestuetzter-therapie/ [Letztes Zugriffsdatum: 25. August 2017]

Europäisches Übereinkommen zum Schutz von Heimtieren (1987). Amtliche Übersetzung Deutschlands. http://conventions.coe.int/treaty/ger/Treaties/Html/125.htm [Letztes Zugriffsdatum: 25. August 2017]

FCI (Fédération Cynologique Internationale) (2010). Nomenklatur der Rassen. http://www.fci.be/nomenclature.aspx [Letztes Zugriffsdatum: 25. August 2017]

Gesellschaft für Tiergestützte Therapie und Aktivitäten (2011). Förderverein. http://www.gtta.ch/verein/. [Letztes Zugriffsdatum: 27. August 2017]

IAHAIO (2001). Deklaration von Rio zum Thema „Heimtiere in Schulen". http://www.iemt.ch/deu/forschung/international/168-deklaration-von-rio-zum-thema-qheimtiere-in-schulenq.html. [Letztes Zugriffsdatum: 27. August 2017]

IAHAIO. (2014). *IAHAIO White Paper. The IAHAIO Definitions for Animal Assisted Intervention and Animal Assisted Activity and Guidelines for Wellness of Animals Involved.* Zugriff am 17.11.2016 unter http://iahaio.org/new/fileuploads/4163IAHAIO%20WHITE%20PAPER-%20FINAL%20-%20NOV%2024-2014.pdf

IEMT (Institut für Interdisziplinäre Erforschung der Mensch-Tier-Beziehung) (2013). Ein Vergleich der sozialen Interaktionen von Kindern mit einem Roboterhund und einem echten Hund. http://iemt.ch/deu/forschung/national/81-ein-vergleich-der-sozialen-interaktionen-von-kindern-mit-einem-roboterhund-und-einem-echten-hund.html [Letztes Zugriffsdatum: 25. August 2017]

IEMT (Institut für Interdisziplinäre Erforschung der Mensch-Tier-Beziehung Schweiz) (2001a). Projektbeispiele Österreich: Bessere Integration von Schulkindern. http://www.iemt.at/index.php?i_ca_id=388 [Letztes Zugriffsdatum: 25. August 2017]

IEMT (Institut für Interdisziplinäre Erforschung der Mensch-Tier-Beziehung Schweiz) (2001b). Deklaration von Rio zum Thema „Heimtiere in Schulen". http://www.iemt.ch/deu/pressemitteilungen/aktuelle-medienmitteilungen/168-deklaration-von-rio-zum-thema-qheimtiere-in-schulenq. [Letztes Zugriffsdatum: 25. August 2017]

IEMT (Institut für Interdisziplinäre Erforschung der Mensch-Tier-Beziehung Schweiz) (1998). Prager IAHAIO-Richtlinien. http://www.iemt.ch/index.php/forschung/international/170-die-prager-iahaio-richtlinien.html [Letztes Zugriffsdatum: 25. August 2017]

IEMT (Institut für Interdisziplinäre Erforschung der Mensch-Tier-Beziehung Schweiz) (1995). Genfer Deklaration der IAHAIO 1995. http://www.iemt.ch/index.php/forschung/international/171-die-genfer-deklaration-der-iahaio.html [Letztes Zugriffsdatum: 25. August 2017

I.E.T. (Institut für angewandte Ethologie und Tierpsychologie) (o.J.). Das I.E.T. Leitbild für Aus- und Weiterbildung. http://www.turner-iet.ch/de/ausbildung.php. [Letztes Zugriffsdatum: 25. August 2017]

I.E.T. (Institut für angewandte Ethologie und Tierpsychologie) (o.J.). Über I.E.T. http://www.turner-iet.ch/de/iet.php. [Letztes Zugriffsdatum 25. August 2017]

InfoWissWiki (2009). Anthropomorphismus: http://wiki.infowiss.net/Anthropomorphismus. [Letztes Zugriffsdatum: 25. August 2017].

Landeszentrum Gesundheit Nordrhein-Westfalen (2011). Avedis Donabedian. https://www.lzg.nrw.de7LZG_2016/_media/pdf/liga-aktuell/liga_aktuell_09_bewegungsförderung_juli_2010.pdf. [Letztes Zugriffsdatum: 27. August 2017]

Medizinlexikon DocCheck ®. (2013). Ethologie und Instinkttheorie. Online: http://flexikon.doccheck.com/de/Ethologie. [Letztes Zugriffsdatum 25. August 2017]

Neville, P. (2013). Behaviour Practice and Dog Training Club Details. Centre Of Applied Pet Ethology (COAPE). Online: http://www.coape.org/pfn/contact.html. [Letztes Zugriffsdatum: 25. August 2017]

Pet Partners (2012). http://www.petpartners.org/page.aspx?pid=319. [Letztes Zugriffsdatum: 25. August 2017]

Pflegewiki (2013). Aktivitäten des täglichen Lebens. http://www.pflegewiki.de/wiki/ATL. [Letztes Zugriffsdatum: 25. August 2017]

Schweizer Gruppe für Hippotherapie-K® (2013). Was ist Hippotherapie-K®? http://www.hippotherapie-k.org/index.php?id=39. [Letztes Zugriffsdatum: 25. August 2017]

Schweizer Gruppe therapeutisches Reiten (2006). www.sg-tr.ch. [Letztes Zugriffsdatum: 25.August 2017]

Schweizerische Eidgenossenschaft: Tierschutzgesetz. Vom 16. Dezember 2005 (Stand am 1. Mai 2017). http://www.admin.ch/opc/de/classified-compilation/20022103/. [Letztes Zugriffsdatum: 25. August 2017]

Schweizerische Interessengemeinschaft Eselfreunde (o.J.). Infoblatt „Esel und Pferd zusammen halten". http://web450.login-24.hoststar.ch/eselfreunde/images/stories/pdf/infoblaetter/SIGEF%20Info%20Esel%20und%20Pferd%20zusammenhalten2009.pdf. [Letztes Zugriffsdatum: 25. August 2017]

Schweizerische Stiftung für Komplementärmedizin. Homepage. http://www.asca.ch/?lang=de. [Letztes Zugriffsdatum: 25. August 2017]

Schweizerische Vereinigung für heilpädagogisches Reiten. Homepage. http://www.sv-hpr.ch. [Letztes Zugriffsdatum: 25. August 2017]

Stangl W. (2013). Placebo. Lexikon für Psychologie und Pädagogik. http://lexikon.stangl.eu/58/placebo/. [Letztes Zugriffsdatum: 25. August 2017]

Tierschutzverein Köln Porz (o.J.). Die 10 Bitten eines Hundes an den Menschen. http://www.tierschutzverein-koeln-porz.de/sinnliches_1o_bitten_eines_hundes.htm#. [Letztes Zugriffsdatum: 25. August 2017]

Universität Zürich (2013a). Master of Science Mathematisch-naturwissenschaftliche Fakultät. http://www.degrees.uzh.ch/uebersicht.php?lang=de&org_SAP_id=50000008&SC_SAP_id=50544113&var=hf. [Letztes Zugriffsdatum 25. August 2017]

Universität Zürich (2013b). Human biology. http://www.biologie.uzh.ch/Studium/Masterstudium/MasterStudies/HumanBiology.html [Letztes Zugriffsdatum: 25. August 2017]

Verein e.motion – Equotherapie (o.J.). Grundlagen. http://www.pferd-emotion.at/index.php?article_id=21. [Letztes Zugriffsdatum: 25. August 2017]

Verein Multiprofessionelle Tiergestützte Intervention (2010). Homepage. http://www.mti-online.at/. [Letztes Zugriffsdatum: 25. August 2017]

Verein Therapiehunde Schweiz (VTHS) (2011). Auf die Ausbildung kommt es an. Ein bewährtes Vorgehen. http://www.therapiehunde.ch/de/ausbildung.html. [Letztes Zugriffsdatum: 25. August 2017]

WHO (World Health Organization) (2010). The FAO-OIE-WHO Collaboration Sharing responsibilities and coordinating global activities to address health risks at the animal-human-ecosystems interfaces. http://www.who.int/foodsafety/zoonoses/final_concept_note_Hanoi.pdf. [Letztes Zugriffsdatum: 25. August 2017]

Wikipedia (2013). Behaviorismus. http://de.wikipedia.org/wiki/Behaviorismus. [Letztes Zugriffsdatum: 25. August 2017]

Wikipedia (2013). Ergebnisqualität. https://de.wikipedia.org/wiki/Qualit%C3%A4tsmodell_nach_Donabedian [Letztes Zugriffsdatum: 27. August 2017].

Wikipedia (2013). Human-Animal Studies. http://de.wikipedia.org/wiki/Human-Animal_Studies. [Letztes Zugriffsdatum: 25. August 2017]

Wikipedia (2013). Inerte Substanz. http://de.wikipedia.org/wiki/Inerte_Substanz. [Letztes Zugriffsdatum: 25. August 2017]

Wikipedia (2013). Instinkt. http://de.wikipedia.org/wiki/Instinkt. [Letztes Zugriffsdatum: 25. August 2017]

Wikipedia (2013). Kynologie. http://de.wikipedia.org/wiki/Kynologie. [Letztes Zugriffsdatum: 25. August 2017]

Wikipedia (2013). Psychiatrie. http://de.wikipedia.org/wiki/Psychiatrie. [Letztes Zugriffsdatum: 25. August 2017]

Wikipedia (2013). Psychologie. http://de.wikipedia.org/wiki/Psychologie. [Letztes Zugriffsdatum: 25. August 2017]

Wikipedia (2013). Qualitätsmodell nach Donabedian. http://de.wikipedia.org/wiki/Qualit%C3%A4tsmodell_nach_Donabedian. [Letztes Zugriffsdatum: 25. August 2017]

Wikipedia (2013). Salutogenese. http://de.wikipedia.org/wiki/Salutogenese. [Letztes Zugriffsdatum: 25. August 2017]

Wikipedia (2013). Tierpsychologie. http://de.wikipedia.org/wiki/Tierpsychologie. [Letztes Zugriffsdatum: 25. August 2017]

Wild, M. (2007). Wie sind Tiere? Plädoyer für einen kritischen Anthropomorphismus. Bündnis Mensch & Tier. https://www.buendnis-mensch-und tier.de/app/download/11194987157/2009+Wie+sind+Tiere+Wild.pdf?t=1492247952. [Letztes Zugriffsdatum: 27. August 2017]

Anhang

Die zehn Bitten eines Hundes an den Menschen (in Anlehnung an den Tierschutzverein Köln Porz)

1. Mein Leben dauert nur 10 bis 15 Jahre. Jede Trennung bedeutet für mich Leiden.
2. Bedenke, ehe du mich anschaffst. Gib mir Zeit zu verstehen, was du von mir willst.
3. Pflanze Vertrauen in mich. Ich lebe davon.
4. Zürne mir nie lange und sperr mich zur Strafe nicht ein. Du hast Arbeit, dein Vergnügen, deine Freunde … ich hab nur dich!
5. Sprich mit mir! Wenn ich auch deine Worte nicht ganz verstehe, so doch deine Stimme, die sich an mich wendet.
6. Sei dir immer bewusst, wie an mir gehandelt wird. Ich vergesse nie.
7. Bedenke, ehe du schlägst, dass meine Kiefer mit Leichtigkeit deine Hand zerquetschen könnten, dass ich sie aber nie gegen dich gebrauchen würde.
8. Bevor du mich faul und träge schimpfst, bedenke, dass ich vielleicht krank bin oder ein verbrauchtes Herz habe.
9. Kümmere dich um mich, wenn ich alt werde. Auch du wirst einmal alt sein.
10. Gehe jeden schweren Gang mit mir. Sag nie: „Ich kann so was nicht sehen!“ oder „Es soll in meiner Abwesenheit geschehen.“ Alles ist leichter für mich – mit dir!

Abkürzungsverzeichnis

AAA	Animal-Assisted Activities
AAT	Animal Assisted Therapy
ADHS	Aufmerksamkeitsdefizit-/Hyperaktivitätsstörung
ASCA	Schweizerische Stiftung für Komplementärmedizin
ASZ	Association Suisse de Zoothérapie
ATL	Aktivitäten des täglichen Lebens
ATN	Akademie für Tiernaturheilkunde
BV	Bundesverfassung
BZgA	Bundeszentrale für gesundheitliche Aufklärung
COAPE	Centre Of Applied Pet Ethology
DAT	Dolphin assisted therapy
DKThR	Deutsches Kuratorium für Therapeutisches Reiten e.V.
DIMDI	Deutschen Institut für Medizinische Dokumentation und Information
EMR	Erfahrungsmedizinisches Register
ESAAT	European Society for Animal Assisted Therapy
FES	Friedrich Ebert Stiftung
FCI	Fédération Cynologique Internationale
GTTA	Gesellschaft für Tiergestützte Therapie und Aktivitäten
HAS	Human-Animal Studies
IAHAIO	International Association of Human-Animal Interaction Organizations
ICD-10	International Statistical Classification of Diseases and Related Health Problems (Internationale statistische Klassifikation der Krankheiten und verwandter Gesundheitsprobleme)
ICD-10 GM	International Statistical Classification of Diseases and Related Health Problems, German Modification (Internationale statistische Klassifikation der Krankheiten und verwandter Gesundheitsprobleme, German Modification)
ICF	International Classification of Functioning, Disability and Health

ISAAT	International Society for Animal-Assisted Therapy
ISAZ	International Society for Anthrozoology
JCAHO	Joint Commission on the Accreditation of Health Care Organizations
MTI	Multiprofessionelle Tiergestützte Intervention
OdA	Organisation der Arbeitswelt
PT-CH	Pferdegestützte Therapie Schweiz
RNR	Risk-Need-Responsivity
STS	Schweizerischer Tierschutz
SBK	Schweizerischer Berufsverband der Pflegefachfrauen und Pflegefachmänner
SGFP	Schweizerische Gesellschaft für Forensische Psychiatrie
SG-TR	Schweizer Gruppe für Therapeutisches Reiten
SHARRE	Society for Human-Animal Relationship, Research and Education
SV-HPR	Schweizerischer Verein für Heilpädagogisches Reiten
THg	Ergotherapie Therapiehund-gestützte Ergotherapie
THg	Physiotherapie Therapiehund-gestützte Physiotherapie
TSchG	Tierschutzgesetz
TSchV	Verordnung zum Tierschutzgesetz
TGA	Tiergestützte Aktivität
TGT	Tiergestützte Therapie
TGT+	Tiergetragene Therapie
TQM	Total Quality Management
VTHS	Verein Therapiehunde Schweiz
WHO	World Health Organization

Kontaktadressen

Schweiz

Akademie für Tiernaturheilkunde ATN
Kreuzstr. 10
CH-8635 Dürnten
Tel. 0041 (0)55 246 39 09
www.atn-ag.ch

Assosciation Suisse de Zootherapie ASZ
www.zootherapiesuisse.ch

Die Dargebotene Pfote
Fachstelle für Tiergestützte Therapie/
Pädagogik, Beratung und Ausbildung
Kruggasse 21
CH-5462 Siglistorf
Tel. 0041 (0)56 243 19 85
www.dargebotenepfote.ch

Donkey Co.
Regula Thönen
Oberdorf
CH-3433 Schwanden i. E.
Tel. 0041 (0)34 461 32 63
www.donkey-co.ch

Erfahrungsmedizinisches Register EMR
Postfach 158
CH-4011 Basel
Tel. 0041(0)842 30 40 50
http://www.emr.ch

Gesellschaft für Tiergestützte Therapie
und Aktivitäten GTTA
Ulrike Forth
Thalerstr. 23
CH-9410 Heiden
Tel. 0041 (0)79 / 754 32 45
www.gtta.ch

Institut für Interdisziplinäre Erforschung
der Mensch-Tier-Beziehung Schweiz IEMT
c/o Swiss TPH
Socinstr. 57
Postfach
CH-4002 Basel
www.iemt.ch

Institut für angewandte Ethologie
und Tierpsychologie I.E.T.
Seestr. 254
CH-8810 Horgen
Tel. 0041 (0)44 729 92 27
www.turner-iet.ch

Ocean Care
Gerbestr. 6
Postfach 372
CH-8820 Wädenswil
Tel. 0041 (0)44 780 66 88
www.oceancare.org

Pferdegestützte Therapie Schweiz
Manuela Zaugg
PT-CH
CH-3000 Bern
Tel. 0041 (0)55 240 11 09
www.pt-ch.ch

Schweizer Tierschutz STS
Dornacherstr. 101
CH-4018 Basel
Tel. 0041 (0)61 365 99 99
www.tierschutz.com

Schweizer Gruppe für Hippotherapie-K®
Benkenstr. 104
CH-4102 Binningen
www.hippotherapie-k.org

Schweizerische Tierärztliche Vereinigung für Verhaltensmedizin STVV
Anneli Muser Leyvraz
CH-1206 Genf
Tel. 0041 (0)76 456 27 16
www.stvv.ch

Schweizerische Stiftung für Komplementärmedizin ASCA
St-Pierre 6A
Postfach 548
CH-1701 Freiburg
Tel. 0041 (0)26 351 10 10
www.asca.ch

SG-TR Schweizer Gruppe Therapeutisches Reiten
Hanna Eberle
Grundstr. 9
CH-9500 Will
www.sg-tr.ch

Society for Human-Animal Relationship, Research and Education SHARRE
www.sharre.ch

Stiftung für das Tier im Recht TIR
Rigistr. 9
CH-8006 Zürich
Tel. 0041 (0)43 443 06 43
www.tierimrecht.org

Verein Schulhunde Schweiz
Küntwilerstr. 54
CH-6343 Rotkreuz
www.schulhunde-schweiz.ch

Verein Therapiehunde Schweiz VTHS
Winkelbüel 2
CH-6043 Adligenswil
Tel. 0041 (0)41 755 19 22
www.therapiehunde.ch

Deutschland

Animal Ambassadors e.V.
Buschöhrchen 19
D-53819 Neunkirchen-Seelscheid
www.aniam.de

Berufsverband für Tiergestützte Interventionen e.V.
Anne Gelhardt
Unterstr. 3
D-41516 Grevenbroich
www.tiergestuetzte.org

Bündnis für Mensch und Tier
Postfach 71 08 05
D-81458 München
Tel. 0049 (0)172 89 84 268
www.buendnis-mensch-und-tier.de

Deutscher Tierschutzbund
Bundesgeschäftsstelle
In der Raste 10
D-53129 Bonn
www.tierschutzbund.de

Forschungskreis Heimtiere in der Gesellschaft
Kirchbachstr. 95
D-28087 Bremen
Tel. 0049 (0)421 8 30 50 24
www.mensch-heimtier.de

Institut für soziales Lernen mit Tieren
Dorfstr. 6
D-29690 Lindwedel
Tel. 0049 (0)5073 92 32 82
www.www.lernen-mit-tieren.de

Leben mit Tieren e.V.
Wallotstr. 6
D-14193 Berlin
Tel. 0049 (0)30 701 77 953
www.lebenmittieren.de

Tiere helfen Menschen e. V.
Gotenstr. 1
D-97222 Rimpar
www.thmev.de

Tiere in Pädagogik integrieren TiPi
Universität zu Köln
Dr. Klaus Fitting-Dahlmann
www.tipi-koeln.de

Österreich

Schulhund.at – Rund um den Hund
www.schulhund.at

Österreichischer Gesellschaft
für Tiergestützte Therapie ÖGTT
Rappoltschlag 13
A-3914 Waldhausen
www.oegtt.at

Österreichischer Tierschutzverein
Leopoldskronstr. 24
A-5020 Salzburg
Tel. 0043 (0)662 84 32 55
www.tierschutzverein.at

Verein Tiere als Therapie TAT
Silenegasse 2 / Stiege 3 (Ecke Violaweg 1)
A-1220 Wien
Tel. 0043 (0)1 89 06 407
www.tierealstherapie.org

International

European Society for Animal Assisted
Therapy ESAAT
Sileneg 2–6
A-1220 Wien
Tel. 0043 (0)1 890 64 07
www.esaat.org

International Association of Human-
Animal Interaction Organizations IAHAIO
220 W Mercer St, Ste W-430
Seattle, WA 98119-3968
USA
www.iahaio.org

International Society for Animal-Assisted
Therapy ISAAT
www.aat-isaat.org

Pet Partners
345 118th Ave SE #200
Bellevue, WA 98005
USA
www.petpartners.org

Autorenverzeichnis

Hauptautorinnen

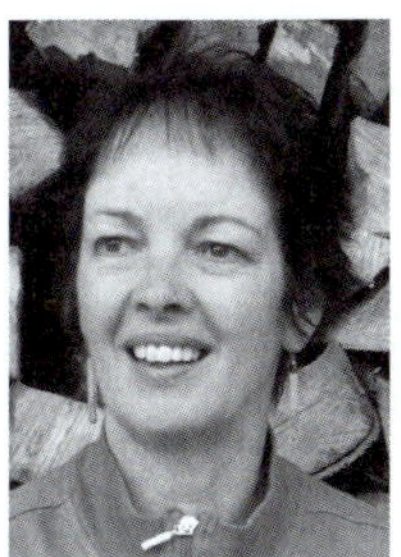

Theres **Germann-Tillmann** ist Fachfrau Tiergestützte Therapie/ Pädagogik und Beratung, Dipl. Pflegefachfrau SRK, Dipl. Berufsschullehrerin WPI, Dipl. Schulleiterin SRK. Sie arbeitet gegenwärtig als freiberufliche Fachfrau für Tiergestützte Therapie in den Fachbereichen Forensik, Psychiatrie, Pädagogik und Sonderpädagogik. Sie ist Ausbilderin von Therapiebegleithunde-Teams, engagiert sich in Projekten für die Anerkennung der Tiergestützten Therapie als Methode; fungiert als Mentorin für Bachelor- und Masterthesen im Fachbereich Tiergestützte Therapie und ist Referentin. Sie arbeitet außerdem als Pflegefachfrau bei einer privaten Spitexorganisation.

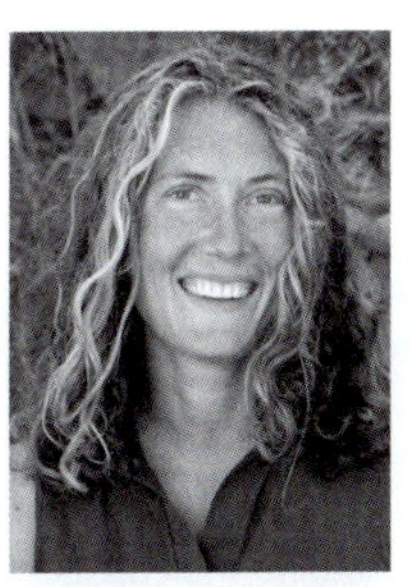

Lily **Merklin** ist Psychologin und Psychologische Psychotherapeutin, Reitpädagogin und Tellington TTouch® Instruktorin für Pferde. Sie hat die therapeutische Leitung einer Psychiatrischen Tagesklinik für Kinder und Jugendliche inne und ist seit vielen Jahren in der Erwachsenenbildung tätig – auch in der Ausbildung von Fachleuten für Tiergestützte Interventionen. Sie forscht zum Thema Einsatz von Tieren im Strafvollzug und hat in diesem Bereich mehrere Programme und Einsätze evaluiert. Zudem betreut sie wissenschaftliche Arbeiten zum Thema als externe Expertin.

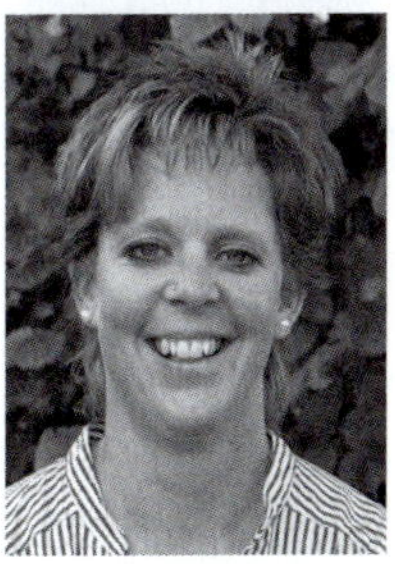

Andrea **Stamm Näf** ist Dipl. Pflegefachfrau, Dipl. Gerontologin ZfP und absolvierte den Master of Advanced Studies in Palliative Care. Sie ist zurzeit als freischaffende Pflegefachfrau tätig, leitet diverse Palliative-Care-Projekte und unterrichtet mit Schwerpunkt Palliative Care und Demenz in verschiedenen Settings.

Mitautoren

Claudia S. **Leeger-Aschmann**, geb. 1983, lebt in Steinmaur. Dr. sc. nat., BSc Studium in Biologie mit Nebenfach Sozial- und Gesundheitspsychologie, MSc in Humanbiologie und PhD in Epidemiologie und Biostatistik an der Universität Zürich mit Zusatzausbildung in Public Health an der SSPH+. Seit Oktober 2018 Studienkoordinatorin am Universitätsspital Zürich.
E-Mail: claudiaaschmann@gmx.net

Judith **Bigler**, geb. 1979, lebt in Bern. Primarlehrerin, weitere Ausbildung in schulischer Heilpädagogik. Ausbildung mit ihrem Hund zum Therapiebegleithund-Team (2012–2013). Seit 2005 schulische Heilpädagogin im Zentrum für Sozial- und Heilpädagogik, Schlössli Kehrsatz-Landorf, Köniz.
E-Mail: juesbi@bluewin.ch

Sylvia **Frey**, geb. 1968, lebt in Reitnau. Studium der Umweltnaturwissenschaften an der Eidgenössischen Technischen Hochschule (ETH) in Zürich. Weiterbildung und Spezialisierung in Cetologie in diversen Feldprojekten und Kursen in Kanada, Spanien, Italien, Frankreich und England (1995, 1996, 1997, 2002, 2004, 2008, 2010). Promotion in Neurobiologie an der Philosophisch-Naturwissenschaftlichen Fakultät der Universität Basel (2011). Seit 2011 promovierte Forschungsmitarbeiterin an der Abteilung Chronobiologie der Universität Basel. Seit 2001 wissenschaftliche Mitarbeiterin bei OceanCare und seit 2013 Leiterin Wissenschaft und Bildung bei OceanCare.
E-Mail: sfrey@oceancare.org

Christine **Künzli**, geb. 1984, lebt in Bern. Studium der Rechtswissenschaften an der Universität Bern, MLaw. Ausbildung zur Rechtsanwältin. Tätigkeit als Rechtsanwältin in einer Berner Anwaltskanzlei, Teilzeitpensum (2010–2012). Seit 2010 rechtswissenschaftliche Mitarbeiterin bei der Stiftung für das Tier im Recht (TIR) in Zürich.
E-Mail: kuenzli@tierimrecht.org

Caroline **Lengweiler**, geb. 1971, lebt und praktiziert in Walliswil bei Wangen. Dr. med. vet., Studium der Veterinärmedizin in Bern, Doktorat Abteilung für Neurologie, Tierspital Bern (1997). Zusatzausbildung in veterinärmedizinischer Verhaltensmedizin STVV (2002–2004). Ausbildung in Veterinärakupunktur IVAS (2012) und Veterinärchiropraktik IVCA (2012).
E-Mail: caroline.lengweiler@gmx.ch

Claudia **Mertens**, geb. 1951, lebt in Winterthur. MSc UZH, Studium der Biologie an der Universität Zürich (Schwerpunkt Tierpsychologie/Ethologie). Während Jahren wissenschaftliche Mitarbeiterin am Zoologischen Institut der Universität Zürich (Abteilung Ethologie und Wildforschung); in dieser Zeit u.a. ethologische Grundlagenforschung zur Beziehung Mensch-Katze. Seit 1992 wissenschaftliche Mitarbeiterin beim Verein Zürcher Tierschutz; verschiedene Funktionen, primär als „Tierschutzsachverständige für Tierversuchsfragen und Alternativmethoden zu Tierversuchen".
E-Mail: cmertens@zuerchertierschutz.ch

Andreas **Meyer-Heim**, geb. 1967, lebt in Stäfa. PD Dr. med., Studium der Medizin an der Universität Zürich. Die ärztliche Weiterbildung zum Kinderarzt erfolgte vornehmlich an der Universitäts-Kinderklinik in Zürich. Nach der Facharztausbildung Subspezialisierung in pädiatrischer Rehabilitation an verschiedenen Kliniken u.a. an der Universitätsklinik Balgrist

Zürich, in der Neuropädiatrie und Rehabilitation des Kinderspitals Zürich, an der Klinik Valens. Klinischer Fellow in Chailey Heritage Clinical Services in England. 2005 bis 2010 Oberarzt und Forschungsleiter am Rehabilitationszentrum für Kinder und Jugendliche des Kinderspitals Zürich in Affoltern am Albis, seit 2010 ärztlicher Leiter.
E-Mail: Andreas.Meyer-Heim@kispi.uzh.ch

Frank **Nestmann**, geb. 1949, lebt in Radebeul. Prof. Dr. phil. habil. (i. R.), Studium der Psychologie an der Universität Mainz, Promotion (1979) und Habilitation (1987) an der Universität Bielefeld. 1993 bis 2014 Inhaber der Professur für Beratung und Rehabilitation am Institut Sozialpädagogik, Sozialarbeit und Wohlfahrtswissenschaften an der TU Dresden. Gründer und langjähriger Leiter der Forschungsgruppe Mensch-Tier-Beziehung Dresden.
E-Mail: frank.nestmann@tu-dresden.de

Bernadette **Roos Steiger**, geb. 1954, lebt in Luzern. Studium der Medizin in Zürich. Zertifizierte Forensische Psychiaterin SGFP. Leitende Oberärztin des Departements Forensik der Psychiatrischen Klinik Königsfelden, Brugg.
E-Mail: bernadette.roos@pdag.ch

Andreas **Rüttimann**, geb. 1982, lebt in Schaffhausen. Studium der Rechtswissenschaften an der Universität Zürich, lic. iur. Seit 2008 rechtswissenschaftlicher Mitarbeiter bei der Stiftung für das Tier im Recht (TIR) in Zürich.
EMail: ruettimann@tierimrecht.org

Berit **Saupe**, geb. 1971, lebt in Zürich. Ausbildung zur Physiotherapeutin in Deutschland, seit 1994 als Physiotherapeutin tätig. Diverse physiotherapeutische Weiterbildungen und Spezialisierungen in der Erwachsenen- und Kinder-Neurorehabilitation, Master of Advanced Studies in Prävention und Gesundheitsförderung an der Hochschule Luzern (2009–2012). Tätigkeit als Physiotherapeutin in den Kliniken Schmieder Allensbach in Deutschland (1994–1997). Physiotherapeutin in der Helios Klinik Zihlschlacht TG (1997–1999). Teamleiterin Therapie und Physiotherapeutin in Schulheim Kronbühl SG (1999–2005). Von 2005 bis Ende 2013 Leiterin Therapien im Rehabilitationszentrum des Kinderspitals Zürich.
E-Mail: berit.saupe@gmx.ch

Claudia **Schröter**, geb. 1966, lebt in Illnau/ZH. MAS in Palliative Care der Alpen Adria Universität Wien (2006), Dipl. Pflegefachfrau HF, HöFa 1 Onkologie, Dipl. Berufsschullehrerin im Gesundheitswesen. Nach einigen Jahren Akutmedizin im Inselspital Bern wechselte sie vorwiegend in die Lehrtätigkeit. Klassenlehrerin an den Pflegefachschulen TSKS Frauenfeld (1996–1998) und KPS Winterthur (1998–2006), Stellvertretende Leiterin HöFa 1 Onkologie (2000–2008), Aufbau und Leitung des interprofessionellen Master of Advanced Studies in Palliative Care an der FHS St. Gallen (2007–2011). Parallel dazu Pflegeexpertin Klinik Susenberg Zürich (2007–2010). Seit 2005 Freiberufliche Dozentin, Palliative-Care-Beratungen Illnau. Seit 2012 wissenschaftliche Mitarbeiterin am Institut für Physiotherapie der ZHAW in Winterthur.
E-Mail: scrt@zhaw.ch

Petra **Sommer**, geboren 1979, lebt in Büren zum Hof. Kauffrau, Verhaltenstrainerin für Hunde, Tierpsychologiestudium nach ATN (Akademie für Tiernaturheilkunde), Gruppenleiterin SKG, Dogmantrainerin für Sachkundekurse rund um den Hund, führt seit 2009 eine eigene Hundeschule.
E-Mail: petrasommer@bluewin.ch

René **Treier**, geb. 1959, lebt in Brugg. Dr. med., Studium der Medizin, weitere Ausbildung in Königsfelden, Zürich und Winterthur. Facharzt für Psychiatrie und Psychotherapie. Weiterbildungen in Transaktionsanalyse und Gestalttherapie, systemischer Therapie und Psychotraumatologie. Seit 1999 in einer Praxisgemeinschaft in Baden tätig.
E-Mail: rene_treier@bluewin.ch

Sandra **Wesenberg**, geb. 1984, lebt in Leipzig. Studium der Erziehungswissenschaften mit Studienrichtung Sozialpädagogik/Soziale Arbeit sowie Promotion (2014) an der Fakultät Erziehungswissenschaften der TU Dresden. Seit 2017 Gastprofessorin für Klinische Psychologie mit den Schwerpunkten Therapie und Beratung an der ASH Berlin. Langjährige Mitarbeit in der Forschungsgruppe Mensch-Tier-Beziehung Dresden.
E-Mail: wesenberg@ash-berlin.eu

Frank **Nestmann**, geb. 1949, lebt in Radebeul. Prof. Dr. phil. habil. (i.R.), Studium der Psychologie an der Universität Mainz, Promotion (1979) und Habilitation (1987) an der Universität Bielefeld. 1993 bis 2014 Inhaber der Professur für Beratung und Rehabilitation am Institut Sozialpädagogik, Sozialarbeit und Wohlfahrtswissenschaften an der TU Dresden. Gründer und langjähriger Leiter der Forschungsgruppe Mensch-Tier-Beziehung Dresden.
E-Mail: frank.nestmann@tu-dresden.de

Sachwortverzeichnis

Q

R

S

T

U

V

W

Z